生殖健康与计划生育学指南手册

（第二版）

主　编　顾向应　刘欣燕　江　静

组织编写　中华医学会计划生育学分会
　　　　　中国优生优育协会生育健康与出生缺陷防控专业委员会
　　　　　中华医学会围产医学分会
　　　　　国家卫生健康委科学技术研究所
　　　　　中国医药教育协会生殖内分泌专业委员会
　　　　　中华医学会妇产科学分会感染性疾病协作组
　　　　　中国妇幼保健协会放射介入专业委员会

中华医学电子音像出版社
CHINESE MEDICAL MULTIMEDIA PRESS
北　京

版权所有 侵权必究

图书在版编目（CIP）数据

生殖健康与计划生育学指南手册 / 顾向应, 刘欣燕, 江静主编. -- 2版. -- 北京：中华医学电子音像出版社, 2024.10. -- ISBN 978-7-83005-474-8

Ⅰ.R169-62

中国国家版本馆 CIP 数据核字第 20245HX302 号

生殖健康与计划生育学指南手册（第二版）

SHENGZHI JIANKANG YU JIHUA SHENGYU XUE ZHINAN SHOUCE (DI ER BAN)

主　　编：	顾向应　刘欣燕　江　静
策划编辑：	赵文羽
责任编辑：	赵文羽
校　　对：	龚利霞
责任印刷：	李振坤
出版发行：	中华医学电子音像出版社
通信地址：	北京市西城区东河沿街 69 号中华医学会 610 室
邮　　编：	100052
E - mail：	cma-cmc@cma.org.cn
购书热线：	010-51322635
经　　销：	新华书店
印　　刷：	廊坊市佳艺印务有限公司
开　　本：	889 mm×1194 mm　1/32
印　　张：	11.75
字　　数：	347 千字
版　　次：	2024 年 10 月第 2 版　2024 年 10 月第 1 次印刷
定　　价：	50.00 元

购买本社图书，凡有缺、倒、脱页者，本社负责调换

内容提要

本书主要汇总了近年来由中华医学会计划生育学分会、中国优生优育协会生育健康与出生缺陷防控专业委员会、中华医学会围产医学分会、国家卫生健康委科学技术研究所、中国医药教育协会生殖内分泌专业委员会、中华医学会妇产科学分会感染性疾病协作组、中国妇幼保健协会放射介入专业委员会联合《中华妇产科杂志》《中华生殖与避孕杂志》《中华中医药杂志》《中国实用妇科与产科杂志》《中国计划生育学杂志》《中国计划生育和妇产科》编写的37项重要指南与共识，涉及避孕节育、人工流产、异常妊娠/流产、剖宫产子宫瘢痕部位相关疾病等内容，旨在促进生殖健康与计划生育学领域的规范化管理，提高广大从业人员的临床技能。本书可供各级妇产科医师和护士、计划生育服务机构工作人员及其他相关人员培训、工作、学习参考之用。

编委会

组织编写：中华医学会计划生育学分会
中国优生优育协会生育健康与出生缺陷防控专业委员会
中华医学会围产医学分会
国家卫生健康委科学技术研究所
中国医药教育协会生殖内分泌专业委员会
中华医学会妇产科学分会感染性疾病协作组
中国妇幼保健协会放射介入专业委员会

顾　　问：范光升　程利南　李　坚　熊承良　黄紫蓉
吴尚纯

主　　编：顾向应　刘欣燕　江　静

副 主 编：黄丽丽　杨　清　谷翊群　王晓军

专家委员会（按姓氏汉语拼音排序）：

巴　磊（江苏省计划生育科学技术研究所）

蔡晓辉（首都医科大学附属北京友谊医院）

车　焱（国家卫健委计划生育药具重点实验室）

陈勤芳（中国福利会国际和平妇幼保健院）

陈雁南（郑州大学第三附属医院）

常明秀（河南省人口和计划生育科学技术研究院）

程利南（上海市计划生育科学研究所）

董白桦（山东大学齐鲁医院）

董海伟（天津医科大学总医院）

董晓静（重庆医科大学附属第二医院）

窦学梅（天津医科大学总医院）

范光升（中国医学科学院北京协和医院）

顾向应（天津医科大学总医院）

郭　晨（江西省妇幼保健院）

何　庆（天津医科大学总医院）

黄　薇（四川大学华西第二医院）
黄丽丽（浙江大学医学院附属妇产科医院）
黄晓辉（广东省妇幼保健院）
黄紫蓉（复旦大学附属妇产科医院）
江　静（河北医科大学第二医院）
姜晓梅（国家卫健委科学技术研究所）
李　兵（安徽医科大学附属妇幼保健院）
李　坚（首都医科大学附属北京妇产医院）
李东晓（河北医科大学第二医院）
李红叶（河北医科大学第二医院）
李晓翠（上海市第一妇婴保健院）
李拥军（北京医院 国家老年医学中心
　　　　中国医学科学院老年医学研究院）
李玉艳（国家卫健委计划生育药具重点实验室）
李智敏（广东省妇幼保健院）
廖秦平（清华大学附属北京清华长庚医院）
林　青（首都医科大学附属北京友谊医院）
林　元（福建省妇幼保健院）
刘伟信（四川省妇幼保健院）
刘欣燕（中国医学科学院北京协和医院）
刘兴会（四川大学华西第二医院）
刘晓瑗（中国福利会国际和平妇幼保健院）
刘朝晖（首都医科大学附属北京妇产医院）
路　芳（淄博市中西医结合医院）
罗　燕（江西省妇幼保健院）
吕　星（天津医科大学总医院）
马瑞玉（天津医科大学总医院）
门剑龙（天津医科大学总医院）
漆洪波（重庆医科大学附属妇女儿童医院）
钱志大（浙江大学医学院附属妇产科医院）
任琛琛（郑州大学第三附属医院）
单　莉（西北妇女儿童医院）
沈　嵘（南京医科大学附属妇产医院）
谭文华（哈尔滨医科大学附属第二医院）

田秦杰（中国医学科学院北京协和医院）

汪利群（江西省妇幼保健院）

王　意（广东省妇幼保健院）

王　玉（中国医科大学附属盛京医院）

王秋毅（四川大学华西第二医院）

魏　蔚（天津医科大学总医院）

吴卢侃璇（四川大学华西第二医院）

吴尚纯（国家卫健委科学技术研究所）

吴文湘（北京大学第一医院）

谢红宁（中山大学附属第一医院）

杨　清（中国医科大学附属盛京医院）

杨一华（广西医科大学第一附属医院）

郁　琦（中国医学科学院北京协和医院）

于晓兰（北京大学第一医院）

于泳浩（天津医科大学总医院）

曾　琴（四川省妇幼保健院）

曾俐琴（广东省妇幼保健院）

张　巧（北京医院 国家老年医学中心
　　　　中国医学科学院老年医学研究院）

张　妍（国家卫健委计划生育药具重点实验室）

张　颖（天津医科大学总医院）

张帝开（深圳大学第三附属医院）

张林爱（山西省妇幼保健院）

张宁宁（中国医科大学附属盛京医院）

张师前（山东大学齐鲁医院）

张英杰（山东中医药大学）

张玉泉（南通大学附属医院）

郑　波（北京大学第一医院）

郑　峥（深圳市妇幼保健院）

周　丹（北京医院 国家老年医学中心
　　　　中国医学科学院老年医学研究院）

周远忠（遵义医科大学）

主编简介

顾向应

天津医科大学总医院主任医师、硕士生导师

中华医学会计划生育学分会第九届主任委员

中国优生优育协会生育健康与出生缺陷防控专委会主任委员

中国优生优育协会生育未来强根计划品牌工程组委会副主任委员

中国优生优育协会第四届理事会常务理事，专家委员会委员，标准委员会委员

妇幼健康研究会生育调控学专业委员会名誉主任委员

妇幼健康研究会避孕药具安全专业委员会名誉主任委员

天津性科学协会女性健康专业委员会主任委员

天津市医学会计划生育学分会副主任委员

天津市医学会科普分会副主任委员

中国性学会天津理事会副理事长

天津市医学会第八届理事会常务理事

中国医师协会科普分会常务委员

《中华生殖与避孕杂志》第二届编委

《中国计划生育和妇产科》副主编

《中国计划生育学杂志》常务编委

《国际生殖健康/计划生育学杂志》常务编委

《现代妇产科进展》常务编委

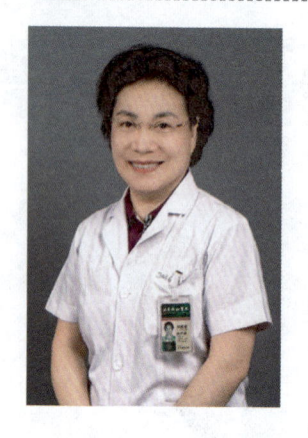

刘欣燕

北京协和医院妇产科学系产科中心副主任，主任医师、教授、博士生导师

中华医学会计划生育学分会第八届和第十届委员会主任委员

中国妇幼健康研究会生育调控学专业委员会第一届和第二届委员会主任委员

国家卫生标准委员会妇幼健康委员会委员

中国优生优育协会生育健康与出生缺陷防控专业委员会副主任委员

国家皮肤与免疫疾病临床医学研究中心第一届中国风湿免疫病相关生殖与妊娠研究委员会副主任委员

全国卫生产业企业管理协会健康服务适宜技术分会副会长

中华医学会第五届医疗鉴定专家库专家

国家健康科普专家库专家和中国科协官方科普平台专家库专家

《中华生殖与避孕杂志》副主编

《中国计划生育和妇产科杂志》副主编

《中国妇幼健康研究》编委

《生殖医学杂志》编委

《健康世界》编委

江 静

医学博士，河北医科大学第二医院主任医师、教授、硕士生导师

"全国巾帼建功标兵"，河北省"三三三人才工程"人选

中华医学会计划生育学分会委员

中国优生科学协会阴道镜和宫颈病理学分会常务委员

中国优生优育协会生育健康与出生缺陷防控专家委员会常务委员

中国研究型医院学会妇产科学分会委员

妇幼健康研究会生育调控学专业委员会委员

全国卫生产业企业管理协会妇科智能诊疗分会常务理事

中国女医师协会妇产科专家委员会委员

河北省医学会计划生育与优生学分会候任主任委员

河北省医师协会计划生育与优生学医师分会主任委员

河北省妇幼保健协会妇科宫腔镜专业委员会副主任委员

河北省健康学会妇产科管理分会副主任委员

《中华生殖与避孕杂志》通讯编委

《医学参考报妇产科学频道》编委

《中国妇产科临床杂志》优秀审稿专家

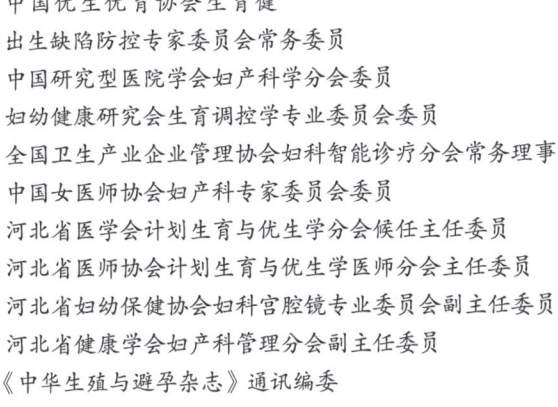

前 言

当前我国计划生育学领域的工作重点已逐渐转变为强调适时生育、优生优育及无生育需求时采取有效避孕节育措施，将避孕节育与防病治病相结合，让计划生育学逐渐回归到临床学科本真。

选择合适的避孕方法是降低人工流产发生率、提高女性生殖健康水平的重要措施。女性在不同年龄阶段选择的避孕方式往往有所不同。女性整个生育年龄要经历青春期、性成熟期和绝经过渡期，还包含流产后、产后或感染人类免疫缺陷病毒（human immunodeficiency virus，HIV）等特殊情况，要做好不同阶段、不同情况下相关的避孕节育管理，以及不同避孕方法的规范应用。此外，绝经后应适时、安全地取出宫内节育器。

人工流产是针对非意愿妊娠及特定医学需要的妊娠终止的补救措施。指南和共识编纂专家从多角度规范手术流产和药物流产术，最大限度保护女性生育力，同时贯彻加强人工流产后计划生育服务，响应世界卫生组织"倡导科学避孕、加强流产后计划生育服务"的生殖健康战略。指南和共识内容包括人工流产后计划生育服务、术前子宫颈预处理、预防性抗菌药物应用、流产术后促进子宫内膜修复、合并子宫体或子宫颈病变的早期人工流产手术技巧和注意事项、药物流产终止8～16周妊娠等，并积极推广新型手术技术如宫腔观察吸引系统和手动负压吸引技术的临床应用。在新型冠状病毒感染大流行时期，中华医学会计划生育学分会第一时间组织编写了疫情形势下终止妊娠的专家指导意见，为临床医师在疫情严重情况下完成此限时手术提供及时的理论支持。此次再版，新增了人工流产全程管理、生育力保护、下生殖道感染，以及合并卵巢肿瘤、自身免疫性疾病者终止早中期妊娠的专家共识。此外，新增了早期妊娠相关子宫动静脉瘘的诊治；对于一些临床处理棘手的异常妊娠或异常流产提出了专家诊治意见，前者如子宫角妊娠和妊娠早期胎盘绒毛植入，后者如不全流产、稽留流产等，并且发挥祖国医学优势，加入中医药治疗。我国近年的剖宫产率仍处于较高水平，2017年报道为34.1%。作为剖宫产远期并发症，剖宫产子宫瘢痕部位相关疾病日益受到重视，包括剖宫产瘢痕妊娠、瘢痕憩室、中期妊娠胎盘前置状态伴植入和瘢痕子宫孕妇中期妊娠引产等。通过编写专家指南和共识，希望对这些疾病进行规范化管理，从而改善患者临床症状，恢复解剖结构，降低子宫等重要器官去除率，减少因疾病引发大出血等严重并发症。

近年来，在一批批优秀的生殖健康与计划生育工作者的努力下，我们可喜地看到，我国生殖健康与计划生育服务取得长足进步。随着思想观念的进步、诊治技术的提高和临床科研成果的发表，多项相关指南和共识相继落地，在此编纂成册，方便临床查阅。我们将继续关注临床焦点、热点和难点问题，发挥学会强强联合组织优势和专家特长，组织撰写或不定时更新指南和共识，使其具有权威性、先进性、实用性和可操作性，促进健康中国战略的实施和2030年可持续发展目标的实现。

2024年9月

目 录

第一篇 避孕节育篇

1. 皮下埋植避孕方法临床应用专家共识……2
2. 青少年避孕服务指南……14
3. 40岁及以上女性避孕指导专家共识……29
4. 宫内节育器临床研究设计与统计分析专家共识……44
5. 绝经后宫内节育器取出技术指南……55
6. 无支架固定式宫内节育器月经间期和人工流产术后即时放置临床应用专家共识……66
7. 产后无支架固定式宫内节育器临床应用专家共识……74
8. HIV感染女性避孕方法选择的中国专家共识……82
9. 避孕针临床应用中国专家共识（2022年版）……93

第二篇 人工流产篇

1. 人工流产后计划生育服务指南……110
2. 米非司酮配伍米索前列醇终止8～16周妊娠的应用指南……116
3. 宫腔观察吸引手术技术操作规范专家共识……120
4. 人工流产手术预防性抗菌药物应用的中国专家共识……124
5. 手动负压吸引流产术（MVA）适宜技术推广应用的专家共识（修订草案）……129
6. 宫腔操作前宫颈预处理专家共识……134
7. 新型冠状病毒肺炎疫情下终止早期妊娠的专家指导建议……144
8. 合并子宫体良性疾病的早期人工流产专家共识……154
9. 合并子宫颈疾病的早期妊娠人工流产专家共识……164

10 人工流产术后促进子宫内膜修复专家共识……175
11 规范人工流产全程管理建议……184
12 早中期妊娠合并卵巢肿瘤终止妊娠的中国专家共识……193
13 人工流产围手术期下生殖道感染筛查和诊治的中国专家共识（2022年版）……208
14 早期妊娠手术流产围术期女性生育力保护中国专家共识（2023年版）……219
15 终止合并常见自身免疫性疾病的早中期妊娠中国专家共识（2023年版）……229

第三篇 异常妊娠／流产篇

1 不全流产保守治疗专家共识……242
2 中医药治疗不全流产专家共识……248
3 早期妊娠稽留流产治疗专家共识……259
4 早期妊娠稽留流产围手术期检查及优生检查建议专家共识……268
5 宫角妊娠诊治专家共识……279
6 妊娠早期胎盘绒毛植入诊治专家指导意见……286
7 早期妊娠终止后停经诊疗流程的专家共识……294
8 中期妊娠稽留流产规范化诊治的中国专家共识……303
9 早期妊娠相关子宫动静脉瘘诊治的中国专家共识（2022年版）……314

第四篇 剖宫产子宫瘢痕部位相关疾病篇

1 剖宫产瘢痕妊娠诊治专家共识……328
2 剖宫产后中期妊娠胎盘前置状态伴植入终止妊娠的专家共识……333
3 剖宫产术后子宫瘢痕憩室诊治专家共识……342
4 剖宫产术后瘢痕子宫孕妇中期妊娠引产的专家共识……349

第一篇 避孕节育篇

1 皮下埋植避孕方法临床应用专家共识

《皮下埋植避孕方法临床应用专家共识》编写组

皮下埋植避孕是我国诸多可选择的避孕方法之一,是国内外公认的性能优良的高效避孕方法,具有长效、可逆、简便、安全的特点。皮下埋植剂的部分使用者可能会发生不规则出血或点滴出血,以及闭经等月经模式改变现象,但不会影响使用者的健康。少数使用者可能会出现激素相关的不良反应,而这些现象随着使用时间的延长可逐渐改善。使用前后良好的咨询指导、正确的放置和适宜的对症处理,对提高其使用满意度具有重要的作用。

由中华医学会计划生育学分会、中华医学会妇产科学分会的多位专家组成的《皮下埋植避孕方法临床应用专家共识》编写组,经过多次研讨,进行反复细致和深入的讨论,以及与国外有关专家的交流,总结探讨最新研究进展和临床经验,结合世界卫生组织(World Health Organization,WHO)和权威机构的有关指南,形成了《皮下埋植避孕方法临床应用专家共识》,期望为计划生育技术服务提供者在临床提供皮下埋植避孕措施的实践提供指导和参考。

一、皮下埋植避孕方法

(一)简介

皮下埋植避孕是长效可逆避孕方法(long-acting reversible contraception,LARC)中缓释避孕方式之一。皮下埋植剂是将孕激素与硅橡胶或塑胶等缓释材料制成小棒或胶囊,植入皮下后药物缓慢、恒定地释放入血而发挥长期避孕的作用。缓释避孕方式是一次给药后,通过控制释放机制达到每天释放一定的药量，在体内维持相对恒定的有效水平，并作用于靶器官，在维持长效作用的同时避免了用药初期过高的血药峰值引起的不良反应和肝代谢的首过效应，具有高效、长效、简便、可逆、安全的优点。根据不同作用途径可分为皮下埋植剂、阴道避孕环、宫内缓释避孕系统（progestin-releasing intrauterine system，IUS）、注射微囊及透皮贴剂等剂型[1-2]。

（二）作用机制[1]

1. 干扰下丘脑-垂体-卵巢轴（hypothalamic-pituitary-ovarian axis，HPO），影响优势卵泡的形成，抑制排卵。

2. 使宫颈黏液变稠，阻止精子穿透。

3. 影响子宫内膜发育，降低内膜对雌激素的反应，使内膜变薄。

4. 干扰卵母细胞在输卵管中的输送，使受精卵输送与子宫内膜发育不同步。

（三）皮下埋植避孕方法的种类

目前，国内外使用的皮下埋植避孕产品有5种，见表1-1-1。不同孕激素的生物活性和作用特点如下。

表1-1-1 国内外使用的皮下埋植避孕产品

名称	孕激素类型及含量	数量/根	避孕有效期
Norplant	左炔诺孕酮，216mg	6	FDA批准为5年
Jadelle	左炔诺孕酮，150mg	2	FDA批准为3年，11个国家批准为5年
Implanon	依托孕烯，68mg	1	SFDA及FDA批准为3年
左炔诺孕酮硅胶棒Ⅰ型	左炔诺孕酮，216mg	6	中国部分省（自治区、直辖市）药品监督管理局批准为7年
左炔诺孕酮硅胶棒Ⅱ型	左炔诺孕酮，150mg	2	中国部分省（自治区、直辖市）药品监督管理局批准为4年

注：FDA. 美国食品药品管理局；SFDA. 国家食品药品监督管理局。

1. 孕激素受体亲和力　依托孕烯对孕激素受体的亲和力是左炔诺孕酮的3～5倍，其孕激素活性更大，痤疮等雄激素样活性相关的不良反应更小[3]。

2. 达到有效浓度的时间　左炔诺孕酮皮下埋植剂在埋植后24h血药浓度达到有效避孕浓度[4]，而依托孕烯在植入后8h即可达到有效避孕浓度[5-6]。

3. 主要作用机制　使用左炔诺孕酮皮下埋植剂时，卵泡活动部分受到抑制[7]。以孕酮水平高于3mg/L作为排卵标志[8]，在使用Norplant皮下埋植剂第2年后约有1/3周期显示有排卵。使用依托孕烯30个月后，仅有不到5%的使用者出现排卵[9]，提示依托孕烯主要通过抑制排卵达到避孕作用。

（四）皮下埋植避孕的优势

1. 高效　有效率>99.5%。各种避孕方法的有效性比较[9]见表1-1-2。

表1-1-2·各种避孕方法的有效性比较[9]

避孕方法	女性在第1年使用时发生意外妊娠的比例/（例/100妇女年）		持续使用该方法超过1年的比例/%
	常规使用（即使用失败）	完美使用（即方法失败）	
皮下埋植剂	0.05	0.05	84
T形含铜宫内节育器	0.8	0.6	78
左炔诺孕酮宫内节育器	0.2	0.2	80
醋酸甲羟孕酮长效注射剂	3	0.3	56
复方口服避孕药或单纯孕激素口服避孕药	8	0.3	68

2. 长效　1次皮下埋植避孕可以持续3～7年。

3. 简便　一旦皮下埋植后，有效期内无须采取任何其他避孕方式；埋植手术时间短、痛苦小。依托孕烯皮下埋植剂使用特殊装置，植入更方便，单根埋植于皮下，取出简单。

4. 可逆　取出后能迅速恢复生育能力。

5. 安全　不含雌激素，哺乳期和有雌激素禁忌的妇女均可使用。哺乳期妇女使用时对乳汁及婴幼儿发育无不良影响。研究显示，与宫内节育器避孕相比，产后28～56d接受依托孕烯皮下埋植剂避孕不影响哺乳期妇女的乳汁分泌总量及乳汁的蛋白质总量、乳糖蛋白含量；随访3年，婴儿的生长发育不受干扰，两组婴儿的身长、头围和体质量无差异[10-11]。

6. 非避孕的健康益处　皮下埋植剂可改善痛经和/或经量过多。研究显示，使用依托孕烯皮下埋植剂3年，97%的痛经妇女症状得到改善[8]。在子宫内膜异位症（简称"内异症"）伴有痛经的使用者中进行试验结果显示，其能改善患者的疼痛评分，埋植1个月后患者疼痛评分的平均值从术前的7.08分降低至3.72分（$P<0.05$），3个月时更降至0.84分（$P<0.01$）[12]。此外，还有助于防止盆腔感染性疾病。

（五）皮下埋植避孕的不良反应

皮下埋植剂的安全性良好，不良反应发生率较低，植入和取出手术相关的并发症罕见。

1. 出血模式的改变　皮下埋植避孕是单纯孕激素避孕方法，出血模式改变是此类型避孕方法使用过程中常见的现象，也是导致停用的常见原因。植入后5年，国产左炔诺孕酮Ⅰ型和Ⅱ型皮下埋植剂，由于出血模式改变导致的累计停用率分别为17.0/100妇女和15.3/100妇女[13]。依托孕烯皮下埋植剂由于出血模式改变而导致的累计停用率是11/100妇女[14]。主要表现为：①出血频率和规律性的变化，如月经频发、月经稀发和闭经；②出血量的变化，如经量过多或过少；③出血时间的变化，如出血时间延长、经间点滴出血。

2. 激素相关不良反应　常见的不良反应包括头痛、体重增加、情绪改变、痤疮、卵泡增大等。

（1）头痛：如为轻度头痛可观察或对症处理；如头痛持续较长时间、加重或反复发作严重头痛，应取出皮下埋植剂，并行进一步的全面检查，包括神经科检查，以除外其他疾病[15]。研究显示，女性采用皮下埋植剂避孕后头痛的发生率为1%～4%[16]。

（2）体重增加：在不同的研究报告中，有4%～9%的使用者在接受皮下埋植剂植入后出现体重增加，但没有证据支持皮下埋植剂与体重改变之间的因果关系[16]。

（3）情绪改变：抑郁可能与左炔诺孕酮有关，如接受皮下埋植剂后症状加重则应取出，改用其他非激素类避孕方法[15]。

（4）痤疮：植入后，患者的痤疮或改善或加重，3%~13%的女性在植入后痤疮加重，约13%的女性痤疮症状改善[16]。依托孕烯皮下埋植剂使用者的痤疮发生率更低。

（5）卵泡增大（功能性卵巢囊肿）：直径一般可达到5~7cm，多数是在盆腔超声检查时发现，部分妇女可有不适感。

二、皮下埋植避孕咨询指导

（一）植入前咨询

研究表明，对皮下埋植避孕方法的知晓程度会影响植入后的续用率[17]。专业技术人员应以实事求是的态度，采用面对面的方式详细咨询。除介绍此项避孕方法使用效果的优势外，还需要解释可能出现的出血模式改变和其他不良反应，使服务对象对该避孕方法有全面、充分的了解，做到知情选择。充分的咨询可以提高妇女对不良反应的耐受性，提高续用率。

1. 帮助服务对象选择皮下埋植避孕方法　告知服务对象包括：①绝大多数育龄期妇女均可使用皮下埋植避孕方法，特别是需要一段时间和长期避孕的妇女；②生殖器官畸形、子宫肌瘤等导致宫腔变形者；③不宜放置宫内节育器者或伴有宫内节育器反复脱落或带器妊娠史的妇女；④应用雌激素类药物有禁忌的妇女；⑤感染性流产后即时避孕；⑥现患性传播疾病的妇女；⑦哺乳期妇女（产后6周即可开始使用）。

2. 排除禁忌情况　使用筛查表[18]（表1-1-13）对服务对象提出表3列出的问题进行初筛。如果服务对象对所有问题的回答均为"否"，只要服务对象接受，即可开始使用皮下埋植避孕方法；如果对某个问题回答为"是"，遵循表3中的处理。

1 皮下埋植避孕方法临床应用专家共识

表 1-1-3　皮下埋植剂植入手术前的筛查表[18]

问题	回答	处理
您现在是否在产后 6 周内且进行母乳喂养?	是	分娩后 6 周即可植入皮下埋植剂
您有严重的肝硬化、肝脏炎症或肝脏肿瘤吗?	是	不建议选择激素避孕方法,建议选择不含激素的避孕方法
您的腿部或肺部曾出现过血栓引起的疼痛吗?	是	不建议选择激素避孕方法,建议选择不含激素的避孕方法
您现在或曾经患有乳腺癌吗?	是	不建议选择激素避孕方法,建议选择不含激素的避孕方法
您是否正在服用治疗癫痫的药物?您是否正在服用利福平治疗肺结核或其他疾病?	是	不建议选择激素避孕方法,建议选择不含激素的避孕方法
您是否有不正常的阴道出血问题?	是	提示有妊娠或疾病状态时,皮下埋植避孕方法可使疾病诊断或治疗变得困难,建议在明确诊断、接受治疗并排除妊娠后,再评估能否进行皮下埋植避孕

3. 告知基本信息　包括:①皮下埋植避孕方法的优势[见前一、(四)所述];②出血模式改变:是皮下埋植避孕方法的常见现象,但对健康不造成损害[见前一、(五)所述];③激素相关的不良反应[见前一、(五)所述]。

经过咨询和服务对象的知情选择,可根据说明书推荐的时间对服务对象实施皮下埋植剂植入手术。

(二)植入后指导

告知服务对象下述信息。

1. 术后需保持植入部位的清洁和干燥。手术 2d 后可去掉绷带和覆盖的纱布,5d 后去掉局部粘贴的创可贴。植入部位可能出现青紫或轻度胀痛,无须治疗即可逐渐消失,但自觉症状加重时须及时就诊。

2. 避孕期限及随访。发放随访卡,相关信息包括皮下埋植剂类型、避孕有效期限、植入时间和下次随访的时间。随访时间为植入后 1 周、1 年,以后每年随访,并解释定期随访的必要性和内容。

3. 期外随访。在健康方面有以下任何明显的改变时,立即复诊:①术后局部明显肿胀、淤血、感染或埋植物脱出;②持续性多量阴道流血;③体重大幅度增加;④可疑意外妊娠;⑤下腹剧烈疼痛或可疑异位妊娠;⑥严重头痛、黄疸、乳房肿块、高血压或视觉障碍等特殊症状。所使用的皮下埋植避孕方法很有可能不是导致上述情况的原因,但应告知接诊医师正在使用的避孕方法。服务对象如有不良反应的主诉,可倾听其顾虑,提出建议,进行适当处理。如服务对象或问题不能克服,可以帮助服务对象选择更换其他避孕方法。

4. 发放月经卡,记录出血模式。

(三)皮下埋植剂取出前咨询

1. 到期取出 需告知服务对象皮下埋植剂取出后生育能力可立即恢复。如需要继续避孕者,可进行皮下埋植剂的更换,或选择其他避孕措施。

2. 未到期取出

(1)准备生育者,适时取出。

(2)由于无法耐受不良反应等因症要求取出者,需要与其讨论取出的必要性,需要继续避孕者,取出同时应选择其他避孕措施。

(3)由于其他任何个人或医学原因而终止使用,包括意外妊娠、已绝经等不需要避孕者,应当取出。

三、皮下埋植避孕方法出血模式改变及管理

(一)出血模式改变

月经模式的改变是单纯孕激素避孕方法存在的共性问题,单纯孕激素会引起子宫内膜微血管和白细胞增加,导致血管变脆、组织崩解、突破性出血。由于缺乏雌激素对子宫内膜的增殖作用,月经模式改变的发生率较高。为便于简明、规范地描述出血模式改变的表现,本文采用2011年国际妇产科联盟(International Federation of Gynecology and Obstetrics,FIGO)的建议[19]。月经模式改变是终止使用皮下埋植剂的主要原因,占总终止率的70%[14]。埋植前、后对服务对象进行充分、有效的咨询能提高续用率。埋植最初3个月内出血模式的改变情

况一般可提示以后出血模式的改变情况；在埋植最初 3 个月出现令人不满意的出血模式的使用者中，至少有 50% 在持续使用后得到改善[20]。以下按月经的特征进行介绍。

1. **周期频率** 正常月经的周期频率是 24～38d，月经的频率短于 24d 称为月经频发，超过 38d 称为月经稀发。使用皮下埋植剂后常见的是月经频发，使用者在第 1 年的发生率约为 6.5%[20]。

2. **周期规律性** 在使用皮下埋植剂后较常见的月经周期不规律是点滴出血或不规律出血。点滴出血是指月经期外不规则的少量出血。不规律出血是指来自子宫体的、至少连续 6 个月无法预料的、出血时间延长、出血量异常或月经间隔异常[21]。一项对于 417 例使用者观察 3 年的研究发现，使用者第 1 年、第 2 年和第 3 年出现点滴出血的比例分别为 4.9%、5.3% 和 3.7%[14]。

3. **出血持续时间** 正常月经持续 4～8d。月经出血持续时间超过 8d 称为月经期延长，短于 4.5d 称为月经期过短。使用皮下埋植剂后月经期延长常见，使用者在第 1 年的发生率约为 17.5%。

4. **月经量** 综合来源于不同种族、地域人群的研究结果，经测量月经总量超过 80ml 称为月经过多，少于 5ml 称为月经减少[19]。使用皮下埋植剂后月经量改变较为常见。常见的是月经量减少或闭经，月经量过多者较少。这是由于使用皮下埋植剂后，低剂量孕激素持续、稳定地局部释放，进入外周血液循环后，长期、持续作用于子宫内膜，使内膜萎缩，导致月经量减少或闭经。正常月经建立后，月经停止 6 个月或月经稀发的使用者月经停止 3 个周期以上称为继发性闭经[22]。因闭经导致的 5 年终止率为 1.6/100 妇女年[15]。到目前为止，闭经在我国无论对于服务提供者还是服务对象来说都是敏感且不易接受的问题。皮下埋植避孕方法闭经的发生率较高，服务提供者不能回避和忽视这一问题，而应主动向服务对象提供咨询服务。

植入皮下埋植剂后月经模式的改变虽然很常见，但无伤害，不会导致血红蛋白含量的下降。有效咨询能提高服务对象对出血模式改变的耐受性，为稳妥起见，医护人员应全面了解服务对象情况，并进行必要的检查，以除外并发的病理情况。

（二）管理

1. 原则

（1）排除妊娠或异位妊娠：在发生月经延迟时，应检测血/尿β-人绒毛膜促性腺激素（human chorionic gonadotropin, hCG），以排除妊娠。月经模式改变时应排除引起出血的其他原因，如排除异常子宫出血［按照FIGO，息肉、子宫腺肌病、平滑肌瘤、恶性肿瘤及增生-凝血功能障碍、排卵功能障碍、子宫内膜性、医源性及尚未分类（polyp, adenomyosis, leiomyoma, malignancy and hyperplasia, coagulopathy, ovulatory dysfunction, endometrial, iatrogenic, and not yet classified, PALM-COEIN）分类系统］[21]和生殖道肿瘤等导致的异常出血。

（2）咨询为主：告知服务对象皮下埋植剂引起的月经模式改变是单纯孕激素使用后的正常现象，不会影响健康；且随着埋植时间的延长，出血情况可能会改善。

1）闭经、月经量减少、经期过短的咨询：消除服务对象的心理负担，明确使用皮下埋植剂后引起的月经量减少或闭经不等于进入绝经过渡期或是绝经，不仅对身体无害，而且对预防月经量过多导致的贫血、改善女性的生命质量和社会活动均有益处。经血也没有蓄积在体内，更不会丧失生育能力。必要时检测女性的雌激素水平，如在正常范围内，且无潮热、多汗、阴道干涩症状，进一步佐证为药源性闭经，不会影响身体健康。

2）点滴出血、经期延长、月经频发的咨询：向服务对象说明由于这种出血量很少，并不会导致贫血，不会对健康产生影响，无须特殊治疗。通常在使用1年后症状减少和消失。

（3）药物治疗：如点滴出血、经期延长、月经频发或出血过多持续时间长，症状明显，且给生活带来不便，使用者迫切要求，可采取相应的治疗手段[23]。药物治疗一般从妇女出血连续超过8d时开始。但由于目前对单纯孕激素避孕制剂的出血模式改变产生的机制尚不十分清楚，所以，无有效的治疗方法，且不能保证停药后无复发；个体的出血模式也难以预测。可尝试下列治疗方案［证据级别采用美国预防医学工作组（U.S. Preventive Services Task Force, USPSTF）循证医学分级]。

1）补充雌激素，修复子宫内膜：可选用复方口服避孕药（combined oral contraceptives，COC）或单一雌激素（炔雌醇、17β-雌二醇、戊酸雌二醇）进行短期治疗。加用COC或雌激素可能会增加相关风险；不良反应增加，如恶心、呕吐、乳房胀痛、血栓风险等。也可能影响选择不含雌激素的皮下埋植避孕方法的初衷。

具体用法：复方口服避孕药，连续使用21d，随后停药7d；使用3个月。91%的妇女在3d内出血停止[24]（证据级别Ⅰ级）。炔雌醇，50μg，每日1次，连续使用5～20d。67%的妇女在3d内出血停止[24]（证据级别Ⅰ级）。17β-雌二醇、戊酸雌二醇，1～2mg，每日1次（证据级别Ⅲ级）。

2）前列腺素合成酶抑制剂：可对各种前列腺素之间进行平衡调节，收缩血管，发挥止血作用。

具体用法：布洛芬，800mg，每日2次，使用5d，可减少出血、点滴出血天数及最长出血时间（$P<0.05$）[25]（证据级别Ⅱ-1级）。

3）止血药：如氨甲环酸或中药。氨甲环酸可通过抗纤溶、增强血小板功能、降低血管脆性、阻断凝血因子降解达到局部止血效果。中药如宫血宁具有缩短出血和凝血时间及增加血小板凝集、抑制巨噬细胞和白细胞移动、增强子宫内膜抗炎的作用[26]。

具体用法：氨甲环酸，0.5g，每日2次，连续服用5d，用药后1周明显有效（有效率为64.7%，安慰剂组为35.3%，$P=0.012$；证据级别Ⅰ级）。宫血宁，2粒，每日3次，连续9d；总有效率75.2%，高于安慰剂组[27]（证据级别Ⅰ级）。

2. 处理流程　经咨询，如服务对象仍无法接受出血模式的改变，坚持取出，需告知服务对象以下内容：皮下埋植剂取出后生育能力立即恢复；如服务对象无生育意愿，取出皮下埋植剂后需要立即采取其他避孕方法。

出血管理、处理流程见图1-1-1。

出血模式的改变是所有单纯孕激素避孕方法使用后的正常现象，不影响健康，也不影响今后的生育情况。出血模式改变是停用皮下埋植剂的主要原因，完善而细致的咨询工作和服务

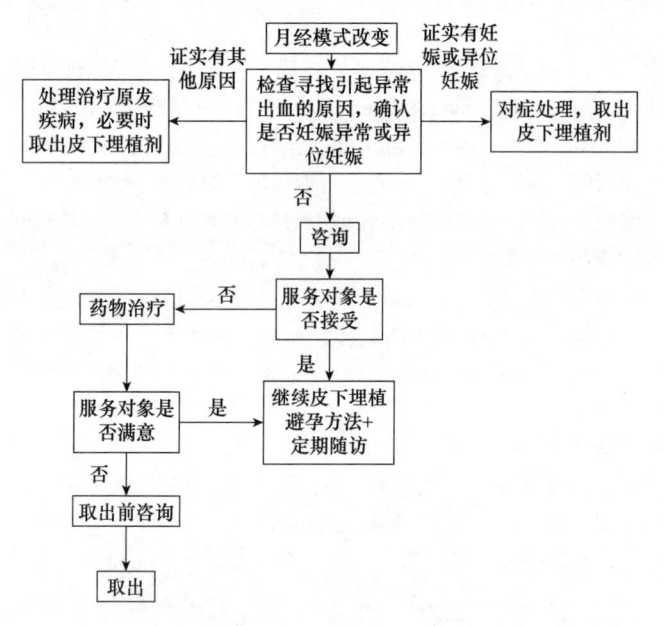

```
                                  月经模式改变         证实有妊
                      证实有其                       娠或异位
  处理治疗原发          他原因    检查寻找引起异常    妊娠
  疾病,必要时    ←            出血的原因,确认   →    对症处理,取出
  取出皮下埋植剂                是否妊娠异常或异               皮下埋植剂
                                位妊娠
                                    ↓否
                                   咨询
                                    ↓
                     否        服务对象是
   药物治疗       ←            否接受
                                    ↓是
                               继续皮下埋植
   服务对象是    是            避孕方法+
   否满意       →             定期随访
       ↓否
   取出前咨询
       ↓
     取出
```

图 1-1-1 采取皮下埋植避孕方法妇女的出血管理、处理流程图

对象的知情选择,寻求有效的治疗措施是提高皮下埋植避孕方法可接受度和续用率的关键[28]。

《皮下埋植避孕方法临床应用专家共识》编写组专家成员:李坚(首都医科大学附属北京妇产医院)、田秦杰(中国医学科学院北京协和医院)、顾向应(天津医科大学总医院)、常青(西南医院)、洪顺家(中山大学孙逸仙纪念医院)、黄丽丽(浙江大学医学院附属妇产科医院)、黄紫蓉(复旦大学附属妇产科医院)、柯珮琪(中山大学附属第一医院)、李家福(武汉大学中南医院)、梁惠芳(陕西省妇幼保健院)、刘晓嫒(中国福利会国际和平妇幼保健院)、刘欣燕(中国医学科学院北京协和医院)、马文侠(河南省人口和计划生育科学技术研究院)、王海云(上海市第一妇婴保健院)、吴尚纯(国家人口计生委科学技术研究所)、谢梅青(中山大学孙逸仙纪念医院)、谢蜀祥(四川大学华西第二医院)、杨清(中国医科大学附属盛京医院)、张朝红(广

东省佛山市顺德区人口和计划生育服务中心)、郑峥(深圳市妇幼保健院)

《皮下埋植避孕方法临床应用专家共识》执笔专家：李坚、田秦杰、顾向应

参考文献从略

(通信作者：李坚)
(本文刊载于《中华妇产科杂志》2013年6月第48卷第6期第476-480页)

2 青少年避孕服务指南

中华医学会计划生育学分会
国家卫生健康委科学技术研究所

中国15~24岁青少年占总人口的17.1%，接近2.3亿。近20年来，青少年初次性行为的年龄提前，而结婚、生育的年龄后移，使青少年人群一旦发生非意愿妊娠，多以人工流产为结局。我国与欧洲联盟合作的研究课题于2013年在全国30个省（自治区、直辖市）进行的调查结果显示，在近8万例人工流产妇女中，年龄<24岁者占28.5%[1]。相关调查还发现，人工流产的青少年中重复流产也十分常见。青少年非意愿妊娠的原因除因心存侥幸未采取避孕措施外，未能采取高效避孕方法的情况非常普遍。2009年，中国青少年生殖健康可及性调查基础数据报告显示，在有过性行为的15~24岁青少年中，51.2%首次性行为未采取任何避孕措施。

考虑到过早生育对母婴健康的风险，以及人工流产后2年内的重复受孕和再次人工流产特别是不安全流产与孕产妇和新生儿发病率升高的关联，近年来国内外积极倡导，促进长效可逆避孕方法（LARC）在青少年中的使用，以预防非意愿妊娠和延长青少年的妊娠间隔。以此不仅能维护青少年获得一系列避孕方法的权利，而且将通过降低孕产妇和婴儿的发病率和死亡率来促进2030年可持续发展目标的实现。

2016年，由包括WHO在内的15家机构和国际组织发布的"推动青少年选择长效可逆避孕方式的全球共识声明"[2]（简称"全球共识声明"）确认，为青少年提供LARC是安全的，同时呼吁服务提供者在避孕教育、咨询和服务过程中，确保将LARC作为必要的避孕方法选择。为促进我国指导和落实青少年使用包括 LARC 在内的避孕服务的开展和规范化，特制定本指南，供医疗机构和服务提供者参考执行。

一、青少年避孕服务的提供

（一）由专门的机构为青少年提供避孕服务

需要由具备计划生育技术服务资质的医疗机构为青少年提供避孕服务，这些机构包括各级妇幼保健计划生育服务中心、妇产科专科医院、综合医院等。青少年是一类特殊的人群，在提供包括计划生育在内的生殖保健服务时，有特殊的要求。WHO 对青少年友好服务的定义为，对年轻人提供平等、可及、可接受、适宜和有效的服务，同时注意尊重隐私和保密。我国在过去的近 20 年间，通过与国际组织的合作，已探索形成一套适合我国国情的青少年保健服务模式，并制定了《青少年保健工作规范》，结合 2015 年国家卫生计生委发布的《各级妇幼健康服务机构业务部门设置指南》[3]中对"青春期保健科"和"计划生育技术服务部"专科建设的具体建议，为青少年避孕服务的开展提供了机构方面的保证。

各级各类医院的科室设置不同，但总的原则是：对青少年的避孕服务，需要组织专门的团队，在健康教育、咨询、免费避孕药具发放、医疗服务和随访的各个环节协同配合，以提高高效避孕方法的落实率、续用率和满意度。

（二）为青少年提供避孕服务的原则

WHO 于 2014 年发布的《在提供避孕信息和服务中确保人权的指南和推荐意见》[4]（简称"人权指南"）中，特别强调了在对青少年提供避孕信息和服务时应注意遵守的原则。

1. 不歧视　青少年寻求计划生育技术服务时不仅可能受到由于年龄原因的歧视，还可能受到由于道德评判、文化程度低、流动人口、无稳定经济收入等多重原因的歧视。由经过培训的服务提供者接待青少年，可以消除青少年接受服务时的心理障碍，促进她/他们与服务提供者的交流。

2. 保密　性与生殖健康包含许多并未在家庭或社区内被广泛讨论的敏感问题，如果青少年感觉在接受计划生育技术服务的过程中其保密性和隐私不能得到保证，她/他们有可能决定不寻求服务，这样，不但损害其自身的健康，还会对其他人的健康造成威胁。对于我国普遍存在的对未成年人接受人工流产或避孕手术需要父母授权的要求，各医疗机构可参考"人权指南"中"法律、政策或实践不一定要求父母或监护人的授权"的建议，以符合青少年的最大利益为前提，以支持青少年同意和保护青少年隐私为原则，对现行的相关规定进行调整、修改。

3. 知情同意　知情同意以医学、法律和权利为基础，在充分了解各种避孕方法的特点的基础上，由青少年服务对象自主选择适合自己的避孕方法，不仅体现了对青少年服务对象知情权、选择权的尊重，而且能够提高他们对避孕服务的满意度和对持续避孕服务的可接受性。

（三）对服务提供者的培训

目前，我国尚缺乏专职的青少年保健人员，而且青少年保健服务需要多学科人员的团队工作。参与青少年保健的服务提供者应定期接受青少年保健专业知识和技能的培训，更新服务理念和专业知识，提高人际交流的技能。

调查显示，青少年认为医护人员是性与生殖健康信息的可靠来源，服务提供者应掌握各种避孕方法的相关信息，包括健康益处，以便在青少年存在常见的妇科问题时，能够帮助她们解决这些问题。需要特别提出的是，服务提供者对青少年使用LARC等避孕方法的顾虑是青少年获取服务的障碍。在对服务提供者进行培训时应该通过回顾青少年使用LARC的关键证据以消除误解，使服务提供者能够主动向青少年推荐LARC。

服务提供者还应通过培训掌握与青少年充分交流的技巧，以便与青少年服务对象建立良好的关系，通过深入了解其个性化的需求，针对性地提供相关的信息和服务。

二、青少年避孕服务的流程

（一）询问性行为史

在青少年寻求人工流产或计划生育服务时，了解他们的性行为情况，对于评估其非意愿妊娠和性传播感染（sexually transmitted infection，STI）的风险、帮助他们选择高效的避孕方法十分重要，但青少年往往羞于讨论这些敏感的话题。国际组织的最佳实践指南建议，在收集性行为史时应让青少年单独在场。服务提供者在采集性行为史时，要做到态度诚恳、关切、不评判，并使用谨慎的语言。询问性行为情况时可以以美国疾病控制与预防中心（Centers for Disease Control and Prevention，CDC）指南中提出的"5P"作为重点内容，即 partners（性伴侣）、practices（性行为）、protection from STI（性传播感染防护）、post history of STI（STI 既往史）、prevention of pregnancy（预防妊娠）。

（二）询问病史

通过了解既往病史和家族史，可除外避孕方法使用的医学禁忌情况。对于反复发作或近期发生的生殖道感染，还需结合临床或实验室检查，确认是否能够立即进行负压吸引术或放置宫内节育器（intrauterine device，IUD）。

（三）体格检查

根据 WHO《避孕方法选用的医学标准》[5]，在使用大多数的避孕方法之前不需要行常规的临床或辅助检查，包括放置皮下埋植。但在放置 IUD 之前，除我国 IUD 放置常规包括的检查项目外，国外鉴于青少年女性中较高的衣原体感染率和淋病发生率，建议根据病史和妇科检查情况酌情进行阴道分泌物的衣原体和淋病奈瑟球菌的检测。

（四）咨询

咨询是青少年选择和落实避孕方法的核心环节。在完成上述 3 个步骤后的咨询阶段，服务提供者可采用"REDI"或"GATHER"框架，通过充分的互动，进一步了解青少年服务对象对性与生殖健康相关知识的掌握情况（如人工流产的伤害，对各种避孕方法性能、优缺点的了解）、对避孕的意识和方法选择的意愿等，通过解疑释惑和权衡不同避孕方法的利弊，帮助青少年服务对象在充分知情的情况下做出自主选择。

服务提供者应基于避孕方法的有效性、安全性和易用性，不失时机地将 LARC 作为性生活活跃或已有人工流产史的青少年的一线选择加以推荐和讨论；还应特别告知当地可以免费提供的宫内避孕（intrauterine contraception，IUC）和皮下埋植产品。

（五）落实所选择的避孕方法

在青少年服务对象决定选择非长效避孕方法后，应即时提供短效复方口服避孕药（combined oral contraceptive，COC）、避孕套等产品，告知其可以获得免费的避孕药具，并在最早的适宜时间开始使用。LARC均需在医疗机构放置，如果青少年不方便在下次月经来潮时返诊放置，只要不存在医学上的禁忌情况，则可即时放置，无须顾及其处于月经周期的哪个时点。但如果放置的时间是在月经来潮的7d后，务必告知其在接下来的7d内应避免性生活，或在性生活时使用避孕套。

（六）预约随访

与成年人相比，青少年对随访的依从性差，因此，需要向青少年说明随访的必要性，特别应告知期外返诊的征象，以及时发现和处理避孕方法使用中的问题。随访的形式可以结合青少年的特点，通过更多的途径，如即时通讯工具（QQ、微信等），以提高随访率。对于使用LARC的青少年，加强随访，可以及时发现其所面临的新的性与生殖健康的风险，并促进其常规进行STI的筛查。

三、青少年选择避孕方法的原则

（一）确保安全

青少年处于生长发育阶段，其开始使用避孕方法的时间越早，意味着使用的期限越长，因此，对避孕方法的安全性应有更高的要求，WHO《避孕方法选用的医学标准》[5]中明确指出，目前不存在仅基于年龄小而不能使用避孕方法的医学禁忌。也就是说，避孕方法的使用不会造成对青少年身体的伤害，目前也尚无青少年使用包括LARC在内的避孕方法对未来生育力或生育结局不利影响的证据。

（二）效果可靠

基于社会、经济和习俗的考虑，青少年尚不具备结婚生育的条件，一旦发生非意愿妊娠，多以人工终止妊娠为结局，因此，青少年应选择高效的避孕方法。WHO对避孕方法有效性的分类以比尔指数为依据，即每100例妇女使用1年的妊娠率，也称失败率，包括方法失败率和使用失败率。方法失败率是指每次都坚持和正确使用的情况下的妊娠概率，使用失败率则是指由于使用不当所致妊娠的概率。比尔指数≤1的避孕方法属于非常有效（高效）的避孕方法，2~9为有效（中效），>9为效果较差（低效）。皮下埋植和IUC对个体依从性（能否坚持和正确使用）的依赖很小，使用失败率与方法失败率非常接近，都属于高效的避孕方法；对于需要可靠避孕的青少年应将 LARC 作为首选的避孕方法。COC 在能够坚持和正确使用的情况下，才可达到高效的避孕效果。

（三）易于使用

出于各种原因，青少年对易于使用有多方面的需求。

1. 自主使用　青少年的性关系不稳定，在性伴侣缺乏责任感的情况下，青少年女性需要选择能够自主使用的避孕方法，以确保避孕的主动权。

2. 易于获得　一般情况下，青少年获得避孕节育的信息和服务存在困难，因此，他们更愿意使用那些容易获得的避孕药具，如通过自动发放机获取避孕套或在药店购买避孕药。

3. 不干扰性生活　在使用对性生活有干扰的避孕方法时（如避孕套和杀精剂），有可能得不到性伴侣的理解和配合。因此，青少年更希望选择那些对性生活没有干扰的避孕方法。

4. 隐私性好　未婚的青少年一般不方便随身携带 COC、避孕套或外用避孕药。

5. 不需要连续供应　青少年的流动性大，同时也不希望受定期服务的限制，1 次放置可连续使用多年的避孕方法可以将青少年的就诊随访次数降至最少。

（四）价格可以接受

青少年没有收入或收入很低，所提供避孕方法的价格应在其可接受的范围内，LARC 的成本 - 效益最好，适于青少年使用。医疗机构和服务提供者还应尽力协调，争取能够向青少年提供免费的避孕药具。

四、青少年可选择的避孕方法

（一）长效可逆避孕方法

"全球共识声明"引用了国际上不同机构和专业学会对青少年使用 LARC 的积极倡导，明确为青少年提供 LARC 是安全的，并会使青少年从 LARC 的推广使用中受益。WHO 发布的第 5 版《避孕方法选用的医学标准》[5] 对包括青少年在内的服务对象使用所有品种的 IUC 和皮下埋植的适用级别建议均为 1 级（即在任何情况下使用的方法）或 2 级（即通常使用的方法）。

1. IUC

（1）方法概述：IUC是目前国内外使用较普遍的LARC，具有避孕效果好、使用简便、不良反应小及经济实惠等优点。

目前，我国使用的IUC主要分为3类：①目前使用最广泛的含铜IUD。②含药含铜IUD，是在含铜IUD的基础上加载了前列腺素合成酶抑制剂吲哚美辛。临床研究证实，含药含铜IUD可有效控制IUD放置后月经量的增加。③IUS，由于其使宫腔内形成高浓度孕激素环境，对子宫内膜产生较强的抑制作用，提高了避孕效果，也带来诸多非避孕获益。

影响IUC使用效果的主要因素包括带器妊娠、脱落和因症取出。总体而言，IUC均属于高效避孕方法，但IUS的比尔指数更低，使用1年的带器妊娠率仅为0.2/100妇女年。无论何种类型的IUC，使用者的年龄越小，妊娠率越高。不同种类IUC使用1年的脱落率在（2～5）/100妇女年的范围。脱落原因与IUC本身的形状、规格、材料性质及放置技术、放置时间、使用者的年龄有关，无支架固定式IUD采用固定式放置技术可降低脱落率。因症取出最常见的原因是疼痛和月经出血模式的改变，不同种类IUC使用1年的因症取出率在（2～5）/100妇女年的范围。

IUC的常见不良反应主要为月经出血模式的改变、疼痛和阴道分泌物增多。对于放置IUD后月经量持续过多，应给予治疗，并监测血红蛋白含量。少量不规则出血和点滴出血虽给使用者带来不便，但对健康无严重影响，可向服务对象解释出血的原因，以提高她们的耐受性。疼痛和阴道分泌物增多与IUC的异物刺激有关，但一般为轻至中度不适。疼痛严重、阴道分泌物增多而有异味并伴有发热时，应及时去医院检查，以排除感染和其他异常情况。

IUC放置和取出需要在正规的医疗机构实施，放置IUC后3个月内及每年应定期返诊随访，以了解IUC的使用情况（如有无脱落）并及时处理不良反应。

（2）青少年使用的要点

1）建议对青少年在放置IUC前常规筛查STI（如淋病奈瑟球菌和衣原体）[6]：国外数据显示，在所有年龄段中，

15～19岁女性的淋病发生率最高，衣原体感染率居第2。因此，对于青少年应强调在放置IUC前常规筛查STI。某些情况下，允许在获得检测结果前放置IUC；如果放置IUC后检测出某种STI感染，应进行治疗而无须取出IUC。不推荐在放置IUC之前常规预防性使用抗生素。

2）大多数青少年和未育女性放置IUC无技术性的困难：并无证据表明青少年比年长女性放置IUC在技术上更困难。目前尚无IUC放置过程中疼痛处理或预防性镇痛的常规方案，可参考的方案包括支持性护理，使用非甾体抗炎药（nonsteroidal antiinflam-matory drug，NSAID）、麻醉药物、抗焦虑药物或给予宫旁阻滞麻醉。

3）IUC脱落在青少年人群中略有增加[6]：一般人群使用者中IUC的脱落率为3%～5%，青少年人群为5%～22%。有限的研究发现，年轻、未育、既往IUC脱落史，可能会使脱落的风险略有增加。既往有IUC脱落史，不应被视为再次放置IUC的禁忌，但可建议服务对象更换另一类型的IUC，无支架固定式IUD可减少再次脱落的风险。

4）IUC可引起出血模式的变化：青少年无论使用含铜IUD还是IUS，出血模式的变化都在预料之中，尤其在使用的第1个月。含铜IUD多会导致月经血量的增加，特别是在放置后的前3个月内。使用吲哚美辛有很好的疗效。使用IUS的妇女则多表现为月经血量减少、月经稀发或闭经。在放置IUS之前，向青少年告知出血模式变化的情况，并说明这只是子宫内膜变化的表现，对健康没有伤害，能提高她们对出血模式变化的耐受性。

5）IUC不增加青少年不孕的风险[6]：停用IUC后并不会增加不孕的风险，取出IUC后生育力会迅速恢复。

6）IUS的健康益处：妇产科常见的临床问题，如月经过多、痛经和盆腔感染等在青少年中并不少见，因此，在为青少年提供避孕服务时，应注意了解其是否存在相关的问题，告知IUS改善月经过多和痛经症状、降低盆腔感染风险的健康益处，有助于她们选择和持续使用IUS。

2. 皮下埋植

（1）方法概述：皮下埋植为单纯孕激素缓释系统。目前我国可获得的皮下埋植剂有3种，分别是含左炔诺孕酮的6根型和2根型皮下埋植剂，使用期限分别为5年和4年；含依托孕烯的单根皮下埋植剂，使用期限为3年。

皮下埋植的放置时间为月经来潮7d内，经全身和妇科检查除外禁忌证即可放置。放置需由经过培训的医护人员在严格消毒条件下进行，一般埋植部位在左前臂上1/3处。皮下埋植放置后即可发挥避孕作用，1年的累计妊娠率仅为0.05/100妇女年，体重>70kg的妇女妊娠率稍高于一般妇女。皮下埋植的主要不良反应为出血模式的改变，初期表现为不规则出血，后期少数可出现闭经；由于皮下埋植出血不良反应的发生率较高（约70%），持续时间也较长，故在放置前和不良反应发生时，应对使用者进行充分、耐心的咨询，以提高其对出血不良反应的耐受性。同时还应告知其皮下埋植具有缓解由子宫内膜异位症导致的盆腔疼痛和痛经的健康益处，由此降低终止率。少数妇女可有体重增加或出现头痛，如持续时间较长或严重时应返诊检查。

（2）青少年使用的要点

1）皮下埋植对于不喜欢需要定期服务但需要高效、长效避孕的青少年非常理想。

2）尚无证据显示青少年放置皮下埋植后出血模式的变化与成年妇女有明显差别。

3）有学者对青少年使用单纯孕激素避孕方法对骨密度的影响有所顾虑，已有的对孕激素皮下埋植使用者的前瞻性研究显示，使用2年后骨密度的变化与IUD使用者无差别。

4）目前未见到关于青少年皮下埋植使用者中体重变化的前瞻性研究的文献报道。

3. 长效避孕针　国际上使用较普遍的长效避孕针为醋酸甲羟孕酮避孕针剂（depomedroxy progesterone acetate，DMPA），每3个月注射1次。如果能够按时注射，使用第1年的方法失败率仅为0.3/100妇女年，常见的不良反应主要为不规则出血和闭经。DMPA对哺乳无影响，但停用后生育力的恢复会略有延迟。由于使用方便和隐私性好，是国外青少年乐于选择的避孕方法。我国目前不能获得DMPA产品，故本指南不做具体介绍。

4. 落实 LARC 的时机　与已婚育龄期妇女不同，青少年一般较少主动去医疗机构寻求避孕服务，因此，人工流产后、紧急避孕时和产后均成为对青少年人群落实 LARC 的有利时机；除此之外，服务提供者也应该注意抓住青少年寻求信息或医疗、保健服务的任何机会，对有活跃性生活或人工流产史的青少年女性推荐、落实 LARC。

（1）人工流产后：与成年妇女一样，自然流产或人工流产后为青少年提供 LARC 的益处大于风险。任何流产后放置皮下埋植都是安全的，包括中期妊娠或感染性流产。在早期或中期妊娠手术流产后，若无并发症，放置 IUC 也是安全的。

（2）紧急避孕桥接：在紧急避孕后及时落实常规避孕措施被称为紧急避孕桥接[7]。青少年中多次或频繁使用紧急避孕药的比例很高，在她们寻求专业帮助时，服务提供者应抓住这个时机，对有需求的青少年服务对象推荐并放置 IUD。甾体激素类避孕药具（皮下埋植、IUS、COC、避孕针等）可在服用紧急避孕药后立刻使用，也可在下次月经恢复后使用。若服务对象选择在下次月经恢复后再开始使用常规避孕方法，则建议在等待期间使用避孕套。

（3）产后：国外的数据显示，"少女妈妈"快速重复妊娠的风险很高，在 2 年内再次生育的比例高达 20%，我国少数省份青少年母亲增加的现象也值得关注。产后立即放置 IUD 或皮下埋植的优势是，此时服务对象有较强的避孕动机，并且仍在医院中，易于落实 LARC。虽然产后即时放置 IUD 比延迟放置的脱落风险更高，但总体而言，产后放置 IUD 的益处大于风险。专门用于胎盘娩出后放置的无支架固定式 IUD，由经过培训的助产人员放置，可降低脱落率。对于不哺乳的妇女可在分娩后出院前的任何时间放置皮下埋植。分娩 6 周后，无论何种分娩方式和是否哺乳，所有女性均可以开始使用 LARC。

（4）提供咨询或医疗、保健服务时：青少年可能会通过不同的途径进行避孕节育咨询，也可能在体检或因月经问题、皮肤问题去医院就诊，还可能因担心妊娠去计划生育门诊咨询和检查。服务提供者要善于探索、发现她们发生非意愿妊娠的风险和避孕需求，与她们讨论落实 LARC 的必要性和途径。应建立起不同咨询途径与医疗机构间转诊的绿色通道，以及时提供LARC的医疗服务。

（二）短效避孕方法

短效避孕方法是指通过使用药物或者进行人为的控制能够在一定时间内（如本次月经周期）达到避孕效果的方法，如COC、复方避孕针剂（combined injectable contracptive，CIC）、阴道环和避孕贴剂，还包括易受孕期知晓法和哺乳闭经避孕法（lactational amenorrhea method，LAM）。

1. COC

（1）方法概述：COC含有低剂量雌激素和孕激素，是目前国际上使用较为广泛的高效避孕方法，坚持和正确使用COC的妊娠率仅为0.3/100妇女年。COC具有诸多的健康益处，除长期使用可以减少子宫内膜癌和卵巢上皮性癌的发生风险外，其他益处如下所述。常规使用时，可于月经来潮的5d内开始服用COC，每天1片，服完1个药品包装。早期妊娠人工流产后当晚即可开始服用COC。服用紧急避孕药后可以即时开始服用COC，也可在下次月经恢复后使用。

COC的常见不良反应是在服药后短期内出现类早孕反应（恶心呕吐、头晕、头痛、乏力、嗜睡、乳房胀感）和不规则出血，一般症状轻微，无须治疗，但可能导致终止使用。

（2）青少年使用的要点

1）根据WHO《避孕方法选用的医学标准》[5]推荐，月经初潮后，青少年使用COC的适用级别为1级，即可安全地使用COC。尽管青少年所面临的心血管疾病的风险不高，为安全用药，仍应对禁忌情况进行规范筛查。

2）青少年使用COC的依从性较差，一方面会导致使用失败率增加，另一方面容易停止使用，故需做好使用方法的指导和持续的服务。在产后或流产后开始口服COC的青少年中，18个月随访中有近一半（46%）因不良反应停止使用。

3）COC可缓解痛经。我国初中至大学在校女生痛经发生率高达80.8%[8]。青春期痛经与子宫内膜异位症的发病关系密切[9]，COC作为多国子宫内膜异位症指南推荐的一线用药可有效缓解痛经[10]。

4）COC可改善痤疮症状。我国10～18岁青春期女性痤疮的发生率为51.6%[11]。对有痤疮的青少年女性，可建议使用含具有抗雄激素作用的新型孕激素的COC[12]。

5）COC可以调整月经周期。对于有排卵功能障碍相关的异常子宫出血（abnormal uterine bleeding，AUB）的青少年可推荐使用COC，以恢复正常的月经周期[13]。

6）COC对体重无明显影响。但处于青春期的女性由于生理因素会造成的体重变化，在使用COC之前或使用过程中，应给予咨询。

7）对青少年女性使用COC延迟月经的要求，原则上应持慎重态度。如确有需求，应告知开始使用阶段可能出现的常见不良反应并指导使用，包括从月经的第1天或5d内开始服用，连续服用至预期的月经来潮时间前3d，多数情况下，连续服用的时间会超过21d。

2. CIC

（1）方法概述：我国可以获得的CIC为复方甲地孕酮避孕针和复方庚酸炔诺酮避孕针，只需每个月注射1次。只要能够按要求定期注射，避孕效果优于COC。CIC的药物吸收不需要经过肝肠循环，较COC更简便和安全，对于不能耐受或不能坚持服用COC的妇女是又一种选择。CIC的常见不良反应主要为月经出血模式的改变，对身体没有伤害，一般无须处理，在注射前和随访中给予咨询，可以减轻服务对象的顾虑。

（2）青少年使用的要点：CIC为注射剂，有较好的隐私性，但由于需要每月注射，有可能给青少年带来不便，并由此导致终止使用。

3. 阴道环和避孕贴剂

（1）方法概述：在我国注册上市的雌孕激素复方阴道环（Nuva ring）含炔雌醇和依托孕烯，在月经来潮的5d内将阴道环放入阴道，连续使用3周后应取出并弃去，间隔1周重新放置1只新环。阴道环的使用失败率和方法失败率均低于COC，常见的不良反应是出血模式改变和由于机械刺激所致的阴道分泌物增多，一般无须处理。

避孕贴剂是贴敷于妇女皮肤的缓释避孕系统，较COC在剂量、保持平稳血药浓度及给药方式等方面均有明显的优越性，并且可以避免肝脏的首过效应。避孕贴剂可持续贴于臂部、下腹部等部位，每次1周，连贴3周，第4周停用后再开始1个新的用药周期。避孕贴剂的避孕效果与COC类似，常见的不良反应是不规则出血和类早孕反应，还有与贴剂有关的皮肤瘙痒或过敏，一般程度轻微。我国目前尚无注册上市的避孕贴剂。

（2）青少年使用的要点：阴道环和避孕贴剂都是可自主使用的避孕方法，能够满足青少年对使用简便的要求，但均需要有较好的依从性，也存在出血模式改变的常见不良反应，这些因素对青少年选择和续用都有不利影响。

4. 其他短效避孕方法　理论上，易受孕期知晓法和LAM也属于短效避孕方法。

（1）易受孕期知晓法：即为周期性禁欲，准确判断排卵的时间是关键环节。目前为止，除使用智能化的基础体温测定外，判断排卵时间的方法虽然很多，但准确预测排卵的时间仍存在一定的困难；而且排卵本身会受到多种因素的干扰，故使用失败率较高是本方法的主要缺点。青少年女性的卵巢功能尚不稳定，月经周期不规律，性伴侣不固定或不能配合，原则上不建议使用此方法。

（2）LAM：是目前国际上积极推荐的避孕方法。在满足产后6个月内、完全或接近完全哺乳、持续闭经3个必备条件后，避孕有效率可达98%。考虑到母乳喂养对母婴健康的益处，鼓励青少年产妇采用LAM，但需告知或监督她们，一旦不能满足上述3个条件，应及时落实LARC，以避免短间隔的再次妊娠。

（三）临时避孕方法

只对1次性生活有避孕作用的避孕方法，或是每次性生活都要使用的避孕方法称为临时避孕方法，包括屏障避孕法、外用避孕药和体外排精等。

1. 避孕套　由于我国尚无阴道隔膜和子宫颈帽产品，故仅对避孕套进行讨论。避孕套包括男用和女用两类，女用避孕套由女性自主使用，可更好地保护女性的权利和健康。男用避孕套以乳胶产品为主，女用避孕套则多为聚氨酯产品。避孕套的不良反应少，容易获得。坚持和正确使用避孕套的避孕失败率约为2/100妇女年，但由于使用不当造成的失败可高达15/100妇女年。青少年的使用失败率可能会更高。避孕套是唯一具有预防非意愿妊娠和部分预防 STI 双重防护作用的避孕方法。由于包括 LARC 在内的其他避孕方法均不能预防包括人类免疫缺陷病毒（human immunodeficiency virus，HIV）在内的 STI，因此，应该强调选择任何其他避孕方法的青少年均应同时坚持使用避孕套（双重方法），以减少包括 HIV 在内的 STI 的风险。

2. 外用避孕药　外用避孕药是由杀精药物与不同基质混合制成泡腾片、栓剂、膜或胶冻（膏）等各种剂型。不同剂型外用避孕药的使用方法略有不同，但总体而言，在实际使用中，由于使用方法不当而造成的使用失败率较高，可达 29/100 妇女年。咨询时，应对使用方法给予特别指导，并建议与避孕套合并使用，以提高避孕效果。

外用避孕药使用方便，价格便宜，易于获得，可满足青少年的需要。但青少年对外用避孕药使用的依从性差，难以达到高效避孕的要求，不推荐青少年首选或常规使用此方法。

3. 体外排精　体外排精属于传统避孕方法，使用失败率高达 27/100 妇女年。青少年缺乏性生活经验和对性生活过程的自控能力，不宜将体外排精作为常规使用的避孕方法。应告知青少年一旦体外排精失败，应尽快采取紧急避孕。

（四）紧急避孕

紧急避孕的方法包括在未保护性生活后 72h 内口服左炔诺孕酮、米非司酮或 120h 内口服醋酸乌利司他或放置 IUD。紧急避孕药的有效率约为 85%，常见不良反应包括恶心、头痛、乳房胀痛等，一般症状轻微，无须治疗。使用紧急避孕药以后，70% 妇女的下次月经会在预期的 7d 内来潮，一些女性会在服用紧急避孕药后出现少量阴道出血。如果下次月经超过预期 1 周尚未来潮，应行尿妊娠试验以除外妊娠。

IUD 用于紧急避孕的优势：①效果好，避孕失败率低于 1/100 妇女年；②对多次未保护的性生活同样有效；③可以同时落实长效避孕措施。

青少年由于难以做到妥善避孕，对紧急避孕有更强烈的需求。在青少年寻求紧急避孕服务时，应该告诉她们放置 IUD 用于紧急避孕的优势，并在放置前认真除外禁忌情况。青少年使用紧急避孕药的不良反应风险并不会增加，对于使用紧急避孕药的青少年，应告知紧急避孕药对于此后再次发生的性行为不具有避孕作用，使用紧急避孕药之后落实常规避孕措施至关重要。

执笔专家：吴尚纯（国家卫生健康委科学技术研究所）、姜晓梅（国家卫生健康委科学技术研究所）、顾向应（天津医科大学总医院）、刘欣燕（中国医学科学院北京协和医院）、黄丽丽（浙江大学医学院附属妇产科医院）、杨清（中国医科大学附属盛京医院）

中华医学会计划生育学分会及国家卫健委科学技术研究所参与本指南制定与讨论的专家组成员（按姓氏拼音顺序）：常明秀（河南省人口和计划生育科学技术研究院）、陈勤芳（中国福利会国际和平妇幼保健院）、车焱（上海市计划生育科学研究所）、董白桦（山东大学齐鲁医院）、顾向应（天津医科大学总医院）、谷翊群（国家卫生健康委科学技术研究所）、黄丽丽（浙江大学医学院附属妇产科医院）、黄薇（四川大学华西第二医院）、姜晓梅（国家卫生健康委科学技术研究所）、李红钢（华中科技大学同济医学院计划生育研究所）、李坚（首都医科大学附属北京妇产医院）、林青（首都医科大学附属北京友谊医院）、林元（福建省妇幼保健院）、刘庆（国家卫生健康委科学技术研究所）、刘伟信（四川省妇幼保健院）、刘欣燕（中国医学科学院北京协和医院）、单莉（西北妇女儿童医院）、唐运革（广东省计划生育专科医院）、王晓军（新疆维吾尔自治区妇幼保健院）、魏占荣（天津市东丽区妇女儿童保健和计划生育服务中心）、吴尚纯（国家卫生健康委科学技术研究所）、熊承良（华中科技大学同济医学院）、杨清（中国医科大学附属盛京医院）、于晓兰（北京大学第一医院）、袁冬（天津市河东区妇产科医院）、章慧平（华中科技大学同济医学院）、张林爱（山西省妇幼保健院）

参考文献从略

（通信作者：顾向应　吴尚纯）
（本文刊载于《中华妇产科杂志》2020年第55卷第2期第83-90页）

3 40岁及以上女性避孕指导专家共识

中华医学会计划生育学分会

40岁及以上女性在完成生育后仍需长期避孕，由于此阶段卵巢功能逐渐衰退、全身系统性疾病发病率在增加，避孕方法的选择有其特殊性[1]，除需高效避孕之外还需权衡利弊[2-3]，应将避孕与防病治病相结合。中华医学会计划生育学分会根据国际相关的指南及国内外相关的临床研究，组织编写了本共识，为避孕服务提供者在对该人群避孕指导时提供参考[4]。

一、40岁及以上女性的生理特点及避孕的必要性

（一）生理特点

此阶段卵巢功能逐渐衰退，月经周期缩短、延长或紊乱，通常持续多年[5]，排卵与无排卵的月经周期可交替出现，直至绝经；异常子宫出血成为该人群主要的就诊原因之一；因雌激素分泌波动、水平降低，开始出现绝经综合征的表现，激素补充治疗大多从此阶段开始。

（二）避孕的必要性

40岁及以上女性总体生育率下降，40～44岁女性1年内的妊娠率为10%～20%，45～49岁接近12%，50岁及以上的女性自然妊娠罕见[5]。在围绝经期有54%的月经周期仍有排卵[6]。但由于月经及排卵不规律、对避孕重视度不足，40岁及以上女性是非意愿妊娠的高风险人群。2012年美国的数据显示，每1000例40岁及以上的女性中有26例分娩，1/3为非意愿妊娠[7]。与年轻女性相比，其妊娠后母儿不良结局的风险显著增加，无论是继续妊娠还是终止妊娠，均会带来更大的

风险[8]。因此，此年龄段女性需要落实高效、安全、长效的避孕方法。

二、避孕方法的选择

此阶段大部分女性已完成生育，需要长达十余年的高效、长效避孕。由于月经周期的变化、排卵的不确定性，加之年龄的增长，系统性疾病发病率增高，如心脑血管疾病、血栓、肥胖、骨质疏松、糖尿病和恶性肿瘤等，因此，推荐适宜的避孕方法与年轻女性不同。选择的原则为，满足此年龄段女性避孕的需求，避免或减少避孕所致的健康风险，同时获得额外的健康获益[5]。

（一）含铜宫内节育器

含铜宫内节育器（Cu-IUD）是我国妇女应用最多的高效、长效可逆避孕方法（LARC），使用第1年比尔指数为0.6/100妇女年，1次放置可有效使用10年。使用Cu-IUD可能减少子宫内膜癌及子宫颈癌的风险[9]。Cu-IUD的主要不良反应为月经量增多、经期延长和经期不适加重，特别是在放置后的最初几个月经周期，含药（吲哚美辛）的Cu-IUD可减少放器后的月经量增多。不规则出血是导致取出Cu-IUD的主要原因[10]。

指导建议：对40岁及以上无禁忌证的女性推荐使用Cu-IUD，尤其是不愿使用甾体激素避孕方法或有甾体激素使用禁忌证者；已经放置Cu-IUD且无继续使用禁忌情况的女性鼓励其继续使用，告知到期可酌情更换新的IUD。IUD放置后如发生不规则出血，应注意与异常子宫出血鉴别，必要时取出IUD并取子宫内膜行病理检查。近绝经的女性建议在最后1次月经后的12个月内取出。

（二）单纯孕激素避孕方法

单纯孕激素避孕方法不含雌激素，对于无心脑血管疾病危险因素的女性，不会增加心肌梗死或脑血管意外的风险[11]；其最显著的优势是保护子宫内膜，减少子宫内膜癌及盆腔炎症性疾病的发生，有效缓解子宫内膜异位痛经。与复方甾体激素避孕法（combined hormonal contraceptive，CHC）相比，单纯孕激素避孕法相对安全，但仍要严格进行禁忌证筛查。

1. 左炔诺孕酮宫内缓释节育系统　左炔诺孕酮宫内缓释节育系统（levonorgestrel-releasing intrauterine system，LNG-IUS）含 LNG 52mg，每天释放量为 20μg，使用期限为 5 年。使用第 1 年的比尔指数为 0.5/100 妇女年，属于高效 LARC 避孕方法。LNG-IUS 全身血药浓度低，长期使用对脂类代谢、肝功能影响小，对于无心脑血管疾病危险因素的女性不增加心脑血管疾病的风险[12]，且无金属过敏的担忧。

我国批准 LNG-IUS 用于治疗特发性月经过多[13]，此外，对子宫内膜异位症、子宫腺肌病引起的痛经及出血增多也有明显效果[14]。在许多国家，LNG-IUS 还被批准用于围绝经期或绝经后雌激素补充治疗的子宫内膜保护[15]。LNG-IUS 使用初期可能出现不规则出血及点滴出血，发生在放置后的前 6 个月内，部分可持续 1 年，约 20% 的使用者会发生闭经[16]，这些情况通常无须特殊治疗。

指导建议：对于 40 岁及以上有避孕需求的女性，排除禁忌证后，推荐使用 LNG-IUS，特别是有子宫内膜癌高危因素（如肥胖、多囊卵巢综合征）、月经周期紊乱、月经量多、需要激素补充治疗的女性，放置前注意排除子宫内膜恶性和不典型性病变。已经放置 LNG-IUS 的女性，如无继续使用的禁忌情况，鼓励继续使用。无论避孕还是用于雌激素补充治疗的子宫内膜保护，均建议 5 年更换 1 次。由于 45 岁以上女性生育力下降，新的 LNG-IUS 使用者可酌情延长使用至 7 年[6]。对于 50 岁以上的 LNG-IUS 使用者，建议使用至 55 岁[3]，不推荐通过监测血卵泡刺激素（follicle stimulating hormone，FSH）水平来判断是否需要继续避孕。

2. 皮下埋植剂　皮下埋植剂是将含有 LNG 或依托孕烯的硅胶棒植入皮下，药物缓慢而恒定地释放入血，从而发挥长期的避孕作用。皮下埋植剂中的药物经皮下吸收入血，其血药浓度较 LNG-IUS 略高。与口服制剂相比，皮下埋植剂避免了血药峰值过高引起的不良反应和肝脏首过效应，植入、取出操作简单，使用第 1 年比尔指数为 0.05/100 妇女年[17]，是高效的 LARC 避孕方法。不同产品皮下埋植剂的有效避孕期限为 3～5 年。依托孕烯皮下埋植剂可使 97% 的痛经女性的痛经症状改善[18]，对子宫内膜也有保护作用。其主要不良反应是不规则出血和闭经，闭经的发生率在10%左右。

指导建议：充分评估并除外使用禁忌证后，推荐40岁及以上女性使用皮下埋植剂避孕；正在使用者可以继续使用至有效期满，取出后更换新的皮下埋植剂或改用其他高效避孕方法。

3. 醋酸甲羟孕酮避孕针剂　DMPA可抑制黄体生成素（luteinizing hormone，LH）的释放，抑制排卵。DMPA有每3个月肌内注射（150mg）或皮下注射（104mg）1次两种产品。使用第1年的方法失败率为0.3/100妇女年，使用失败率为3/100妇女年。长期应用可降低子宫内膜癌风险（80%）、卵巢上皮性恶性肿瘤风险（40%），保护性作用可持续到停药后数年[19-20]。围绝经期女性长期应用可能导致骨密度下降[21]。

指导建议：2017年的英国性与生殖健康委员会指南[5]中提出，40～50岁女性仍可使用DMPA，50岁以上女性建议选择其他避孕方法。WHO发布的《避孕方法选用的医学标准》中，>45岁被列为2级（指通常可以使用该方法，使用该方法的益处通常大于理论上或已证实的风险）。本共识建议，排除禁忌情况后，对40～50岁新使用者可推荐DMPA，正在使用者可继续使用；50岁以上女性不再推荐使用DMPA。

（三）复方甾体激素避孕方法

复方甾体激素避孕方法含有人工合成的雌激素和孕激素，具有较好的月经周期调控作用，可保护子宫内膜，降低子宫内膜癌及盆腔炎症性疾病的发生率，改善子宫内膜异位症引起的痛经等，但同时也增加了与雌激素相关的不良反应的发生。≥40岁的复方甾体激素避孕方法使用者静脉血栓栓塞（venous thromboembolism，VTE）发生风险显著高于35岁以下人群[22]，50岁以上使用者比非使用者增加近3倍[23]。由于40岁及以上女性心脑血管疾病的风险升高，使用复方甾体激素避孕方法时卒中和心肌梗死等动脉血栓栓塞的风险增加。使用COC的35岁以上女性比35岁以下者有更高的出血性卒中风险[24]。因此，在使用前应进行咨询以排除禁忌情况（表1-3-1），使用后定期随访，不断进行安全性评估。关注严重不良反应的征象，如疼痛（腹痛、胸痛、头痛、腿痛）、视力异常、气短等。一旦发生严重不良反应，必须立即停药，及时诊治。

表 1-3-1　40 岁及以上女性不同情况常用避孕方法的适用级别（引自 WHO《避孕方法选用的医学标准（第 5 版）》）

序号	类别	Cu-IUD	LNG-IUS	IMP	DMPA	COC	P	CVR
1	年龄≥40 岁	1	1	1	2	2	2	2
2	吸烟							
	<15 支/天	1	1	1	1	3	3	3
	≥15 支/天	1	1	1	1	4	4	4
3	肥胖（体重指数≥30kg/m^2）	1	1	1	1	2	2	2
4	糖尿病							
	糖尿病史	1	1	1	1	1	1	1
	不伴血管病变	1	2	2	2	2	2	2
	伴血管病变或≥20 年或有脏器损伤	1	2	3	3	3/4	3/4	3/4
5	多重心血管疾病危险因素	1	2	3	3	3/4	3/4	3/4
6	高血压							
	控制良好	1	1	2	2	3	3	3

续表

序号	类别	Cu-IUD	LNG-IUS	IMP	DMPA	COC	P	CVR
	未控制良好							
	收缩压140~159mmHg或舒张压90~99mmHg	1	2	1	2	3	3	3
	收缩压≥160mmHg或舒张压≥100mmHg	1	1	2	2	3	3	3
	伴有血管病变	1	2	3	3	4	4	4
	仅妊娠期高血压史	1	1	1	1	2	2	2
7	深静脉血栓或肺栓塞							
	深静脉血栓或肺栓塞病史	1	2	2	2	4	4	4
	急性深静脉血栓或肺栓塞	1	3	3	3	4	4	4
	深静脉血栓或肺栓塞抗凝治疗	1	2	2	2	4	4	4
	深静脉血栓或肺栓塞直系家族史（一级亲属）	1	1	1	1	2	2	2
	术后长期制动	1	2	2	2	4	4	4
	术后无长期制动	1	1	1	1	2	2	2

续表

序号	类别	Cu-IUD	LNG-IUS	IMP	DMPA	COC	P	CVR
	已知血栓形成相关突变	1	2	2	2	4	4	4
8	冠心病病史	1	2	3	3	4	4	4
9	脑血管疾病史	1	2	3	3	4	4	4
10	抗心磷脂抗体阳性	1	3	3	3	4	4	4
11	使用免疫抑制剂	1	2	2	2	2	2	2
12	先兆性偏头痛	1	I=2 C=3	I=2 C=3	I=2 C=3	4	4	4
13	乳腺癌							
	现患乳腺癌	1	4	4	4	4	4	4
	5年未复发乳腺癌史	1	3	3	3	3	3	3
	乳腺癌家族史	1	1	1	1	1	1	1
14	有非妊娠期胆囊炎、胆汁淤积症史	1	2	2	2	3	3	3
	有妊娠期胆汁淤积症史	1	1	1	1	2	2	2

续表

序号	类别	Cu-IUD	LNG-IUS	IMP	DMPA	COC	P	CVR
15	重度肝硬化、肝癌	1	3	3	3	4	4	4
16	利福平	1	2	2	1	3	3	3
17	浅表静脉紊乱							
	静脉曲张	1	1	1	1	1	1	1
	浅表静脉血栓形成	1	1	1	1	2	2	2
18	现在或既往缺血性心脏病	1	2	2	3	4	4	4
19	血脂紊乱	1	2	2	2	2	2	2
20	心脏瓣膜病							
	简单型	1	1	1	1	2	2	2
	复杂型	2	1	1	1	4	4	4
21	系统性红斑狼疮							
	抗磷脂抗体阳性	1	3	3	3	4	4	4

续表

序号	类别	Cu-IUD	LNG-IUS	IMP	DMPA	COC	P	CVR
	严重的血小板减少症	I=3 C=2	2	2	3	2	2	2
	应用免疫抑制剂	I=2 C=1	2	2	2	2	2	2
	无以上情况	1	2	2	2	2	2	2
22	癫痫	1	1	1	1	1	1	1
23	抑郁症	1	1	1	1	1	1	1
24	生殖系统病变或生殖道感染							
	阴道出血	1/2	2/3	2/3	2/3	1/2	1/2	1/2
	子宫内膜异位症	2	1	1	1	1	1	1
	良性卵巢肿瘤	1	1	1	1	1	1	1
	严重痛经	2	1	1	1	1	1	1
	妊娠滋养细胞疾病	3/4	1	1	1	1	1	1

续表

序号	类别	Cu-IUD	LNG-IUS	IMP	DMPA	COC	P	CVR
	子宫颈上皮内瘤变	1	2	2	2	2	2	2
	子宫颈癌	I=4 C=2	2	2	2	2	2	2
	子宫内膜癌	I=4 C=2	1	1	1	1	1	1
	卵巢恶性肿瘤	I=3 C=2	1	1	1	1	1	1
	子宫肌瘤	1	1	1	1	1	1	1
	现患盆腔炎症性疾病	I=4 C=2	I=4 C=2	1	1	1	1	1
25	甲状腺疾病	1	1	1	1	1	1	1

注：表中无特别写出，对新使用者（I）、继续使用者（C）均适用。级别1指此种情况对这种避孕方法的使用无限制；级别2指使用避孕方法的益处通常大于理论上或已证实的风险；级别3指理论上或已证实的风险通常大于使用避孕方法的益处；级别4指使用避孕方法对健康有不可接受的风险。1mmHg=0.133kPa。

Cu-IUD. 含铜宫内节育器；LNG-IUS. 左炔诺孕酮宫内缓释系统；IMP. 皮下埋植剂；DMPA. 醋酸甲羟孕酮注射液；COC. 复方口服避孕药；P. 复方避孕贴剂；CVR. 复方避孕药阴道环。

1. COC　COC由炔雌醇和不同种类的合成孕激素组成，每天1片，连续服用1个周期。坚持和正确使用的情况下比尔指数为0.3/100妇女年。COC可减少月经量、规律月经周期，保护子宫内膜，降低子宫内膜癌、卵巢恶性肿瘤和结直肠癌的发生率，雌激素能有效抑制围绝经期的血管舒缩症状[6]，缓解围绝经期症状并维持骨骼强度。

指导建议：考虑血栓风险的增加，对要求使用COC的新使用者，要进行详细咨询及查体，排除禁忌证后才能使用。对于COC的正在使用者，可在排除继续使用的禁忌情况后，继续使用。使用时应不断进行安全性评估。

2. 避孕贴剂　是1种复方制剂的皮肤贴片，每天释放35μg的炔雌醇和150μg的诺孕曲明（norelgestromin）。每周1贴，连用3周，停用1周出现撤退性出血，使用方便、易于接受。正确使用的避孕效果与COC相似。与含35μg炔雌醇的COC相比，透皮避孕贴剂的总雌激素暴露量高60%[25]，VTE的风险增加了2倍[26-27]，有20%的女性有皮肤刺激症状[28]。

3. 阴道环　由医用硅橡胶制成弹性圆环，内含甾体激素，分为单孕激素和复方制剂；含有单孕激素的阴道环可以用于产后6周哺乳期女性的避孕[29]；Nuva ring是目前上市的复方制剂阴道避孕环，每天释放15μg炔雌醇和120μg依托孕烯[30]，连续使用3周，取出1周，发生撤退性出血。正确使用的有效性与COC相似，常见不良反应为阴道分泌物增多、异物感、反复脱落，是影响续用的常见原因[31]。尽管阴道环所含的炔雌醇剂量较低，但其VTE的发生率与COC使用者相似[32]。阴道壁松弛、子宫脱垂、直肠膨出、膀胱膨出、生殖道肿瘤者不适合使用。

指导建议：复方制剂的总雌激素暴露量不低于COC，在WHO《避孕方法选用的医学标准》中推荐级别为2级。因此，应同COC一样，40岁及以上女性使用前应详细了解病史及家族史，排除禁忌证并进行充分咨询后才可选用此避孕方法，使用期间需定期随访，不断重新进行安全性评估。

（四）女性绝育术

女性绝育术是一种永久性避孕方法，不影响女性内分泌功能及性功能。2006—2010年的美国调查显示，40～44岁的女性中有50.6%愿意选择女性绝育术作为避孕方法[1]。目前，常用的绝育手术方法包括腹腔镜下、经腹小切口、剖宫产或其他腹腔手术同时(有可能感染的手术除外)行输卵管绝育术，操作简单、并发症少。宫腔镜下绝育手术适合于肥胖、有麻醉风险合并症或腹腔内粘连的女性[33]。输卵管绝育手术的失败率在1%左右，与手术方法、时机及结扎部位有关。常见的并发症有出血、感染、器官损伤、粘连、慢性盆腔痛等。

指导建议：40岁及以上已经完成生育计划，无再生育要求，或因某些遗传病等疾病因素不适合生育的夫妇在知情自愿选择的前提下，可选择女性绝育术(男性伴侣可选择男性绝育术[3]。

(五)其他避孕方法

1. 避孕套　避孕套包括男用和女用两类，具有安全有效、方便价廉、可自行掌握、无年龄限制、禁忌证少等优点。每次性生活坚持并正确使用的比尔指数为5/100妇女年。避孕套是具有避孕和预防STI双重防护作用的避孕方法。对于有STI风险的女性，即使绝经后不再需要避孕，仍建议使用避孕套[5]。

指导建议：对40岁及以上女性推荐使用高效的LARC。若不适宜使用其他高效避孕方法，可推荐使用避孕套，但强调每次性生活时正确使用，如出现破裂或滑脱，应采取紧急避孕。

2. 外用避孕药　外用避孕药的主要活性成分为壬苯醇醚，方法失败率为18/100妇女年，使用失败率可达29/100妇女年，鉴于避孕效果较差，不推荐用于40岁及以上女性[34]。围绝经期女性阴道分泌物减少，外用避孕药不易溶解，若其自愿选择此方法，最好选用胶冻或凝胶制剂。

3. 自然避孕法　包括安全期和体外排精。进入围绝经期后，由于月经周期易出现变化，排卵日很难确定，安全期避孕失败率高，不推荐40岁及以上女性使用。体外排精避孕常规使用的比尔指数为27/100妇女年，因此，不推荐40岁及以上女性使用。

4. 紧急避孕　40岁及以上的女性在无保护措施的性生活后，仍需采取紧急避孕，包括放置Cu-IUD或服用紧急避孕药。对于口服紧急避孕药，WHO[35]认为任何女性包括不能持续使用激素避孕者，都不存在使用紧急避孕药不安全的情况[36]。

指导建议：40岁及以上女性如避孕失败，推荐使用紧急避孕，若同时需长效避孕，推荐Cu-IUD。

三、停止避孕的时间

美国妇产科医师协会和北美绝经学会建议，对于不希望妊娠的女性，避孕应持续到绝经[37]。应用甾体激素避孕的女性可能发生闭经，应注意鉴别；若无禁忌证，推荐使用至55岁[38]。由于围绝经期女性心血管疾病风险发生变化，避孕服务提供者需要不断重新评估激素避孕方法的安全性，必要时更换其他避孕方法[39]。根据上述建议，本共识的建议为，鼓励女性坚持避孕到绝经，Cu-IUD应在最后1次月经后的12个月内取出，甾体激素避孕使用者在不断评估安全性后可以使用至55岁。

综上所述，对40岁及以上女性，无论新的使用者还是正在使用者，均首要推荐LARC，包括Cu-IUD、LNG-IUS、皮下埋植剂、DMPA。单纯孕激素避孕方法可提供避孕外的健康益处，如治疗月经量增多、子宫内膜增生、异常子宫出血等。次要推荐避孕套，但需强调坚持和正确使用。对于无生育需求或再次妊娠存在威胁母儿生命安全风险的夫妇，可选用男、女性绝育术。不常规推荐复方甾体激素避孕方法、自然避孕法、外用避孕药。紧急避孕是避孕失败的补救措施，需要时可首要推荐放置Cu-IUD，次要推荐紧急避孕药。

40岁及以上女性避孕指导服务流程见图1-3-1。

执笔专家：林青（首都医科大学附属北京友谊医院）、蔡晓辉（首都医科大学附属北京友谊医院）、于晓兰（北京大学第一医院）、顾向应（天津医科大学总医院）、吴尚纯（国家卫生健康委科学技术研究所）、黄丽丽（浙江大学医学院附属妇产科医院）、刘欣燕（中国医学科学院北京协和医院）

中华医学会计划生育学分会参与本共识制定与讨论的专家组成员（按姓氏拼音顺序）：常明秀（河南省人口和计划生育科学技术研究院）、车焱（上海市计划生育科学研究所）、陈勤芳（国际和平妇幼保健院）、董白桦（山东大学齐鲁医院）、顾向应（天津医科大学总医院）、谷翊群（国家卫生健康委科学技术研究所）、黄丽丽（浙江大学医学院附属妇产科医院）、黄

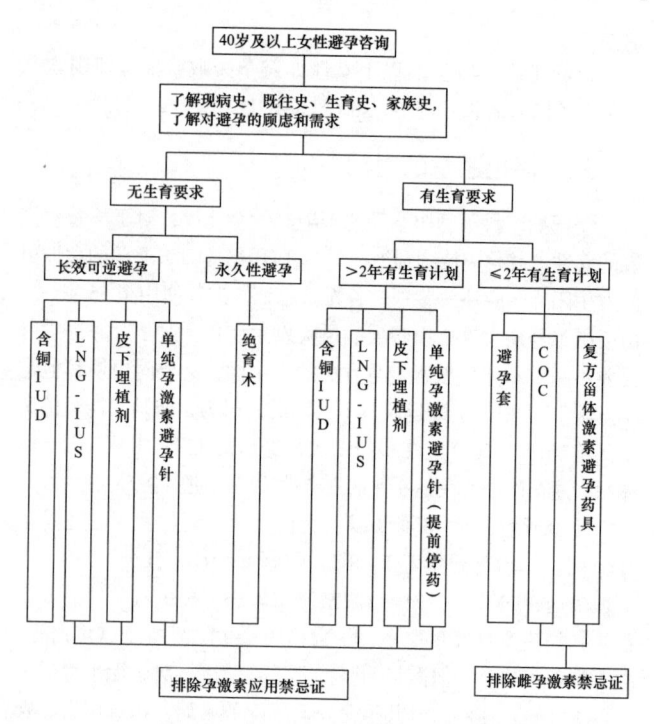

```
                    ┌─────────────────────────┐
                    │ 40岁及以上女性避孕咨询  │
                    └─────────────────────────┘
                                │
                    ┌─────────────────────────┐
                    │ 了解现病史、既往史、生育史、家族史，│
                    │ 了解对避孕的顾虑和需求  │
                    └─────────────────────────┘
                      │                    │
                  无生育要求            有生育要求
```

图1-3-1　40岁及以上女性避孕指导服务流程图

注：IUD. 宫内节育器；LNG-IUS. 左炔诺孕酮宫内缓释节育系统；COC. 复方口服避孕药。

薇（四川大学华西第二医院）、李红钢（华中科技大学同济医学院计划生育研究所）、李坚（首都医科大学附属北京妇产医院）、林青（首都医科大学附属北京友谊医院）、林元（福建省妇幼保健院）、刘伟信（四川省妇幼保健院）、刘欣燕（中国医学科学院北京协和医院）、单莉（西北妇女儿童医院）、唐运革（广东省计划生育专科医院）、王晓军（新疆维吾尔自治区妇幼保健院）、吴尚纯（国家卫生健康委科学技术研究所）、熊承良（华中科技大学同济医学院）、杨清（中国医科大学附属盛京医院）、于晓兰（北京大学第一医院）、袁冬（天津市河东区妇产科医院）、章慧平（华中科技大学同济医学院）、张林爱（山西省妇幼保健院）

参考文献从略

（通信作者：顾向应　林青）
（本文刊载于《中华妇产科杂志》2020年4月第55卷第4期第239-245页）

4 宫内节育器临床研究设计与统计分析专家共识

中华医学会计划生育学分会

宫内节育器（intrauterine device，IUD）是一种安全、高效、可逆的长效避孕药具。联合国人口署估计，2015年全球IUD使用人数约1.63亿，仅次于女性绝育术人数，其中65.6%使用者在我国（1.07亿），占已婚避孕妇女总数的47.8%[1]。

目前，国内上市的IUD品种众多。不完全统计，市场上先后已有50余种不同成分、形状和材料的IUD。因上市时间较早，多数IUD在首次注册时并未进行系统科学的生物学评价[2]。根据"当有证据表明产品用于人体后出现了不良反应时，应考虑进行生物学重新评价"的原则，2018年，国家药品监督管理局在《宫内节育器技术审查指导原则》征求意见稿[2]中提出，注册人（进口产品-注册人及其委托的国内代理人）应在产品上市后定期对产品进行严格随访，积极进行不良事件收集工作。在延续注册时以产品分析报告的形式提交随访资料并进行统计分析。我国IUD临床研究质量参差不齐，许多临床试验的研究设计和统计分析存在严重问题[3]。迄今尚无一种国产IUD通过了世界卫生组织（WHO）的预认证（prequalification）。因此，中华医学会计划生育学分会专家商议制定一项IUD临床研究设计和统计分析专家共识，以指导国内医务工作者合理选择和使用IUD临床研究设计和统计分析方法，获得较为科学可信的研究结果，为临床决策提供可靠依据。

一、宫内节育器临床研究常用方法及其关键要素

任何临床研究都应遵循法律、伦理和科学的原则。IUD临床试验前,应制定完善的研究方案。国家药品监督管理局要求医疗器械临床试验方案[4]应包括:①一般信息;②临床试验的背景资料;③试验目的;④试验设计;⑤安全性评价方法;⑥有效性评价方法;⑦统计学考虑;⑧对临床试验方案修正的规定;⑨对不良事件和器械缺陷报告的规定;⑩直接访问源数据、文件;⑪临床试验涉及的伦理问题和说明,以及知情同意书文本;⑫数据处理与记录保存;⑬财务和保险;⑭试验结果发表约定。建议IUD临床试验方案按此要求进行准备。

1. 临床研究常用方法及其证据等级　临床研究方法与证据等级密切相关[5],干预效果评价(如IUD有效性评价)研究设计证据等级高低如表1-4-1所示。基于随机对照临床试验(randomized controlled clinical trial,RCT)的系统综述证据等级最高,但系统综述是基于文献的二次研究。原始临床研究以RCT或有较大干预效应的观察性研究证据等级最高,非RCT证据等级其次,根据机制研究结果得到的临床推论等级最低。专家观点或头脑风暴不能视为提供有效证据的临床研究方法。

表1-4-1　临床研究设计方法与证据等级的关系[5]

研究方法	证据等级
基于随机对照临床试验的系统综述	Ⅰ
随机对照临床试验或干预效果较大的观察性研究	Ⅱ
非随机的对照队列研究	Ⅲ
系列病例研究、病例对照研究或历史对照研究	Ⅳ
基于机制研究的推论	Ⅴ

RCT研究必须做到随机分组和设置对照。可用计算机产生随机数字或使用随机数字表,随机过程应保存备查。受试者分组前要做好随机化隐匿,研究结果发表时要报告随机化隐匿方法。建议采用已上市公认的同类产品做对照,在不违背医学伦理的前提下可采用空白对照。RCT研究一般应采用盲法,由于放置IUD具有外科手术性质,双盲较难实现,可

采用客观评价指标降低信息偏倚，例如，随访时通过血/尿人绒毛膜促性腺激素（hCG）或B超检查判断是否非意愿妊娠。RCT研究有平行组设计、交叉设计、析因设计等多种类型。IUD临床试验推荐使用平行组设计。

非RCT是一类有对照但没有随机分组的干预研究。受试者使用何种IUD由研究者、受试者或其家属决定。非RCT涉及的伦理问题较少，受试者依从性较高，多不采用盲法。其主要不足是试验组和对照组的临床特征和预后因素分布不均可能性大，易发生选择偏倚，从而夸大或缩小干预效果，因此，其证据等级较RCT研究低。应在研究设计、实施、数据分析、结论推导等各个环节尽可能识别和控制可能存在的混杂和偏倚。数据分析时选用合适的统计方法控制已知的混杂，但数据分析阶段无法控制已发生的偏倚。

队列研究是指在研究结局出现前就对一个人群进行跟踪随访，比较暴露与不暴露的两组或不同暴露强度的各组人群的研究结局。例如，为了解IUD和短效避孕方法预防产后非意愿妊娠的效果，对刚分娩的产妇进行跟踪随访，1年后比较分娩后使用2组避孕方法产妇的非意愿妊娠累计发生情况。因暴露（避孕药具的使用）发生在结局（非意愿妊娠）之前，因果时序明确，优于病例对照研究设计。但队列研究一般费用高、耗时长、容易发生失访偏倚。数据分析时，需要使用适当的统计方法控制潜在混杂因素以使研究结果更为可靠。

病例对照研究是比较同源人群在有研究结局和无研究结局之前的暴露状况，分析暴露与结局之间的关联。该类研究费用相对较少、用时短，适用于罕见结局（如异位妊娠）或暴露与结局出现间隔时间较长（如IUD长期不良反应）的情况。缺点是其先有结局再依靠回忆或记录资料来确定暴露状态，因果时序关系不易明确，在历史资料或临床资料不完整时，发生回忆偏倚和选择偏倚风险较高，因此，其证据等级较队列研究低。病例对照研究适用于危险因素的筛选，如IUD与异位妊娠的关系。

低随访率易导致选择性偏倚，降低证据等级，因此，上述各类研究应保持较高的随访率，例如，期末随访率≥85%。还应按照统计学要求确定样本量或提供研究把握度。由于临床研究的对象往往经过筛选，结果的外推要注意研究对象与目标人群是否有质的差别。

2. 临床研究设计类型的选择　我国《药品注册管理办法》[6]将临床试验分为Ⅰ、Ⅱ、Ⅲ、Ⅳ期。批准上市前，应进行Ⅰ、Ⅱ、Ⅲ期临床试验。经药监局批准后，可仅进行Ⅱ期和Ⅲ期或仅进行Ⅲ期临床试验。IUD临床试验研究设计类型的选择可参考此分期。

Ⅰ期临床试验为初步的临床药理学及人体安全性评价，需要在获得认定资格的Ⅰ期试验机构进行，应使用前瞻性队列研究设计。Ⅱ期临床试验是初步试验产品对目标适应证人群的安全性和有效性，为Ⅲ期临床试验研究设计提供依据。Ⅱ期临床试验可以根据研究目的采用RCT等多种研究设计。Ⅲ期临床试验的目的是验证产品的有效性和安全性，评价利益与风险的关系，最终为产品注册申请的审查提供依据，一般应采用样本量足够的RCT设计。根据我国《医疗器械临床试验质量管理规范》[4]，以上市为目的的医疗器械临床试验应在2个或者2个以上医疗器械临床试验机构中进行；未在境内外批准上市的新产品，安全性及性能尚未经医学证实的，临床试验方案设计时应先进行小样本可行性试验，待初步确认其安全性后，再根据统计学要求确定样本量开展后续临床试验。

RCT研究设计按统计学假设检验可分为优效性、等效性和非劣效试验三种类型[7]。它们的研究目的、样本量估算和统计学假设检验不尽相同。优效性试验的主要目的是显示试验组产品的有效性或安全性优于对照组。非劣效试验的目的是显示试验组产品的有效性或安全性在临床上不劣于对照组产品。该目的意味着试验组产品的评价指标可稍劣于对照组，但差距不能超过临床认可的非劣效界值。等效性试验的目的是显示试验组和对照组产品疗效差值的95%可信区间（confidence interval，*CI*）落在临床事先给定的等效性界值范围之内，即两产品疗效相等，效果的差异无重要临床意义。选择何种设计类型应从临床角度出发，并在制定研究方案时确定下来。

由于含铜IUD和含孕激素的宫内节育装置（intrauterine system，IUS）避孕有效性非常高，第1年避孕失败率仅0.2%～0.6%[8]。因此，采用优效性研究设计开展IUD临床试验所需样本量将较大，可考虑等效性或非劣效研究设计类型。如果计划采用优效性设计,可根据IUD使用年限将随访时间延长到3年或更长,以期观察到有统计学意义的差别。欧洲药品管理局(European Medicines Agency,EMA)要求,女用甾体避孕药临床试验样本量应能得到避孕失败比尔指数(Pearl index,PI)及其双侧95%*CI*上限与预测点之间的差别不超过1(每100妇女年妊娠数)[9]。IUD临床试验样本量估算可采用此界值(1/100妇女年)。我国《药品注册管理办法》[6](化学药品注册分类及申报资料)要求,避孕药临床试验最低样本量分别为Ⅰ期20~30例,Ⅱ期100例6个月经周期的随机对照试验,Ⅲ期至少1000例12个月经周期的开放试验。IUD临床试验样本量尚未见具体要求,可参考上述数据。根据2019年新颁布的《宫内节育器注册技术审查指导原则》[2],以孕激素作用为主的IUS应走药品注册程序,需遵从《药品注册管理办法》相关规定。Ⅳ期临床试验是考查在广泛使用条件下产品的有效性和不良反应,评价在一般或特殊人群中使用的利益与风险的关系等。Ⅰ、Ⅱ、Ⅲ期临床试验需要对受试者设置严格的纳入及排除标准,且招募的受试者数量有限,不能观察到实际应用所有可能出现的情况,因此,Ⅳ期临床试验实属必要。该阶段可采用的研究设计包括RCT、非RCT、队列研究、病例对照研究等。如果IUD的Ⅳ期临床试验是以有效性为目的,可不用活性对照。但如果一种新型IUD产品的作用机制可导致相对的高妊娠率,例如,第1年PI>1/100妇女年,建议Ⅳ期临床试验设立活性对照。

二、统计分析

建议生物统计专家参与IUD临床研究设计、数据分析和报告撰写全过程。研究方案应包含统计分析计划,并在数据锁定前细化和确认。若做中期分析,需说明理由及操作规程。应详细描述分析所用的数据集。采用公认的统计分析软件包进行数据分析,如SAS、STATA、SPSS等。统计分析过程应程序化和可追溯,分析结果的表达应专业、客观、规范。

1. 统计分析数据集 临床研究中受试者可能失访、提前退出或只参加部分随访,造成中间结果甚至研究结局数据缺失。建议在研究设计阶段就考虑如何降低失访情况、提高受试者依从性。在研究方案中阐述可能出现的违反研究方案的类型及其处理方法。根据是否纳入失访、违反设计方案的受试者和分析目的，可采用以下几种数据集进行IUD临床数据分析。

意向性分析（intention-to-treat，ITT）数据集包括所有随机化分组后的受试者。全分析集（full analysis set，FAS）只排除在导入期被排除入组，或入组后没有任何随访数据或发现不满足纳入和排除标准的对象。符合方案集（per protocol set，PPS）仅包括所有依从性好、未违背研究方案的受试者。

ITT数据集保持了随机化结果，符合随机化原则，为多数杂志所接受。对于优效性假设检验，一般用FAS为主要分析集，其检验结果较为保守，但更能反映临床实践中的真实情况。对于等效性或非劣效假设检验，FAS结果一般不保守。当缺失数据或失访比例较高时，PPS数据集可能产生选择性偏倚。对于优效性假设检验，用PPS可能会高估有效性。对于非劣效或等效性研究，推荐参考PPS分析结果。在确证性试验中，对IUD有效性评价，建议同时使用FAS和PPS进行统计分析，如果两种数据集分析结果一致，可增加研究结果的可信度。若结果不一致，应对结果的差异进行分析和探讨。

安全性数据集（safety set）包括所有至少提供了一次安全性指标的IUD受试者，用于分析和比较避孕药具不良事件/并发症发生率。

2. 评价指标　Ⅰ期试验的统计分析重点关注研究产品的剂量对安全性指标、药代动力学参数、药效学指标的影响及其变化规律。IUD的Ⅱ、Ⅲ、Ⅳ期临床试验重点关注避孕有效性、安全性和可接受性。

IUD有效性常用避孕失败率进行评价。IUD脱落可导致避孕失败，可作为IUD有效性评价次要指标。有效性评价数据建议随访1年或以上。IUD安全性评价指标应包括月经异常（如月经过多、月经延长、点滴出血、闭经或经量减少）、疼痛（如下腹疼痛、性交痛）、阴道分泌物、IUD过敏等的发生率。建议随访半年或以上。IUD可接受性常用续用率进行评价，续用是指随访一段时间（通常1年或以上）后仍然在使用的概率。

IUD临床研究报告还应包括随访率、不良事件/并发症发生率、生物相容性相关的临床症状等数据。按类别对以上数据进行汇总统计分析，提供与产品相关性的分析资料。与IUD

产品生物相容性可能相关的指标至少包括出血情况、疼痛情况、侵蚀穿孔、罕见不良事件、肿瘤、带器或取器后妊娠结局（如自然流产、死胎等）、取器后妊娠出生儿的存活率等[2]。若试验期间发生非意愿妊娠，应随访至分娩，了解妊娠结局，评价IUD对母胎/婴儿可能产生的影响。

3. 评价指标的计算方法　IUD避孕失败与使用时间有一定关系，用失败人数除以观察人数或入组人数计算避孕失败率不能准确反映IUD的有效性，这是因为，由于避孕失败、停用、失访等原因，部分对象未能随访到终点，她们贡献的观察时间较短。建议采用比尔指数（PI）或单终止寿命表法（又称"粗率"）进行计算。

PI计算公式：妊娠人数×13×100/观察人月数。其定义为每100妇女年所观察到的避孕失败数。式中×13是因为妇女平均月经周期约28d，1年可有13个月经周期；×100表示该指标为每百妇女年。PI含避孕失败率在观察期内保持不变的假设。由于避孕失败的妇女IUD使用时间通常较短，未失败的妇女使用时间较长，可导致观察时间越长，PI越小。因此，不同观察时间的PI不宜直接比较。建议分时段计算PI值以供比较，如放置IUD后12个月、24个月的PI。

单终止寿命表法是将除避孕失败外的其他原因停用IUD（包括脱落、因症取出、计划妊娠等）的对象都视为失访计算的避孕失败率。不同研究单终止寿命表的避孕失败率可直接进行比较。

WHO组织的国际多中心RCT研究结果表明[10]，放置含左炔诺孕酮的IUS（LNG-IUS）和TCu380A后1、3、5、7年避孕失败率（寿命表法）分别为0.12% vs. 0.64%，0.43% vs. 1.53%，0.53% vs. 1.85%和0.53% vs. 2.45%；两者脱落率（寿命表法）分别为：2.94% vs. 3.49%，5.21% vs. 5.64%，6.30% vs. 7.30%和8.18% vs. 8.84%。而WHO计划生育技术服务手册[8]指出，含铜IUD第1年避孕失败率PI应低于1/100妇女（0.6%），10年避孕失败率PI约为2/100妇女；LNG-IUS（有效期5年）第1年避孕失败率PI应低于1/100妇女（0.2%），5年避孕失败率PI仍低于1/100妇女（0.5%~0.8%）。这些数据可用作IUD临床研究设计的参考。

在报道 IUD 的停用原因时，建议用寿命表法计算各种原因的停用率及停用的人数和时间。如果关注特定原因（如 IUD 脱落）的停用，可采用上述单终止寿命表法计算其停用率。比较不同亚人群 IUD 停用模式，建议采用多终止寿命表（又称"净率"）计算停用率。粗率和净率的计算方法可参考有关文献[11]。一定时期的续用率＝100%- 所有停用原因的累计停用率。

安全性评价可采用描述性统计分析方法进行。不良反应可用一定时期内不良反应人数除以同期观察人数的百分比表示。IUD 不良反应通常在放置后 6 个月内发生风险较高。建议至少提供放置后 1、3、6 个月的各种不良反应发生率以及合计不良反应发生率。如果观察时间较长，建议分时段报道不良反应发生率。

除上述各种率的指标外，有对照的临床试验还应计算相对危险度（relative risk，RR）及其 95%CI。病例对照研究可用比值比（odds ratio，OR）代替 RR。RR 或 OR 是否有统计学意义应控制潜在混杂因素后通过假设检验进行判定。

4. 假设检验和混杂因素的控制统计方法　由于生物的个体差异是客观存在的，抽样误差不可完全避免。如果试验组 IUD 与对照组产品的避孕有效性或不良反应存在差异，这种差异是由抽样误差引起的还是因两组本质差别造成的需要通过假设检验进行推断。假设检验的目的就是排除抽样误差的影响推断差别在统计上是否成立，并了解事件发生的概率。

在比较试验组和对照组受试者避孕失败率或不良反应发生率之前，首先要比较两组基线特征分布是否均衡，例如，年龄、文化、职业、收入、孕产史、避孕史、疾病史等。

受试者特征分布均衡时可用卡方检验或 Fisher 精确检验比较同一时段试验组和对照组避孕失败率和不良反应发生率的差异是否存在统计学意义。如果要比较两组避孕失败的生存曲线是否存在统计学差异，常用检验方法包括 Log-Rank、Breslow 和 Tarone-Ware 检验。Log-Rank 检验对远期差异敏感，Breslow 检验对近期差异更重视，Tarone-Ware 法介于两者之间。可同时采用 Log-Rank 和 Breslow 方法进行检验。若 Log-Rank 法差异有统计学意义而 Breslow 法无，可认为近期避孕失败率差异无统计学意义，随着观察时间延长，失败率差别增加，差异有统计学意义，反之亦然。

优效性研究设计的优效性检验对应于经典统计学中的单侧差异性检验。对于非劣效试验的非劣效检验，"非劣效"判断不能使用传统假设检验的 P 值，应使用待估计参数的点估计及其 95%CI 来评价。等效性试验的"等效"判别同样不能以"显著性检验 $P>0.05$"来判断，应以根据试验组和对照组评价指标差值的 95%CI 是否落在事先给定的等效性界值内进行判断。非劣效和等效性界值应在研究设计阶段，以临床医师为主，统计学专家参与共同确定，并用于样本量的估计。样本量计算公式可参见有关文献[7]。

受试者特征分布不均衡时研究数据存在偏倚的可能性增大，单因素卡方检验的结果可靠性下降，建议在单因素分析的基础上，对分布不均衡的变量进行分层分析。例如，假如两组受试者年龄分布不均衡，可将年龄分成3岁或5岁一组，然后比较试验组和对照组避孕失败率和不良反应发生率的差异。当样本量较低或分布不均的变量较多时，分层后有的层内样本量较小，代表性较低，可用倾向性评分（propensity score）方法进行调整或采用多元统计方法进一步分析，以获得更为可靠的分析结果。常用的多元统计方法有 logistic 回归、Poisson 回归、Cox 回归模型等。选用哪种多元统计方法需根据应变量的发生率及其与时间的关系进行确定。尽管通过统计分析可部分解决受试者特征分布不均衡问题，但仍需要重视随机分组、提高随访率等，重视研究实施质量。

由于非随机对照和观察性研究容易受混杂偏倚的影响，因此，在研究设计阶段要充分考虑可能的混杂因素，并及时采集这些因素的信息，以便统计分析时采用适当的分析方法控制这些潜在混杂因素，提高研究结果的可靠性。

三、研究报告

临床研究的目的是为管理和临床决策提供依据。这个依据往往体现为论文或研究报告。临床研究论文写作不规范是国内学者的常见问题。为确保研究报告的透明度和准确性，建议作者根据临床研究设计类型参考相关指南撰写研究论文，RCT

4 宫内节育器临床研究设计与统计分析专家共识

研究可参考 CONSORT 指南[12]、观察性研究可参考 STROBE 指南[13]。如果是上市申请的研究报告，可参考国家药品监督管理局发布的《医疗器械临床试验质量管理规范》[6]临床试验报告提纲撰写。

执笔专家（按编写者贡献顺序排列）：车焱、张妍、李玉艳、周远忠、巴磊、顾向应

宫内节育器临床研究设计与统计分析专家共识专家组成员（按单位名称汉语拼音字母顺序排列）：王晶（安徽医科大学第一附属医院）、陈红波（安徽省妇幼保健院）、于晓兰（北京大学第一医院）、樊庆泊（中国医学科学院北京协和医院）、刘欣燕（中国医学科学院北京协和医院）、任常（北京协和医院）、周燕飞（长沙市妇幼保健院）、陈亮（重庆人口和计划生育科学技术研究院）、甘晓玲（重庆医科大学第二附属医院）、车焱（复旦大学生殖与发育研究院/上海市计划生育科学研究所/国家卫生健康委员会）、杜晶（复旦大学生殖与发育研究院/上海市计划生育科学研究所/国家卫生健康委员会）、李玉艳（复旦大学生殖与发育研究院/上海市计划生育科学研究所/国家卫生健康委员会）、苗茂华（复旦大学生殖与发育研究院/上海市计划生育科学研究所/国家卫生健康委员会）、张妍（复旦大学生殖与发育研究院/上海市计划生育科学研究所/国家卫生健康委员会）、黄小琛（福建省妇幼保健院）、林元（福建省妇幼保健院）、谢广妹（甘肃省妇幼保健院）、周妍（甘肃省计划生育科学技术服务中心）、唐运革（广东省计划生育专科医院）、蒋丽（广西壮族自治区妇幼保健院）、彭晓竹（广西壮族自治区妇幼保健院）、谷翃群（国家卫健委科学技术研究所）、茅群霞（国家卫健委科学技术研究所）、卢伟英（海南医学院第一附属医院）、金梅（杭州市妇产医院）、唐龙妹（河北医科大学）、常明秀（河南省人口和计划生育科学技术研究院）、韩献琴（河南省人口和计划生育科学技术研究院）、蒋丽芳（河南省人口和计划生育科学技术研究院）、郭永连（华中科技大学同济医学院附属武汉中心医院）、夏伟（华中科技大学同济医学院生殖健康研究所）、熊承良（华中科技大学同济医学院生殖健康研究所）、章慧平（华中科技大学同济医学院生殖健康研究所）、骆永凤（吉林省妇幼保健院）、胡晓玲（吉林省人

口生命科学技术研究院)、郑华军(计划生育药具重点实验室)、彭晓春(江门市妇幼保健院)、巴磊(江苏省计划生育科学技术研究所)、黄佳(江西省妇幼保健院)、李静(江西省金溪县人民医院)、杨晓清(南通大学附属医院)、张玉泉(南通大学附属医院)、卢建军(内蒙古医科大学附属医院)、宋建东(内蒙古医科大学附属医院)、乔光莉(宁夏回族自治区卫生健康委员会生殖健康技术指导服务中心)、曹毓林(青海省计划生育科技指导中心)、罗振宇(厦门市妇幼保健院)、董白桦(山东大学齐鲁医院)、宋霞(山东省妇幼保健院)、刘薇(山东省立医院)、康丽荣(山西省妇幼保健院)、张林爱(山西省妇幼保健院)、许洁霜(上海市妇幼保健中心)、冯东雷(上海信医科技有限公司)、李坚(首都医科大学附属北京妇产医院)、林青(首都医科大学附属北京友谊医院)、黄薇(四川大学华西第二医院)、欧阳运薇(四川大学华西第二医院)、刘伟信(四川省妇幼保健院)、袁冬(天津市河东区妇产科医院)、芦文丽(天津医科大学)、顾艳(天津医科大学第二医院)、顾向应(天津医科大学总院)、楚光华(西北妇女儿童医院)、单莉(西北妇女儿童医院)、周寒鹰(西北妇女儿童医院)、欧珠罗布(西藏大学医学院)、李鲜凤(新疆维吾尔自治区妇幼保健院)、王晓军(新疆维吾尔自治区妇幼保健院)、张君娴(新疆维吾尔自治区妇幼保健院)、焦桢(新疆维吾尔自治区人民医院)、庞玲(云南省楚雄彝族自治州妇幼保健院)、袁彦玲(云南省人口和计划生育科学技术研究所)、黄丽丽(浙江大学附属妇产科医院)、吕雯(浙江省立同德医院)、陈勤芳(中国福利会国际和平妇幼保健院)、茅倬彦(中国人口与发展研究中心)、李妍(中国医科大学附属盛京医院)、杨清(中国医科大学附属盛京医院)、周远忠(遵义医科大学)、李权(遵义医科大学附属医院)

参考文献从略

(通信作者：车焱　顾向应)

(本文刊载于《中华生殖与避孕杂志》2019年12月第39卷第12期第957-962页)

5 绝经后宫内节育器取出技术指南

中华医学会计划生育学分会

宫内节育器（intrauterine device，IUD），又称宫内节育器具（intrauterine contraception），是我国育龄期妇女使用最多的避孕方法，其特点是高效、长效、可逆、安全、简便、经济。女性自最后一次月经之后至生命终止的一段时期是绝经后的特殊时期，妇女绝经后，不再具有生育能力，故不再需要避孕，因此，应在月经停止后6～12个月内将宫内节育器取出。与绝经前相比，由于生理和病理的变化，绝经后宫内节育器取出手术难度增大，风险明显增加。为规范绝经后宫内节育器取出手术操作，减少并发症的发生，降低风险，在中华医学会计划生育学分会《临床诊疗指南与技术操作规范：计划生育学分册》（2017修订版）[1]基础上，针对绝经后的特点及围手术期技术管理，制定本指南。

一、绝经后宫内节育器取出的高危因素

（一）生理因素

妇女绝经后，卵巢功能衰退，体内雌、孕激素水平下降，阴道、子宫颈、子宫体逐渐萎缩。①阴道萎缩甚至粘连或者子宫颈萎缩变小，会导致暴露子宫颈困难，甚至无法牵拉子宫颈。②子宫颈萎缩引起子宫颈组织变硬、弹性变差，容受性下降，子宫颈管逐渐狭窄甚至粘连，可能导致扩张子宫颈困难，探查子宫腔难度加大，甚至无法进入子宫腔。③子宫萎缩引起宫腔缩小，肌壁变薄，可能导致宫内节育器嵌顿或原有的嵌顿程度加重，甚至完全异位于子宫体外；取出手术中发生子宫穿孔的概率增高。④绝经后的生理变化可导致妇女合并内科、外

科疾病的机会增多，对手术的耐受性降低。受到诸多因素的干扰影响，易造成绝经后宫内节育器取出困难，操作时间延长；还可能导致受术者发生心脑综合征的概率增高。因此，绝经后宫内节育器取出手术属于计划生育高危手术范畴。对于宫内节育器取出困难的受术者，需在麻醉下，借助超声引导或妇科内镜直视下完成手术，有时甚至需要再次或多次手术。个别受术者因情况复杂而最终无法取出宫内节育器。

（二）宫内节育器因素

1. 宫内节育器老化　宫内节育器通常可在子宫内放置数年甚至更长时间。随着放置时间的延长，宫内节育器所具有的活性材料金属铜（铜丝、铜套、铜块等）可能在体液的作用下逐渐出现部分或全部溶解、脱落，支架部分的金属、塑料可发生老化、钙化甚至断裂，金属与辅助材料之间、尾丝与宫内节育器之间可能发生断裂、脱节、尾丝脱落等。这些变化可能导致宫内节育器取出的难度增加。

2. 宫内节育器嵌顿　放置于体内的宫内节育器可能因为各种原因嵌入子宫的肌层，造成宫内节育器取出困难。常见的原因主要有：①子宫形态存在个体差异，所放置的宫内节育器型号或形状不适宜；②瘢痕子宫；③宫腔粘连，宫内节育器局部大量纤维束覆盖、包裹，形成类似嵌顿的状态；④宫内节育器断裂、散开等。妇女绝经后发生嵌顿的可能性增加。

二、对施术机构和人员的要求

绝经后宫内节育器取出手术需在二级及以上的医疗机构或具备相应资质和条件的计划生育技术服务机构进行。施术单位必须具有开展抢救及开腹手术的技术能力，包括具备输血的条件。

施术医师需取得妇产科或计划生育技术服务专业执业医师证书，且具有主治医师及以上技术职称、经过麻醉技术培训并考试合格，具备丰富的计划生育手术临床经验。

如需在麻醉下取出宫内节育器，麻醉医师需持有麻醉专业执业医师证书、担任麻醉住院医师 3 年以上，并能独立实施全身麻醉、具备独立处置围手术期麻醉管理和术中、术后突发的麻醉意外初步抢救的技能。

护理人员需取得护士执业证书、具备熟练的护理技能,并能够配合施术医师的手术操作。熟悉抢救药品的使用,并能配合麻醉医师进行抢救。

三、适应证

1. 绝经后要求取出宫内节育器且无手术禁忌证者。
2. 闭经6个月以上者应建议其取出。

四、禁忌证

1. 全身状况不良无法耐受手术。
2. 各种疾病的急性阶段,需待治愈或病情稳定后再手术。
3. 生殖器官炎症,需要治疗后再行手术。
4. 长期服用某类药物,如抗凝药、溶栓药、激素等可增加手术风险,需评估后更换治疗用药或停药至安全状态,方可手术。

五、手术时机的选择

1. 无手术禁忌证者,择期手术。
2. 术前禁止性生活2周以上,1周内无子宫腔操作史。
3. 伴有的内科、外科疾病稳定,或有相应的控制处理方案。
4. 伴有生殖器官感染者,应在治愈后手术;严重感染者,可在积极控制感染的同时行取出手术。
5. 绝经后出血者,建议宫内节育器取出的同时行分段诊刮,刮出物送病理检查。术前、术后可预防性应用抗生素。
6. 阴道子宫颈萎缩明显者,应先行子宫颈准备后再实施手术。

六、术前准备

(一)知情同意

术前需向受术者充分说明手术的难度、风险及转归,并签署手术知情同意书。

(二)询问病史

1. 月经和生育史,包括末次停经时间、孕产史及妊娠终止方式，绝经后有无异常阴道流血等。

2. 宫内节育器放置情况，包括放置时间、放置时机（如产后、人工流产后、月经后等）、使用年限、类型、放置前后有无子宫颈和宫腔手术史等。

3. 既往史，包括妇产科疾病诊治史（尤其是涉及子宫或子宫颈的手术史），内外科疾病史（如心脑血管疾病、肝肾疾病、糖尿病等代谢性疾病、支气管哮喘、青光眼等），了解疾病的目前状况、治疗及转归等。

4. 过敏史。

（三）系统体格检查

1. 大体检查　测量血压、脉搏、呼吸，心肺听诊等。

2. 妇科检查　外阴及阴道状态；明确子宫颈大小、质地，特别注意尾丝的存在状况；子宫位置、倾屈度、大小、形态、质地和活动度等。对生殖道状况进行评估，包括阴道、子宫颈、子宫体的萎缩程度、弹性等。

3. 专科检查　依据病史进行相应的体格检查。

（四）辅助检查

1. 实验室检查

（1）基本检查：血常规、尿常规，血型、血糖、乙型肝炎表面抗原（hepatitis B surface antigen，HBsAg）、梅毒及HIV抗体，以及阴道分泌物常规检查。

（2）根据病史和查体，针对性检查：出凝血时间、肝肾功能、乙肝五项、丙肝病毒抗体等。伴有反复发作的阴道炎史，原则上需同时筛查支原体和衣原体。

2. 心电图检查　术前常规进行心电图检查。

3. 超声检查　了解子宫状态以及宫内节育器种类、形状、宫内位置和状态，判断是否存在宫内节育器嵌顿、异位、散开等情况。

4. 放射影像学检查

（1）盆腔X线平片：术前常规进行放射影像学检查，了解宫内节育器种类、形状及活性材料金属部分的完整性。

（2）盆腔CT检查：如可疑宫内节育器异位、嵌顿或残留，应行CT检查进一步了解宫内节育器与宫腔、子宫肌壁及周边器官的位置关系。结合超声检查确定残留的形状、材质等。

（3）住院手术者需胸部正侧位X线片，或提供近期的检查结果。

（五）综合评价手术风险和制定预案

根据病史、绝经时间、体格检查和辅助检查，充分评估宫内节育器手术的难度及风险，制定手术方案和应急预案，创造条件降低风险。必要时进行术前麻醉评估或请相关科室会诊，制定麻醉意外抢救等相关的处理预案。绝经时间超过1年的受术者、需要全身麻醉的受术者，建议住院实施手术；伴有宫内节育器取出手术失败或断裂、嵌顿、残留等并发症者，应择期住院实施手术。在术前应充分向受术者及有关人员介绍手术的相关情况，包括合并症或并发症等高危因素，说明手术难度、存在的风险、手术方案、可能的转归及处理预案等。

如果绝经时间较长，且无明显临床症状，生殖道明显萎缩，经评估认定宫内节育器取出困难，手术风险极高，原则上可以不取出宫内节育器，但必须告知服务对象保持随访，并纳入手术风险告知中。

（六）子宫颈准备

具有以下情况之一的受术者需行子宫颈准备，改善子宫颈条件，以利于手术操作：①绝经1年以上伴有子宫颈弹性不佳；②生殖道明显萎缩；③子宫颈手术瘢痕；④估计手术困难、嵌顿、残留、既往宫内节育器取出失败者；⑤拟行宫腔镜下宫内节育器取出者。

常用的子宫颈准备方法参考如下。

1. 雌激素类药物　适用于无雌激素使用禁忌证、子宫颈细胞学检查正常者。

（1）戊酸雌二醇：术前使用，每日1次，每次1mg，口服，连续使用7d。

（2）尼尔雌醇：术前7d使用，4mg顿服。

2. 前列腺素类　适用于无前列腺素应用禁忌者。术前30min阴道后穹隆放置卡前列甲酯1mg或术前3h米索前列醇0.4mg阴道置药。

3. 机械扩张　术前1d，将子宫颈扩张棒或球囊尿管放置于子宫颈管内，机械性扩张子宫颈。

七、宫内节育器取出手术操作步骤

1. 手术必须在手术室进行。施术者应穿手术衣裤，戴帽子、口罩，常规刷手后戴无菌手套。
2. 受术者取膀胱截石位，常规消毒外阴及阴道。
3. 常规铺消毒巾、套腿套，铺垫治疗巾、孔巾。
4. 进行妇科检查，核查子宫大小、位置、倾屈度及附件情况后，换无菌手套。
5. 用窥器暴露阴道和子宫颈，拭净阴道内的分泌物，消毒子宫颈及阴道穹隆部。
6. 以子宫颈钳钳夹子宫颈前唇或后唇。拭净分泌物后，消毒子宫颈管。
7. 在超声引导下，用探针沿子宫腔走向探测子宫腔深度。有剖宫产史、子宫颈管异常或手术史者，应探查子宫颈管长度。
8. 根据子宫颈口的松紧状态酌情扩张子宫颈。
9. 无尾丝宫内节育器的取出。

（1）探针探查宫腔深度，并探查宫内节育器在子宫腔内的位置。

（2）根据子宫颈口状况、手术方式和宫内节育器的种类，扩张子宫颈。

（3）使用取器钩或取器钳钩住宫内节育器的下缘（或钳住宫内节育器的任何部位）轻轻拉出，如遇困难，须进一步扩张子宫颈，切勿强拉，以免损伤宫壁。

（4）将操作过程中携带出的子宫内膜酌情送病理检查。

（5）闭合式宫内节育器（环形、宫形等）部分嵌顿于子宫肌壁内，可缓慢牵拉金属环丝，见环结后再将其剪断牵拉出，以免部分残留及损伤肌壁。

（6）如宫内节育器嵌顿、断裂、残留，可在超声引导下使用取器钳取出，也可在宫腔镜下取出。

（7）宫内节育器异位于子宫腔外者，应在腹腔镜下或开腹手术取出。

10. 有尾丝宫内节育器的取出。

（1）可酌情扩张子宫颈。

（2）在近子宫颈外口处钳住尾丝，轻轻向外牵拉取出宫内节育器。

（3）如尾丝断裂，按无尾丝宫内节育器取出的方法取出。

（4）T形节育器横臂或纵臂嵌顿在子宫颈管造成取出困难时，可酌情扩张子宫颈，用取器钳钳夹住T形节育器纵臂先略上推，然后旋转同时牵拉取出。

取出的宫内节育器均应与下腹X线平片比对。取出呈拉丝状或断裂的宫内节育器时，应核对宫内节育器是否完整，无法明确的患者，可在术后复查时行超声检查或放射影像学检查。取出的宫内节育器应示以受术者并告知。

八、麻醉镇痛

根据受术者基本状况和手术难易程度的评估等具体情况，选择手术的镇痛或麻醉方式，或根据麻醉医师的建议拟定相关的麻醉和镇痛方案及抢救预案。

门诊采用麻醉镇痛下行取出手术时，具体可参照《计划生育技术服务项目评审基本标准（二）》（国人口发〔2007〕18号）"应用麻醉镇痛技术实施负压吸宫术技术规范"[2]的相关部分执行。

九、手术注意事项

（一）术前

1. 再次核实主要病史，包括合并症或并发症处理情况、手术有关的辅助检查结果和拟定的手术内容。

2. 核查明确子宫的位置、倾屈度、大小、形态、尾丝等情况。

（二）术中

由于绝经后子宫肌层弹性下降、肌壁变薄，特别是术前应用雌激素行子宫颈预处理时，子宫体变软，发生子宫损伤的风险增大。因此，建议在超声监视下进行手术，操作手法要轻柔、耐心，避免暴力。

1. 使用探针试探子宫腔和探触宫内节育器位置时需轻巧。遇到子宫颈口扩张困难或粘连，应在超声引导下，使用子宫颈扩张器自最小号开始扩张子宫颈口。

2. 使用取器钩钩取宫内节育器时，应注意探触宫内节育器，避免盲目钩取，以免造成子宫肌壁损伤；如果探针尚未探及宫内节育器，禁止使用取器钩试取。当取器钩进入子宫颈口困难时，应避免强行使用取器钩试取，以防止取器钩退出子宫腔时受阻，或在强行退出子宫颈口时造成子宫肌壁损伤。

3. 术毕前必须仔细核查宫内节育器的完整性，包括金属铜的部分、尾丝和塑料支架等，并将取出的宫内节育器示于受术者。遇有取出困难，出现宫内节育器变形（拉丝等）、断裂、嵌顿、对合不完整（包括金属铜部分）等，必须进行影像学检查，以除外残留的可能。如有少量残留，应告知受术者，知情选择进一步的处理方案，进行必要的随访。

4. 如取出困难，应及时停止手术，避免多人多次反复操作。应与受术者充分沟通，并及时转至上级医院，做好记录。评估后再择期实施手术。

（三）术后

1. 填写宫内节育器取出手术记录表。

2. 术后观察：①转送到恢复室、观察室或病房，继续观察生命指征等一般情况、阴道流血、腹痛等。②在门诊实施麻醉镇痛下取出手术后，继续观察2h。在确定受术者完全清醒、无不适主诉、一般情况良好、生命指征平稳、可自行行走后，由手术医师和麻醉医师共同确定是否可离院。出室前测量脉搏、血压，受术者必须由陪伴者陪同离院。告知注意事项，包括术后24h不能骑车、驾驶机动车或从事高空作业；术后如有异常，应及时返诊手术医院。

3. 术后告知：①术后2周内禁止性生活和盆浴，以防感染；②术后按医嘱服药，提供咨询电话；③术后适当休息；④不适应随诊，如阴道流血多、腹痛、发热等；⑤术后1个月复查，包括超声检查等。

十、宫腔镜宫内节育器取出手术

由于宫腔镜手术操作不但需要子宫颈的容受性更大，也同样存在相关的手术风险，且要求熟练掌握相关器械的操作，并具备一定的技术水平和处理经验，应根据受术者的病理生理特点结合术前各项检查和手术风险的评估，严格把握宫腔镜宫内节育器取出手术的适应证。

（一）基本标准和要求

1. 医疗机构、科室设置　经卫生行政部门许可获准开展避孕节育手术、终止妊娠和宫腔镜、腹腔镜应用等计划生育技术服务项目，并设有妇科或计划生育病房的二级及以上医院。

2. 手术人员

（1）至少设置 2 名具有以下条件的手术医师：①已取得临床妇产科医师执业证书或以计划生育技术服务专业作为执业范围进行注册的；②主治医师（3 年及以上）及以上技术职称的医师；③具有从事计划生育技术服务相关项目技术资质许可，如节育避孕手术、人工终止妊娠，以及宫腔镜、腹腔镜应用于计划生育技术服务等；④具有较熟练常规宫腔操作技能和具有妇科宫腔镜诊疗技术临床应用能力及宫腔镜操作经验。

（2）手术辅助人员：①具有护理资格和执业证书；②熟悉基础护理和手术室护理工作，技能熟练；③熟悉妇科腔镜常用设备、器械安装和基本使用方法，并能熟练配合手术医师完成手术；④熟悉抢救药品和器械的使用，能熟练配合麻醉医师实施抢救。

（3）麻醉人员：凡承担在麻醉镇痛下实施宫腔镜宫内节育器取出手术的麻醉人员除具有麻醉资质和技能外，必须同时符合《计划生育技术服务项目评审基本标准（二）》（国人口发〔2007〕18 号）"应用麻醉镇痛技术实施负压吸宫术技术规范"[2]的相关标准。

3. 手术室设置、设备和急救药品　符合门诊手术室设置、院内感染、实施麻醉镇痛和急救的要求。

（二）质量管理要求

1. 必须使用经国家食品药品监督管理部门批准的宫腔镜、腹腔镜专业设备、耗材。

2. 严格执行"内镜清洗消毒技术操作规范"[3]。

十一、常见并发症及处理

（一）心脑综合征

由于受术者精神紧张或合并心肺疾病，子宫颈口过紧，手术困难、牵拉及扩张子宫颈所产生的局部刺激，或反复多次进出子宫腔，以及手术操作粗暴等因素刺激迷走神经而引起。多发生在术时或术后数小时内。表现为面色苍白、头晕、气短，甚至呕吐、大汗淋漓；出现血压下降、心动过缓、心律失常；严重者可发生昏厥、抽搐等。其处理同人工流产心脑综合征。一旦发生立即停止手术，同时采取以下处理：①取平卧位；②吸氧；③心电监护，严密观察血压、脉搏等的变化；④皮下或静脉注射阿托品0.5～1.0mg；⑤必要时静脉推注50%葡萄糖注射液60～100ml，也可开放静脉通路给予补液；⑥重症或经上述处理无效时应请内科会诊。

预防措施包括：①加强术前宣教，缓解受术者对手术的恐惧心理。评估子宫颈条件，进行必要的子宫颈准备；②必要时术前预防性使用阿托品口服或0.5mg肌内注射；③术中给予子宫颈局部麻醉或子宫颈旁阻滞麻醉。

（二）出血

多由于宫内节育器取出时损伤子宫肌壁所致。出现活动性出血，或出血超过100ml时，应暂停手术，给予止血药物和缩宫药物。应及时甄别出血原因，给予相应的处理。

（三）子宫损伤

探针、子宫颈扩张器、取器钩、取器钳等手术器械可能造成完全或不完全的子宫肌壁损伤（如子宫颈裂伤、子宫穿孔、肌壁夹层等）。如并发出血、盆腹腔器官损伤和继发感染，处理不当可危及生命。因此，术中如有可疑或确诊穿孔等子宫损伤，应立刻停止子宫腔操作，避免增加损伤或增大损伤程度。立即开放静脉通道，应用宫缩剂（可疑伴有子宫穿孔部位邻近器官组织嵌顿时慎用）及止血药，留院观察。密切观察生命体征变化、阴道流血情况和腹部体征变化（压痛、腹膜刺激征、移动性浊音、肠鸣音）等，进行影像学检查，观察腹腔内出血情况，及时甄别复杂性损伤（如肠管等邻近器官损伤），进行有效处理，必要时行腹腔镜或开腹探查手术等。

（四）取出失败或宫内节育器残留

手术困难，宫内节育器取出手术失败或发现取出的宫内节育器残缺，应在术后给予抗生素预防感染，重新进行风险评估，拟定再次手术方案，择期手术。

（五）感染

宫内节育器取出手术后1周内，下腹部持续性疼痛伴发热，阴道分泌物异常。妇科检查可见阴道脓性分泌物伴异味，子宫颈举痛，子宫压痛，附件区增厚、压痛，可伴有盆腔包块等。辅助检查包括血常规、超声检查，必要时进行子宫颈分泌物培养。进行抗感染治疗。

（六）术中、术后腹痛

术中发生腹痛时，需要注意除外器官损伤；尤其是结束手术操作后，动态观察腹痛的状况和程度的变化。术后疼痛，应注意了解腹痛的发生时间、持续时间、伴随症状，以及疼痛部位、性质、能否自然缓解等。应给予重视，及时明确诊断，及时给予相应的处理。

编写组专家成员：李坚（首都医科大学附属北京妇产医院）、韩丽晖（首都医科大学附属北京妇产医院）、刘欣燕（中国医学科学院北京协和医院）、张巧（北京医院）、吴尚纯（国家卫生健康委员会科研所）、刘庆（国家卫生健康委员会科研所）、龚双燕（中国人口与发展研究中心）、于晓兰（北京大学第一医院）、武淑英（北京大学第三医院）、林青（首都医科大学附属北京友谊医院）、经小平（首都医科大学附属北京朝阳医院）、王津平（武警北京总队医院）、顾向应（天津医科大学总医院）、魏占荣（天津市东丽区生殖健康服务中心）、程利南（上海市计划生育科学研究所）、刘晓瑷（上海交通大学医学院附属国际和平妇幼保健院）、孙晓明（南京邮电大学人口与健康研究中心）、黄丽丽（浙江大学医学院附属妇产科医院）、周燕飞（长沙市妇幼保健院）、叶汉风（云南省人口和计划生育科学技术研究所）

执笔专家：李坚（首都医科大学附属北京妇产医院）

志谢：感谢国家卫生健康委员会妇幼健康司和各省（区、市）卫生健康委妇幼处的帮助

参考文献从略

（通信作者：李坚）

（本文刊载于《中华妇产科杂志》2019年10月第54卷第10期第649-653页）

6 无支架固定式宫内节育器月经间期和人工流产术后即时放置临床应用专家共识

中华医学会计划生育学分会

宫内节育器（intrauterine device，IUD）是一种安全、高效、长效、可逆、简便、经济的避孕方法，也是我国育龄期妇女使用最多的避孕方法，IUD包括含铜IUD、释放孕激素的IUD及同时含吲哚美辛的含铜IUD。目前，国内使用的含铜IUD种类较多，包括多种形态的支架型IUD和无支架固定式IUD。无支架固定式IUD由比利时妇产科医师Dr.Wildemeersch发明，引进到中国后经过了数次改进，目前已在国内使用20余年，其结构设计独特，含铜或同时含有吲哚美辛。在临床使用中，无支架固定式IUD的适用情况、放置和取出时的操作方法、影像学定位检查等都均与支架型IUD有显著差异，故有必要单独论述并规范其操作，以便各级医疗卫生机构为广大育龄妇女提供更高质量的避孕服务。本共识只论述月经间期和人工流产术后即时放置无支架固定式IUD的相关内容，关于产后无支架固定式IUD于分娩后的即时应用另见《产后无支架固定式宫内节育器临床应用专家共识》。

一、无支架固定式宫内节育器简介

（一）结构

无支架固定式IUD由1根聚丙烯手术丝线串联连6个铜套组成。每个铜套长5mm，直径为2.2mm，最上面和最下面的铜套均固定在丝线上以防脱落。丝线的上端有1个线结，使用专用放置器（包括套管和推杆）将线结植入子宫底肌层。铜套的总面积为330mm^2。无支架固定式IUD末端有尾丝。

含吲哚美辛无支架固定式IUD在铜套内穿有1根吲哚美

辛缓释硅胶棒（含药总量28mg，每天释放100μg吲哚美辛），向宫腔内均衡释放吲哚美辛，能起到减少点滴出血和月经量的作用。

（二）型号和使用年限

型号有：①无支架固定式IUD（软尾丝）；②含吲哚美辛无支架固定式IUD（软尾丝）；③产后无支架固定式IUD（环状尾丝），关于产后无支架固定式IUD详见《产后无支架固定式宫内节育器临床应用专家共识》。3种无支架固定式IUD均建议使用10年。

二、无支架固定式宫内节育器的适应证和禁忌证

（一）适应证

自愿要求使用含铜IUD避孕或紧急避孕，且无禁忌证的育龄期妇女[1-2]。

同时，以下特殊情况也适用。

1. 无支架固定式IUD不依靠支架在子宫腔内的支撑作用，子宫颈内口过松、子宫颈重度撕裂者均可放置。

2. 子宫腔深度<5.5cm或>9.0cm均可放置[3]。无支架固定式IUD为单一型号，其长度为3cm（不含尾丝），因此，子宫腔深度>3cm即可放置。由于固定式的放置方式，可有效减少IUD下移。

3. 有痛经者可选用含吲哚美辛无支架固定式IUD。吲哚美辛属于非甾体抗炎药，有缓解痛经的作用。

4. 轻度贫血者可选用含吲哚美辛无支架固定式IUD。使用前后的测定表明，含吲哚美辛无支架固定式IUD不增加月经量[4]。

5. 瘢痕子宫者适宜放置[5-6]。剖宫产术后或子宫肌瘤剔除术后的妇女，由于瘢痕粘连和牵拉使宫腔变狭长、子宫过屈等，故适宜放置无支架固定式IUD。放置时须确认放置器送达子宫底，遇到阻力时不可粗暴用力，可辅助使用矫正探针或扩宫棒，建议在超声引导下放置[5]。

6. 未产妇女适宜放置[7-8]。研究显示，未产妇女放置无支架固定式IUD后也有较高的续用率。

(二）禁忌证[1-2]

1. 任何不宜使用 IUD 的子宫畸形者。
2. 有潜在感染或出血风险者。
3. 子宫疾病致使子宫腔严重变形者。
4. 子宫屈度过大，放置器不能送达子宫底，且经矫正（包括使用矫正探针或扩宫棒）后仍不能达子宫底者。
5. 长期使用甾体激素者。
6. 金属铜过敏者。

三、无支架固定式宫内节育器的放置时机和步骤

（一）放置时机

1. 月经间期均可放置，月经干净 3～7d 更易放置。
2. 人工流产后立即放置[9-11]。早期妊娠药物流产当日清宫后也可立即放置[2]。

（二）放置步骤

1. 放置器（包括套管和推杆）送至子宫底。
2. 推进推杆，线结植入子宫底肌层后保持放置器固定。
3. 释放卡槽中的尾丝。
4. 含吲哚美辛无支架固定式 IUD 可将放置套管和推杆同时撤出，不含吲哚美辛的无支架固定式 IUD 先撤出推杆后撤出套管。

（三）注意事项

1. 放置时，尽可能用子宫颈钳将子宫拉直，有利于放置器送至子宫底。
2. 无支架固定式 IUD 顶端线结植入子宫底肌层后，继续牵拉住子宫颈钳同时固定推杆手柄，避免释放尾丝时将线结从子宫底肌层带出。
3. 人工流产后立即放置无支架固定式 IUD 和哺乳期放置无支架固定式 IUD 前，如确认子宫质地偏软，可按摩子宫或子宫颈注射缩宫素 10U[12-13]。人工流产手术中放置时，子宫颈管已经扩张，放置器容易放置到子宫底，可提高放置成功率。
4. 1 次放置手术中，3 次放置操作不成功应放弃此次手术，查找分析原因，并警惕发生子宫穿孔。

5. 建议在超声引导下放置或放置后立即超声定位，测量子宫浆膜层至无支架固定式IUD第1节铜套上缘的距离（称为S-S距离），见图1-6-1。S-S距离在1.4～2.2cm之间为安全距离。如S-S距离≤1.1cm，务必取出IUD。S-S距离在1.1～1.4cm之间，需要每个月B超监测，持续3个月；如S-S距离无变化，则为成功放置；如S-S距离发生变化，则需要取出IUD；二维超声可观察定位线结位于子宫肌层内，而三维超声可清晰立体地定位线结位于子宫肌层内。

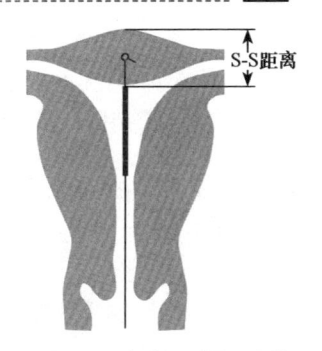

图1-6-1 超声下测量子宫浆膜层至无支架固定式宫内节育器第1节铜套上缘的距离（称为S-S距离）

四、无支架固定式宫内节育器的取出

（一）取出要点

1. 使用子宫腔异物钳进入子宫腔，触及铜套后，钳住铜套并稍用力牵拉，即可取出。

2. 遇到取出困难时，可借助B超引导或宫腔镜下取出。

（二）取出操作培训

1. 放置无支架固定式IUD的手术医师应熟悉产品结构，进行体外模拟练习，熟练掌握操作技术要点。

2. 定期组织放置医师交流操作经验，减少因医疗技术欠缺而造成的放置和取出失败。

五、无支架固定式宫内节育器的随访和影像学检查

（一）随访

1. 随访时间　放置后，要求使用者于放置后1、3、6、12个月及以后每年按期随访。

2. 随访内容　除解答使用者使用中的问题，必要时给予处理之外，应通过B超检查了解无支架固定式IUD是否固定在正

确的位置（参照本共识以下影像学检查章节的超声检查内容）。

3. 注意事项　无支架固定式 IUD 一旦放置成功，脱落率极低。如果无支架固定式 IUD 顶端的线结没有植入到子宫底肌层或植入过浅，可能很快脱落或伴随月经来潮而脱落。故放置无支架固定式 IUD 后应及时超声定位，确认 IUD 成功放置。放置后 1 个月和 3 个月的随访尤其重要。

（二）影像检查

超声、X 线、CT 检查均可用于无支架固定式 IUD 的定位检查，其中超声检查最常用。

1. 超声检查　通常采用二维超声检查，如果二维超声显示不清，推荐三维超声检查，三维超声判断 IUD 与子宫的关系更准确[14-15]。

（1）确定无支架固定式 IUD 是否在子宫腔内。

（2）判定无支架固定式 IUD 是否固定在合适的位置。测量 S-S 距离在正常值（为 1.4~2.2cm）范围内，或者显示 IUD 顶端线结位于子宫底肌层中央位置。

（3）判断无支架固定式 IUD 是否嵌顿，如嵌顿需判断嵌顿于子宫的部位、深度，以及是否穿透子宫浆膜层。

2. X 线检查

（1）在超声检查时子宫腔内没有显示无支架固定式 IUD 的情况下，腹部和盆腔 X 线摄片可以帮助判断 IUD 是否脱落或子宫外异位。

（2）X 线检查通常不能准确定位无支架固定式 IUD[16-17]。

3. CT 检查　可以准确判断异位无支架固定式 IUD 的解剖位置，特别是与周围器官的关系，为制定取出异位 IUD 的手术方案提供依据[15-18]。

六、无支架固定式宫内节育器的不良反应和并发症

（一）不良反应

1. 月经异常　以点滴出血为主（约为 10%）。含吲哚美辛无支架固定式 IUD 可改善点滴出血及月经增多等月经异常的不良反应[4]。

2. 闭经　发生率低（约为 0.1%）。吲哚美辛导致闭经的

机制不明，带器状态下无须治疗，3个月左右可自然恢复。

3. 疼痛　发生率较低（1%～3%）、疼痛程度较轻[19-20]。可能与无支架设计减少了机械性压迫有关。如果使用支架型IUD发生了不可逆转的疼痛，可以更换无支架固定式IUD[2]。

4. 阴道分泌物增多　与其他带尾丝的IUD一样，尾丝可能刺激子宫颈管，增加阴道分泌物。无支架固定式IUD采用单股聚丙烯柔软尾丝，可减少刺激。

（二）并发症及处理建议

1. 放置手术中子宫穿孔　为手术并发症中较严重的一种。与子宫本身存在高危因素（哺乳期、子宫过度倾屈、子宫手术史、多次人工流产史或近期人工流产史等）、手术者技术不熟练、术前未查清子宫位置和大小、未按常规操作或操作粗暴等有关。

（1）放置手术中发现或疑有子宫穿孔时，须立即停止放置无支架固定式IUD的手术操作。

（2）未放入无支架固定式IUD、无出血症状、无腹膜刺激症状，患者一般情况良好，应严密观察血压、脉搏、体温、腹部压痛、腹膜刺激症、阴道流血等，一般观察5～7d，同时应用抗生素及宫缩剂预防感染和出血。

（3）无支架固定式IUD已放至子宫外（进入盆腹腔），按IUD子宫外异位处理。与支架型IUD相比，无支架固定式IUD对子宫的损伤小，尚未有子宫穿孔部位发生大出血或活动性出血的文献报道。

2. 异位

（1）下移：当超声测量S-S距离>2.2cm，需要通过经阴道探头高清超声或三维超声了解线结是否位于子宫底肌层或靠近子宫底前后壁肌层，以判断无支架固定式IUD是否应该取出。子宫底肌层厚度有个体差异，由于子宫的屈度过大或没有放置至子宫底正中部位，都可能造成S-S距离增加。如果确定无支架固定式IUD线结位于子宫底肌层或靠近子宫底前后壁肌层，且整个无支架固定式IUD位于宫腔内，则不必取出；否则应取出无支架固定式IUD。

（2）子宫外异位：原则上应尽快取出异位的无支架固定式IUD[21-22]。建议操作如下。

1）首先通过CT检查确定IUD的位置，了解与其他器官如肠壁或膀胱壁的关系。

2）对于游离于腹腔的异位，取出手术前的再次定位很重要，以防 IUD 游走给手术造成困扰。

3）可在腹腔镜下或开腹取出，有器官损伤者取出的同时修补损伤；膀胱异位时采用膀胱镜取出；必要时请相关科室会诊。

4）子宫肌壁间异位，经 B 超或 CT 检查诊断；IUD 未突破或部分突破子宫浆膜层，可在 B 超引导下使用宫腔异物钳夹住无支架固定式 IUD 子宫腔内留存的部分，将其取出，或在宫腔镜下试取。

3. 其他

（1）尾丝断裂：大多发生在 IUD 取出时。处理建议如下。

1）首先通过 B 超检查明确无支架固定式 IUD 的姿态和位置。

2）使用取器钳尽可能夹住最上方的铜套再取出；如果 IUD 卷曲，扩张子宫颈后使用取器钳夹住整团 IUD 再取出。

3）如果发生铜套散落，取出困难，为避免反复操作导致出血、感染、穿孔，可等待下次月经干净后再次了解 IUD 状态，如仍有铜套残留则在 B 超引导下或宫腔镜下取出。X 线比超声检查确认铜套数量更清晰可靠。

4）反复操作取出的妇女术后留观 1h，以排除活动性出血[23-24]。

（2）铜套溶蚀：超声和 X 线检查可能发现铜套之间缝隙加大或铜套缺失，需要依据无支架固定式 IUD 的使用时间、溶蚀程度、使用者的年龄及使用者的意愿评估是否需要更换 IUD[21,25]，残留铜套总长度≤20mm[8]，且使用者<35 岁，应建议更换新的 IUD（可以是无支架固定式 IUD，也可以是其他类型 IUD，由使用者经过咨询后知情选择）。

执笔专家：黄丽丽（浙江大学医学院附属妇产科医院）、吴尚纯（国家卫生健康委科学技术研究所）、钱志大（浙江大学医学院附属妇产科医院）、顾向应（天津医科大学总医院）、刘欣燕（中国医学科学院北京协和医院）、杨清（中国医科大学附属盛京医院）

参与本共识制定与讨论的专家（按姓氏拼音顺序）：常明

秀（河南省人口和计划生育科学技术研究院）、车焱（上海市计划生育科学研究所）、陈勤芳（国际和平妇幼保健院）、董白桦（山东大学齐鲁医院）、顾向应（天津医科大学总医院）、谷翊群（国家卫生健康委科学技术研究所）、黄丽丽（浙江大学医学院附属妇产科医院）、黄薇（四川大学华西第二医院）、李红钢（华中科技大学同济医学院计划生育研究所）、李坚（首都医科大学附属北京妇产医院）、林青（首都医科大学附属北京友谊医院）、林元（福建省妇幼保健院）、刘伟信（四川省妇幼保健院）、刘欣燕（中国医学科学院北京协和医院）、钱志大（浙江大学医学院附属妇产科医院）、任琛琛（郑州大学第三附属医院）、单莉（西北妇女儿童医院）、唐运革（广东省计划生育专科医院）、王晓军（新疆维吾尔自治区妇幼保健院）、魏占荣（天津市东丽区妇女儿童保健和计划生育服务中心）、吴尚纯（国家卫生健康委科学技术研究所）、熊承良（华中科技大学同济医学院）、杨清（中国医科大学附属盛京医院）、于晓兰（北京大学第一医院）、袁冬（天津市河东区妇产科医院）、章慧平（华中科技大学同济医学院）、张林爱（山西省妇幼保健院）

参考文献从略

（通信作者：顾向应）

（本文刊载于《中华妇产科杂志》2020年第55卷第7期第433-437页）

7 产后无支架固定式宫内节育器临床应用专家共识

中华医学会计划生育学分会
中华医学会围产医学分会

产后避孕是在产妇分娩后 12 个月内,为防止意外妊娠导致的人工流产及过短间隔生育而采取避孕措施,以降低母婴健康风险。产后即时放置宫内节育器(IUD)是国内外首选的产后避孕措施[1]。专门用于产后即时放置的产后无支架固定式 IUD(PP IUD)于 1999 年在我国注册上市,经临床研究及应用已积累了一定的研究证据和临床经验。PP IUD 虽为无支架固定式 IUD 的一种,但有其特殊性,为促进产后避孕服务的开展,特编写本共识,供避孕服务提供者和管理人员参考。

一、PP IUD 的特点

与月经间期和人工流产术后立即放置 IUD 相比,由于产后子宫腔较大、子宫颈松弛及子宫收缩的影响,文献报道的 T 形 IUD 在产后即时放置的脱落率为 10%～30%[2-4]。为降低产后即时放置 IUD 的脱落率,比利时妇产科医师 Dr.Wildemeersch 在其研发的月经间期放置的无支架固定式 IUD(由 1 根聚丙烯手术丝线串联 6 个铜套,上下两端的铜套固定在丝线上,丝线上端有 1 个线结)的基础上,在线结下方加系可生物降解的固定锥,称为 PP IUD(图 1-7-1)。放置 PP IUD 时使用加长、加粗的专用放置器,将线结和固定锥同时植入子宫底肌层,以增加固定作用,降低脱落率。固定锥在放置后 3～6 个月内降解为乳酸和水,使 PP IUD 恢复成普通的无支架固定式 IUD 的形态,不增加 IUD 取出的困难。PP IUD 的尾丝呈环状,子宫复旧后如果子宫腔深度<6.0cm,尾丝可显露于子宫颈外口,子

宫腔深度≥6.0cm，尾丝在子宫颈外口不可见。PP IUD 配有专用放置器，有 1 根活动丝线套在环状尾丝上，将 PP IUD 固定于放置器上，放置成功后将活动丝线撤出。

多项前瞻性临床研究显示，PP IUD 并不增加产后出血和感染的风险[5-6]；由经过培训的医师放置 PP IUD 可以降低其脱落率[7]。临床对照研究显示，剖宫产术后放置 T 形 IUD 者因疼痛的取出率明显高于 PP IUD 者，可能是因为 IUD 支架与子宫腔的匹配度不高[8]。目前，尚无取出 PP IUD 后影响生育恢复的报道，随着临床上进一步扩大应用将有更多的临床数据供参考。

近年来，国内也有不少剖宫产术后立即放置 PP IUD 的临床报道[9-11]，6~12 个月的观察结果显示，放置后续用率在 90%以上，脱落率为 4% 左右，带器妊娠率为 0，因出血或疼痛的取出率为 1% 左右。

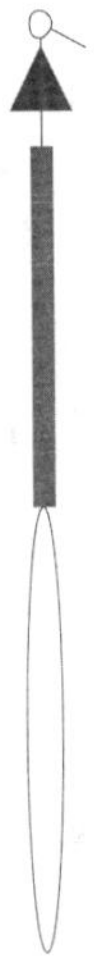

图 1-7-1　产后即时放置的无支架固定式宫内节育器（PP IUD）

二、PP IUD 的适应证和禁忌证

（一）适应证

适合于妊娠期和分娩过程顺利的健康产妇，于阴道分娩或剖宫产术分娩胎盘娩出后 10min 内放置[12-13]。

（二）禁忌证[12-13]

1. 任何不宜使用 IUD 的子宫畸形。

2. 有潜在感染和出血风险。

3. 贫血（血红蛋白含量＜90g/L）。

4. 各种疾病所致严重血小板减少及有出血倾向的凝血功能异常。

5. 子宫疾病致使子宫腔严重变形。

6. 自然破膜至分娩的时间＞12h，产程延长，或有严重妊娠期并发症及合并症（心、肝、肾功能不全及胎盘早剥、前置胎盘等）。

7. 长期使用甾体激素。

8. 妊娠期有生殖道感染病史、盆腔炎性疾病（pelvic inflammatory disease，PID）或性传播疾病。

9. 产程中或产后大出血。

10. 可疑胎盘、胎膜剥离不完整。

11. 金属铜过敏。

三、PP IUD 的放置步骤

（一）放置前的特殊准备

胎盘娩出后，子宫底肌层注射或静脉注射 10~20U 缩宫素[9]，清理子宫腔确认无残留，可辅助按摩子宫促进子宫收缩。少数产妇虽有子宫收缩，但子宫底较软，不可强行放置，避免子宫穿孔和 IUD 脱落。

（二）剖宫产术后即时放置 PP IUD 的步骤

1. 当子宫底尚未收缩时，不急于放置 PP IUD。剖宫产术中可边观察子宫收缩情况边从两侧向中间缝合子宫切口，预留 2cm 的切口使放置器可以进入，一旦子宫底收缩变硬即可放置 PP IUD[12]。左手从腹部切口处伸入腹腔直接托住子宫底，右手握住放置器，放置器从子宫切口送至子宫底，并使子宫底与 PP IUD 放置器顶端紧密接触，此时左手可清楚地感觉到放置器顶端送达子宫底（图 1-7-2）。选择子宫底中部较厚的部位植入固定锥放置成功率高，且安全。

2. 推入植入杆前先将卡在放置器上的固定尾丝的活动丝线释放（图 1-7-3）。

3. 左手继续托住子宫底，右手拇指按下控制钮，轻柔、缓慢地推进推杆（达到手柄与套管无间隙），此时可感觉到固定锥进入子宫底肌层（图 1-7-4）。

4. 轻轻撤出放置器（推杆连同套管同时退出，也可先退出推杆再退出套管），此时可见 2 根活动丝线自子宫切口伸出（图 1-7-5）。

5. 轻轻牵拉活动丝线的 2 个末端，确定固定锥已经牢固地固定在子宫底肌层，然后牵拉活动丝线的任一末端将其撤出（图 1-7-6）。

6. 连接 PP IUD 6 个铜套的环形尾丝留在子宫腔内（图 1-7-7）。缝合子宫切口和腹壁切口。

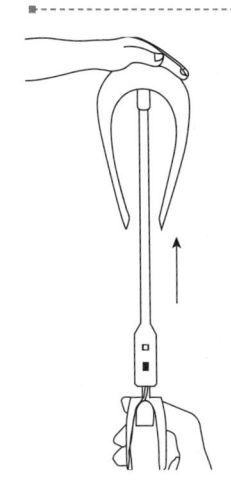

7 产后无支架固定式宫内节育器临床应用专家共识

图 1-7-2 剖宫产术中放置 PP IUD 时，左手直接托住子宫底，右手握住放置器，并将放置器送至子宫底

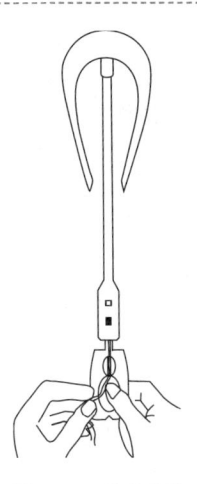

图 1-7-3 将卡在放置器上的固定尾丝的活动丝线释放

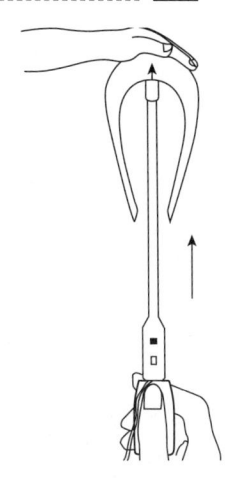

图 1-7-4 左手继续托住子宫底，右手拇指按下控制钮，推进推杆，此时可感到固定锥进入子宫底肌层

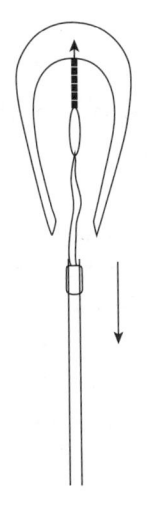

图 1-7-5 撤出放置器，此时可见 2 根活动丝线自子宫切口伸出

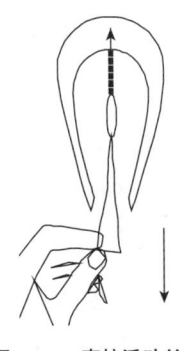

图 1-7-6 牵拉活动丝线的 2 个末端，确定固定锥已经牢固地固定在子宫底肌层，然后牵拉活动丝线的任一末端将其撤出

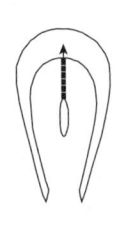

图 1-7-7 连接 PP IUD 6 个铜套的环形尾丝留在子宫腔内

（三）阴道分娩后即时放置 PP IUD 的步骤

1. 当子宫底尚未收缩时，不急于放置 PP IUD。可先缝合会阴切口，待子宫收缩良好后再放置 PP IUD。左手压腹壁托住子宫底，右手握住放置器，放置器从子宫颈送至子宫底，使子宫底与 PP IUD 放置器顶端紧密接触，此时左手可感觉到放置器顶端送达子宫底。选择子宫底中部较厚的部位植入固定锥。

2. 推入推杆前先释放卡在放置器上的固定尾丝的活动丝线。

3. 左手继续托住子宫底，右手拇指按下控制钮，轻柔、缓慢地推进推杆（达到手柄与套管无间隙），可同时感觉固定锥进入子宫底肌层。

4. 轻轻撤出放置器（推杆连同套管同时退出，也可先退出推杆再退出套管），可见 2 根活动丝线从子宫颈口伸出。

5. 轻轻牵拉活动丝线的末端，确定固定锥已牢固地固定于子宫底肌层，牵拉活动丝线的任一末端将其撤出。

6. 连接 PP IUD 6 个铜套的环形尾丝存留于子宫腔内。

四、PP IUD 的随访和影像学检查

（一）随访

1. 住院期间　产妇住院期间，密切观察 24h 出血量。出院前建议行 B 超检查，测量子宫浆膜层至 PP IUD 第 1 节铜套上缘的距离（称为 S-S 距离；正常值为 1.7~2.5cm），或可见线结位于子宫底肌层中，以了解 PP IUD 位置是否正常。

2. 产后 42d 复查　了解恶露情况，妇科检查时观察 PP IUD 的尾丝是否在子宫颈口可见，B 超检查测定 S-S 距离，了解 PP IUD 的位置是否正常。

3. 随访时间　于产后 3、6、12 个月及以后每年随访，解答使用者使用中的问题，必要时给予处理，通过 B 超检查了解 PP IUD 是否固定在正确的位置（参照本共识后文影像学检查章节的超声检查内容）。

4. 注意事项　放置 PP IUD 后和每次随访时应告知使用者，任何时间怀疑 IUD 脱落、逐渐加重或严重的下腹疼痛、异常出血、性交痛、异常阴道分泌物等应及时返诊，尤其是在

放置后的最初 2 周内。

（二）影像学检查

超声、X 线、CT 检查均可用于 PP IUD 的定位检查，其中超声检查最常用。

1. 超声检查　通常采用二维超声检查，如果二维超声显示不清，推荐三维超声检查，三维超声判断 PP IUD 与子宫的关系更清晰准确[14-15]。

（1）确定 PP IUD 是否在子宫腔内。

（2）确定 PP IUD 是否固定在合适的位置。产后子宫未完全复旧时，子宫底肌层平均厚度增加，测量 S-S 距离也相应增加[7]。当子宫完全复旧，S-S 距离在正常值范围（1.7～2.5cm）内，或者显示起固定作用的线结位于子宫底肌层中央位置即为正常。

（3）怀疑 PP IUD 子宫内嵌顿时，超声检查可辅助判断 IUD 嵌顿子宫的部位、深度，以及是否穿透子宫浆膜层。

2. X 线检查

（1）B 超下没有显示子宫腔内 PP IUD 时，腹部和盆腔 X 线摄片可以确定 IUD 是否脱落或异位于盆腹腔。

（2）X 线通常能够确定 PP IUD 是否在体内，但不能准确定位 IUD（子宫腔内异位或子宫外异位）[16-17]。

3. CT 检查　可以准确判断 PP IUD 的解剖位置，特别是判断 IUD 子宫外异位时周围脏器是否有损伤，为制定取出异位 IUD 的手术方案提供依据[15-18]。

五、PP IUD 的不良反应和并发症

（一）不良反应

1. 恶露时间延长　放置 PP IUD 后恶露时间是否延长，不同的临床研究结果存在差异，尚未有由于放置 PP IUD 影响子宫复旧的报道，也无大出血的病例报告[5]。

2. 出血或疼痛　产后即时放置 PP IUD 与产后延时放置 T 形 IUD 相比，并未增加因出血和疼痛取出率，也未增加产后短期内的出血发生率[8, 19]。点滴出血和不规则出血随 PP IUD 使用时间的延长而逐渐减轻或消失。

（二）并发症及处理建议

1. 放置手术中子宫穿孔　其预防方法包括：①确认子宫收缩良好再放置；②建议选择子宫底中部较厚的部位放置；③剖宫产术中放置时，术者单手进入腹腔托住子宫底，可清楚感受到固定锥的植入，及时发现子宫穿孔。

2. 感染及 PID　为降低感染风险，严格按照适应证和禁忌证筛选使用者；对于性传播感染（STI）高风险的产妇，不放置 IUD。放置 PP IUD 后发生感染时，抗生素的选择要考虑对哺乳的影响。

3. 下移　当超声测量 S-S 距离>2.5cm，需经阴道高清超声或三维超声了解线结是否位于子宫底肌层，判断 PP IUD 是否应该取出。子宫底肌层的厚度有个体差异，并会因子宫复旧程度而变化，均可造成 S-S 距离增加。若确定 PP IUD 固定位置正常，且整个 PP IUD 位于子宫腔内，不必取出。

4. 子宫外异位　原则上应该尽快取出异位的 PP IUD[20-21]。方法建议：①首先通过 CT 检查确定 PP IUD 的位置，了解是否损伤了其他器官（如肠壁或膀胱壁）；②对于游离于腹腔的异位 PP IUD，手术取出 IUD 前再次定位至关重要，以防 IUD 游走给手术造成困扰；③多数情况下可腹腔镜下取出，器官损伤严重者需开腹取出、同时修补损伤，膀胱内异位时采用膀胱镜取出。

六、PP IUD 的取出

1. 一般情况下，牵拉尾丝即可取出 PP IUD，目前尚无文献报道取出 PP IUD 时固定锥未降解。

2. 当 PP IUD 尾丝在子宫颈口不可见时，可以使用宫腔异物钳或专用取器钳夹住铜套牵拉取出。PP IUD 是环形尾丝，尾丝是否可见主要取决于子宫腔深度。

执笔专家：顾向应（天津医科大学总医院）、刘欣燕（中国医学科学院北京协和医院）、杨清（中国医科大学附属盛京医院）、黄丽丽（浙江大学医学院附属妇产科医院）、车焱（上海市计划生育科学研究所）、吴尚纯（国家卫生健康委科学技术研究所）、刘兴会（四川大学华西第二医院）

中华医学会计划生育学分会参与本共识制定与讨论的专家（按姓氏拼音顺序）：常明秀（河南省人口和计划生育科学技

研究院）、车焱（上海市计划生育科学研究所）、陈勤芳（国际和平妇幼保健院）、董白桦（山东大学齐鲁医院）、顾向应（天津医科大学总医院）、谷翊群（国家卫生健康委科学技术研究所）、黄丽丽（浙江大学医学院附属妇产科医院）、黄薇（四川大学华西第二医院）、李红钢（华中科技大学同济医学院计划生育研究所）、李坚（首都医科大学附属北京妇产医院）、林青（首都医科大学附属北京友谊医院）、林元（福建省妇幼保健院）、刘伟信（四川省妇幼保健院）、刘欣燕（中国医学科学院北京协和医院）、单莉（西北妇女儿童医院）、唐运革（广东省计划生育专科医院）、王晓军（新疆维吾尔自治区妇幼保健院）、魏占荣（天津市东丽区妇女儿童保健和计划生育服务中心）、吴尚纯（国家卫生健康委科学技术研究所）、熊承良（华中科技大学同济医学院）、杨清（中国医科大学附属盛京医院）、于晓兰（北京大学第一医院）、袁冬（天津市河东区妇产科医院）、章慧平（华中科技大学同济医学院）、张林爱（山西省妇幼保健院）

中华医学会围产医学分会参与本共识制定与讨论的专家（按姓氏拼音顺序）：陈敦金（广州医科大学附属第三医院）、程蔚蔚（国际和平妇幼保健院）、崔世红（郑州大学第三附属医院）、胡娅莉（南京大学医学院附属鼓楼医院）、李雪兰（西安交通大学第一附属医院）、蔺莉（北京大学国际医院）、刘彩霞（中国医科大学附属盛京医院）、刘俊涛（中国医学科学院北京协和医院）、刘兴会（四川大学华西第二医院）、漆洪波（重庆医科大学附属第一医院）、孙瑜（北京大学第一医院）、孙敬霞（哈尔滨医科大学附属一院）、王谢桐（山东省立医院）、辛虹（河北医科大学第二医院）、徐先明（上海市第一人民医院）、颜建英（福建省妇幼保健院）、杨慧霞（北京大学第一医院）、邹丽（华中科技大学同济医学院附属协和医院）

参考文献从略

（通信作者：顾向应 刘兴会）
（本文刊载于《中华妇产科杂志》
2020年第55卷第7期第438-442页）

8 HIV感染女性避孕方法选择的中国专家共识

中华医学会计划生育学分会

人类免疫缺陷病毒（human immunodeficiency virus，HIV）感染已成为全球性问题，且女性感染者呈增多趋势。据联合国艾滋病规划署（UNAIDS）报告，截至2018年，全球约有3790万HIV感染者，其中15岁以上女性占49.60%[1]。2016年，中国15岁以上女性新发HIV感染和艾滋病（acquired immune deficiency syndrome，AIDS）人数比2010年增加了57.78%[2]。HIV感染女性的避孕需求未得到充分满足，UNAIDS一项报告指出，在全球22个优先关注的国家中，6个国家中13%~21%的HIV感染女性的避孕需求未得到满足[3]。中国AIDS高流行地区针对HIV感染女性的避孕咨询指导和服务能力不足[4]。HIV母婴传播时有发生，据WHO报道，全球每年约有700 000例HIV感染新生儿出生[5]。HIV感染女性科学选择避孕方法对减少及预防HIV母婴传播和提高生殖健康水平具有重要作用，但我国不同避孕方法在HIV感染女性中的应用目前尚未达成共识。为此，中华医学会计划生育学分会专家共同讨论，制定HIV感染女性避孕方法选择专家共识，进一步规范我国HIV感染女性避孕方法的有效应用。

一、不同避孕方法在HIV感染女性中的应用

在正常女性中可供选择的避孕方法有屏障避孕、激素避孕（hormonal contraception，HC）、宫内节育器（intrauterine devices，IUD）、绝育手术等。根据不同避孕方法的适用性，按照WHO《避孕方法选用的医学标准（The medical eligibility criteria for contraceptive use，MEC）》将避孕方法分为4级：MEC

1级，在任何情况下均可使用此方法；MEC 2级，通常可用此方法；MEC 3级，除非其他方法不能提供，一般不推荐使用此种方法；MEC 4级，不能使用此种方法[6]。HIV感染女性避孕方法的选择，既要考虑HIV感染女性的生理和心理变化，关注避孕方法的有效性和可接受性，又不影响HIV的病程发展和治疗。

（一）屏障避孕

屏障避孕是通过物理方法阻止精子到达宫颈口和/或化学药剂在阴道内灭活精子，达到避孕目的的方法，包括安全套、阴道隔膜及外用杀精剂。阴道隔膜和杀精剂的使用会影响或破坏宫颈黏液，导致生殖道病毒释放及HIV性传播的机会增加，故不适用于HIV感染女性[6]。安全套包括男用安全套和女用安全套，WHO认为，坚持正确使用安全套是目前预防HIV传播最行之有效的方法，使用男用安全套对HIV感染女性的性伴侣同样重要，但在一般人群中，其避孕有效性仅为85%，坚持正确使用的避孕有效性可达95%[7]。个人和社会因素影响安全套在HIV感染女性中的应用，研究报道，HIV感染女性及性伴侣不使用男用安全套的因素主要包括认为没有必要使用安全套、性交不适、缺少自我保护意识及医务人员咨询指导不力等[8]。女用安全套是按照女性身体设计并可预防HIV传播的避孕工具，其避孕有效率为79%[6]。尽管发达国家已将女用安全套纳入避孕和预防HIV/AIDS计划，但由于其使用方法较复杂、价格较贵，且可获得性和接受性较低，导致平均每36名妇女中仅有1名可使用女用安全套[9]。目前尚无女用安全套在中国HIV感染女性中使用的数据资料。所以强调在HIV感染女性中坚持正确使用安全套至关重要。

共识：安全套是目前唯一可预防HIV传播的避孕方法，正确并坚持使用男用或女用安全套，能有效防止HIV及其他性传播疾病感染，减少HIV母婴传播，但非正确使用安全套的避孕失败率相对较高，建议在使用安全套基础上加用其他高效避孕方法。

（二）激素避孕

HC通过抑制排卵、改变宫颈黏液性状等机制避孕，包括复方激素类避孕法（combined hormonal contraceptive，CHC）和单纯孕激素避孕法（progestogen-only contraceptive，POC）。

根据使用方式不同分为口服避孕药（oral contraceptive pill，OC）、复方避孕针剂（combined injectable contraceptive，CIC）、复方避孕贴剂（combined contraceptive patch，CCP）、复方阴道环（combined vaginal ring，CVR）、单纯孕激素避孕针、皮下埋植剂、含孕激素IUD等。

1. 口服避孕药　OC是人工合成的甾体类雌孕激素制剂，包括复方口服避孕药（combined oral contraceptive pill，COC）和单纯孕激素避孕药（progestogen-only pill，POP），避孕成功率高达99%。大量研究表明，使用OC与HIV病情进展之间没有关联[10-13]。同时OC使用与男女间HIV传播也无明显关联[14-15]。因此WHO认为未使用抗逆转录病毒治疗（antiretroviral therapy，ART）的HIV感染妇女可无限制地使用OC（MEC 1级）。部分药代动力学研究发现OC与某些ART药物之间存在相互作用，可能降低其避孕效果，但益处通常大于风险（MEC 2级）[6]。HIV感染女性使用OC虽然安全有效，但调查发现，由于多种原因，HIV感染女性经常停用OC，依从性相对较差[16]。

共识：HIV感染女性无论是否进行抗病毒治疗，均可选择使用OC，且是安全有效的，强调高效避孕的同时，减少HIV相互传播，建议OC加安全套的双重保护。但针对HIV感染女性服用OC依从性较差的问题，服务提供者需要为HIV感染妇女提供更多避孕选择，特别是长效可逆避孕方法（long-acting reversible contraception，LARC）。

2. 避孕注射剂　避孕注射剂是指避孕制剂经皮下或肌内注射进入人体，药物持续缓慢地在体内释放至有效浓度以达到避孕效果。根据药物的成分可分为CIC和单纯孕激素针剂（progestogen-only injectables，POI）。CIC和POI产品中孕激素成分为醋酸甲羟孕酮（depot medroxyprogesterone acetate，DMPA）和庚炔诺酮（norethisterone enanthate，NET-EN）。一直以来，关于DMPA是否会增加未感染女性感染HIV风险和HIV感染女性传播其性伴侣风险存在争议[17-18]。近期研究表明，在接受ART的HIV感染女性使用的前6个月内，DMPA或左炔诺酮（levonorgestrel，LNG）植入物不增加生殖道HIV的释放[19]。与含铜宫内节育器（Cu-IUD）和LNG植入物（Jadelle）相比，

DMPA-IM 使用者其 HIV 感染风险并没有显著差异[20]。综合目前有关 HIV 药物相互作用的相关研究，DMPA 与抗逆转录病毒药物（antiretrovirus drug，ARV）间几乎无相互作用[21-22]，而 NET 与某些 ARV 同时使用时，可能降低 NET 的效能。WHO 认为 HIV 感染妇女可无限制地使用 DMPA（MEC 1 级）[6]。但也有研究认为 DMPA 所导致的经期出血量增加是 HIV 感染女性使用 DMPA 依从性降低的原因之一[23]。

共识：HIV 感染女性无论是否进行抗病毒治疗，均可使用 DMPA 避孕，强调高效、长效避孕的同时，减少 HIV 病毒相互传播，建议 CIC 和 POI 加安全套的双重保护。但在选用 NET-EN 时，需考虑其与 ART 之间的相互影响，知情同意下选择使用。

3. 皮下埋植剂　皮下埋植剂是将孕激素与塑胶或硅橡胶等缓释材料制成胶囊或小棒，植入皮下后缓慢、恒定地释放药物入血而发挥长期避孕的作用。国内外已上市的皮下埋植剂中所含的孕激素主要是左炔诺孕酮与依托孕烯两种。无症状 HIV-1 型阳性妇女在分娩或人工流产后放置左炔诺孕酮皮下埋植剂（norplant），观察 1 年认为 Norplant 用于 HIV-1 型阳性女性避孕是安全有效的[24]。且 HIV 感染女性中，放置含左炔诺孕酮皮下埋植避孕剂（jadelle）与非激素避孕方法相比，CD4 计数、机会感染均无明显差异，均未发生妊娠[25]。在 HIV 感染且使用皮下埋植剂的女性中，用药物依法韦伦（efavirenz，EFV）进行 ARV 治疗的妇女避孕失败率（3.3%）是用奈韦拉平（nevirapine，NVP）进行 ARV 治疗避孕失败率（1.1%）的 3 倍（95%CI：1.3～4.6）[26]。药代动力学研究表明，EFV 可加速皮下埋植剂孕激素的降解，HIV 感染女性使用 EFV 治疗的妇女血清孕激素水平比未行 ARV 治疗的妇女低 70%（$P<0.001$）[27]。进一步研究发现，EFV 与孕激素在使用者体内存在交互作用，而 NVP 不影响皮下埋植剂孕激素代谢[28]。尽管 EFV 可能导致皮下埋植剂的有效性下降，皮下埋植剂的有效性低于 IUD 和绝育术，但仍高于 COC 等短效避孕方法[26]，因此仍可使用皮下埋植剂。

共识：皮下埋植剂是 HIV 感染女性安全和有效的避孕选择，未进行 ART 的 HIV 感染女性可无限制地使用皮下埋植剂（MEC 1 级）。EFV 等 ARV 可能对皮下埋植剂避孕效果产生影响，仍通常可选用皮下埋植剂避孕（MEC 2 级）。但依然建议皮下埋植剂加安全套的双重保护。

4. 复方避孕贴剂和复方阴道避孕环　CCP 和 CVR 是相对较新的避孕方法，有关 HIV 感染妇女使用此类方法安全性信息有限。可获得的研究表明，CCP 和 CVR 与激素配方相似的 COC 具有大致相当的安全性及药代动力学特点，目前 WHO 对 CCP 和 CVR 的使用级别与 COC 相似（MEC 1 级）[6]。我国可获得的 CCP 和 CVR 产品非常少，未有其长期使用的流行病学数据，有待以后进一步评估。

（三）宫内节育器具

IUD 包括 Cu-IUD 和左炔诺孕酮宫内缓释节育系统(levonorgestrel intrauterine sustained release system，LNG-IUS）。IUD 是放置在子宫腔内的避孕装置，通过缓慢释放铜离子或其他药物，改变子宫内膜酶系统活性，干扰精子运输、受精卵着床及囊胚发育而起到避孕作用[29]。IUD 是一种安全、有效、简便、经济、可逆的避孕工具，是全世界使用最广泛的避孕方法之一，约有 14.3% 的育龄妇女使用 IUD[30]。IUD 也是我国育龄妇女使用最多的 LARC[31]。但目前缺乏我国有关 IUD 在 HIV 感染妇女中应用的相关数据。研究认为，Cu-IUD 可能增加盆腔炎性疾病的发生、导致月经过多、子宫内膜损伤等，进尔促进性传播疾病的感染和 HIV 病情进展，不适用于 HIV 感染妇女[32]。但也有研究认为，使用 Cu-IUD 不会增加 HIV 感染女性盆腔炎性疾病的发生率，且因疼痛、炎症、出血、妊娠或 IUD 脱落而停止使用 IUD 的风险也未增加，因此，IUD 可能是 HIV 感染妇女的一种适宜的避孕选择[33]。LNG-IUS 应用于 HIV 感染妇女中其有效避孕率为 99.8%，还可减少月经出血，降低盆腔炎的风险，且不增加生殖道 HIV 的传播[34-35]。对 HIV 感染妇女长期使用 LNG-IUS 的安全性进行评估表明：在长达 5 年的随访中，LNG-IUS 使用者中未发生意外妊娠或盆腔感染，且当 LNG-IUS 与抗病毒药物合用时，能保持其避孕效果[36]。

共识：对未经治疗的 AIDS 患者（WHO 临床Ⅲ期、临床Ⅳ期）不建议放置 IUD（MEC 3 级）。反之，如果 HIV 感染（WHO 临床Ⅰ期、临床Ⅱ期）或者 AIDS 患者经过了有效治疗，可以放置 IUD（MEC 2 级）。依然建议 IUD 加安全套双重保护避孕。

（四）女性绝育手术

绝育手术为长效永久避孕方法，可用于HIV感染身体良好的女性。对127例HIV感染的黑人/非洲裔美国女性均研究表明LARC使用率较低，永久性绝育使用率为44%[37]。HIV感染女性多中心队列研究结果显示，在2784例HIV感染和高风险美国女性中绝育手术是第二种最常见的避孕方式[38]。随着HIV感染女性对ART和其他更有效避孕方法的认知，特别是对IUD和皮下埋植剂等LARC的知晓情况改善，选用绝育手术的女性越来越少。由于年轻的HIV感染女性有生育愿望，导致年轻HIV感染女性选用绝育术的仅有2%，HIV感染治疗技术的发展减少了HIV的传播和改善了感染者健康状况，从而影响了多数HIV感染女性接受绝育手术的决定[39]。

共识：绝育手术适合于HIV感染身体良好且无生育意愿的女性。考虑到绝育手术的永久性，必须确保服务对象自愿知情选择，对于年轻未生育的HIV感染女性以及不能耐受手术者，慎用绝育手术。

二、激素避孕与抗逆转录病毒药物间相互作用

ARV主要包括以下4类：核苷酸逆转录酶抑制剂（nucleoside reverse transcriptase inhibitor，NRTI）、非核苷类逆转录酶抑制剂（non-NRTI，NNRTI）、蛋白酶抑制剂（protease inhibitor，PI）、整合酶链转移抑制剂（integrase strand transfer inhibitor，INSTI）。研究发现部分ARV与激素存在潜在的药物相互作用，这种相互作用可能对激素避孕方法和ARV药物的安全性和有效性产生影响。

（一）核苷酸逆转录酶抑制剂

目前可获得的证据表明NRTI与激素避孕方法间未发现明显药物交互作用[40-41]。

（二）非核苷类逆转录酶抑制剂

在含有NNRTI的抗病毒治疗中，发现使用含NVP的ARV并没有提高COC使用者的妊娠率[42-44]；对于含有EFV的ART中，药代动力学研究表明使用者的避孕药激素水平持续减少，小型临床研究显示COC使用者同时服用EFV排卵率增高[44-45]。有关依托孕烯埋植剂的临床研究认为ART对避孕

效果没有影响，3年随访使用EFV为基础的ART的20名女性均没有妊娠[46]。然而，也有研究者认为以EFV为基础的ART可能降低皮下埋植剂的避孕效果[26-27, 47-48]。药代动力学研究发现皮下埋植剂与ART药物EFV一起使用时，左炔诺孕酮和依托孕烯的浓度显著降低[28]。

（三）蛋白酶抑制剂

药代动力学数据表明，利托那韦激活的PI可使COC孕激素水平降低。在使用CCP的妇女中，与PI共用时将导致孕激素水平升高[50]。另一项研究发现，POP与PI共用时同样会增加孕激素水平[51]。药代动力学数据提示，DMPA的有效性可能不受PI的影响[22-23]。

（四）整合酶链转移抑制剂

证据表明INSTI与COC间几乎无交互作用[52]。

共识：正在进行抗病毒治疗的HIV感染女性可选用激素避孕方法，不会影响抗病毒治疗效果和进展。尽管部分抗病毒治疗药物可能会影响激素避孕效果，但益处大于风险。

不同抗逆转录病毒药物与激素避孕方法合用的MEC分级总结详见表1-8-1。

三、小结

HIV感染女性科学选择避孕方法是降低母婴传播风险最行之有效的措施。

1. 建议HIV感染女性采用LARC进行避孕。WHO临床Ⅲ、Ⅳ期的HIV感染女性不建议放置IUD，宜优先推荐皮下埋植剂。

2. 有永久避孕意愿且能耐受手术者，可推荐绝育手术。

3. 如果HIV感染女性选择OC，要加强咨询服务，提高服务对象依从性。

4. 建议HIV感染女性在采用其他避孕方法的同时使用安全套避孕，以有效预防HIV传播。

5. HIV感染女性不推荐使用阴道隔膜、杀精剂、安全期和体外排精进行避孕。

不同避孕方法在HIV感染女性中的应用分级总结详见表1-8-2。

表 1-8-2 不同抗逆转录病毒药物与激素避孕方法合用的 MEC 分级总结表 [6]

抗毒治疗药物	CHC COC	CHC P	CHC CVR	CHC CIC	POC POP	POC DMPA	POC NET-EN	皮下埋植剂 LNG	皮下埋植剂 ETG	IUD LNG-IUS I	IUD LNG-IUS C
NRTI											
Abacavir (ABC)	1	1	1	1	1	1	1	1	1	2/3	2
Tenofovir (TDF)	1	1	1	1	1	1	1	1	1	2/3	2
Zidovudine (AZT)	1	1	1	1	1	1	1	1	1	2/3	2
Lamivudine (3TC)	1	1	1	1	1	1	1	1	1	2/3	2
Didanosine (DDI)	1	1	1	1	1	1	1	1	1	2/3	2
Emtricitabine (FTC)	1	1	1	1	1	1	1	1	1	2/3	2
Stavudine (D4T)	1	1	1	1	1	1	1	1	1	2/3	2
NNRTI											
Efavirenz (EFV)	2	2	2	2	2	1	2	2	2	2/3	2
Etravirine (ETR)	1	1	1	1	1	1	2	1	1	2/3	2
Nevirapine (NVP)	2	2	2	2	2	1	2	2	2	2/3	2
Rilpivirine (RPV)	1	1	1	1	1	1	2	1	1	2/3	2
PI											
Ritonavir-boosted atazanavir (ATV/r)	2	2	2	2	2	1	2	2	2	2/3	2

MEC 分级
I = 开始，C = 继续

续表

抗病毒治疗药物	MEC 分级 I=开始，C=继续									
	CHC				POC			皮下埋植剂		IUD
	COC	P	CVR	CIC	POP	DMPA	NET-EN	LNG	ETG	LNG-IUS
Ritonavir-boosted lopinavir (LPV/r)	2	2	2	2	2	1	2	2	2	2/3　2
Ritonavir-boosted darunavir (DRV/r)	2	2	2	2	2	1	2	2	2	2/3　2
Ritonavir (RTV)	2	2	2	2	2	1	2	2	2	2/3　2
INSTI										
Raltegravir (RAL)	1	1	1	1	1	1	1	1	1	2/3　2

注：避孕方法同表 8-2 备注。ABC. 阿巴卡韦；TDF. 替诺福韦；AZT. 齐多夫定；3TC. 拉米夫定；DDI. 去羟肌苷；FTC. 恩曲他滨；D4T. 司他夫定；EFV. 依非韦伦；ETR. 依曲韦林；NVP. 奈韦拉平；RPV. 利匹韦林；ATV/r. 阿扎那韦/利托那韦合剂；LPV/r. 洛匹那韦/利托那韦合剂；DRV/r. 达芦那韦/利托那韦合剂；RTV. 利托那韦；RAL. 拉替拉韦。

8 HIV感染女性避孕方法选择的中国专家共识

表 1-8-2 不同避孕方法在 HIV 感染女性中的应用分级[4]

分类	屏障避孕 安全套 男用/女用	CHC COC	CHC P	CHC CVR	CHC CIC	POC POP	POC DMPA	POC NET-EN	皮下埋植剂 LNG	皮下埋植剂 ETG	IUD Cu-IUD	IUD LNG-IUD	绝育手术 女性绝育
											I C	I C	
HIV 感染 1期/2期	1	1	1	1	1	1	1	1	1	1	2 2	2 2	A*
HIV 感染 3期/4期	1	1	1	1	1	1	1	1	1	1	3 2	3 2	S*

注：CHC. 复方激素类避孕法；POC. 单纯孕激素类避孕法；COC. 复方口服避孕药；P. 复方避孕贴剂；CVR. 复方阴道避孕环；CIC. 复方避孕针；POP. 单纯孕激素避孕药；DMPA. 醋酸甲羟孕酮避孕针；NET-EN. 炔诺酮庚酸酯避孕针；LNG. 左炔诺孕酮；ETG. 依托孕烯埋植剂；Cu-IUD. 含铜宫内节育器；LNG-IUD. 左炔诺酮宫内缓释系统。

* . A 表示接受；S 表示特例。

参与本共识制定与讨论的专家组成员(按姓氏拼音顺序)：常明秀（河南省人口和计划生育科学技术研究院）、陈勤芳（中国福利会国际和平妇幼保健院）、车焱（复旦大学生殖与发育研究院上海市计划生育科学研究所）、董白桦（山东大学齐鲁医院）、顾向应（天津医科大学总医院）、谷翊群（国家卫健委科学技术研究所）、黄丽丽（浙江大学医学院附属妇产科医院）、黄薇（华西第二附属医院）、李坚（首都医科大学附属北京妇产医院）、林青（首都医科大学附属北京友谊医院）、林元（福建省妇幼保健院）、刘欣燕（中国医学科学院北京协和医院）、李红钢（华中科技大学同济医学院计划生育研究所）、刘伟信（四川省妇幼保健院）、单莉（西北妇女儿童医院）、唐运革（广东省计划生育专科医院）、王晓军（新疆维吾尔自治区妇幼保健院）、魏占荣（天津市东丽区妇女儿童保健和计划生育服务中心）、熊承良（华中科技大学同济医学院）、杨清（中国医科大学附属盛京医院）、于晓兰（北京大学第一医院）、袁冬（天津市河东区妇产科医院）、张林爱（山西省妇幼保健院）、章慧平（华中科技大学同济医学院）、曾琴（四川省妇幼保健院）

执笔专家：刘伟信、顾向应、车焱、曾琴、刘欣燕、黄丽丽、杨清

参考文献从略

（通信作者：顾向应　刘伟信）
（本文刊载于《中国计划生育和妇产科》2020年第12卷第5期第3-8页）

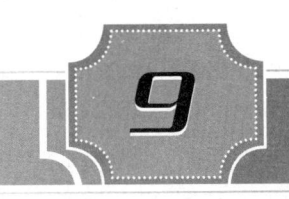

9 避孕针临床应用中国专家共识（2022年版）

中华医学会计划生育学分会
中国优生优育协会生育健康与出生缺陷防控专业委员会

《"健康中国2030"规划纲要》中明确提出，实现更高水平的全民健康，要惠及全人群，突出解决好妇女儿童等重点人群的健康问题，实现从胎儿到生命终点的全程健康服务和健康保障，全面维护人民健康。立足于全人群和全生命周期2个着力点，《中国妇女发展纲要2020—2030》[1]已明确，促进健康孕育、减少非意愿妊娠是完善妇女全生命周期健康服务体系的重要目标，而落实基本避孕服务项目、加强产后和流产后避孕节育服务、预防非意愿妊娠是提高妇女生殖健康的重要措施。非意愿妊娠是影响妇女生殖健康的全球性问题，约50%的非意愿妊娠以人工流产为结局，且我国因非意愿妊娠进行人工流产者具有重复人工流产率高、未婚未育率高、间隔短、初次流产低龄化等特点[2-6]。人工流产术会破坏妇女自身防护屏障，损伤子宫内膜，对生殖系统及其功能产生潜在的危害，直接威胁妇女的生殖健康[2]，同时也会对妇女的精神和心理造成不良影响。

激素避孕是一种高效避孕方法，是指妇女通过使用甾体激素达到避孕目的。甾体激素避孕药的主要成分是孕激素或复方雌孕激素，剂型包括口服、外用及注射剂型（即避孕针）。避孕针已在我国应用多年，其成分、剂量也几经变化。为更好地应用避孕针，中华医学会计划生育学分会联合中国优生优育协会生育健康与出生缺陷防控专业委员会组织相关专家，结合国内外该领域相关研究进展及临床实践编撰本共识，以供临床决策参考。

一、避孕针介绍

（一）常见剂型

避孕针包括激素避孕针和复方避孕针。国际上使用较普遍的醋酸甲羟孕酮（depot-medroxyprogesterone acetate，DMPA）避孕针和炔诺酮庚酸酯（norethisterone enanthate，NET-EN）避孕针为单孕激素避孕针。我国目前主要使用的复方庚酸炔诺酮避孕针和复方甲地孕酮避孕针为复方避孕针。目前，国内尚无单孕激素避孕针相关产品。常见避孕针成分及用法见表1-9-1。

（二）作用机制

月经周期及排卵主要受下丘脑-垂体-卵巢轴（hypothalamic-pituitary-ovarian axis，HPO）的神经内分泌调控。卵泡期开始时，下丘脑分泌促性腺激素释放激素（gonadotropin releasing hormone，GnRH），使垂体卵泡刺激素（follicle stimulating hormone，FSH）分泌增加，促进卵巢内原始卵泡发育并分泌雌激素。接近卵泡成熟时，雌激素分泌达到高峰，对下丘脑和垂体产生正反馈作用，形成黄体生成素（luteinizing hormone，LH）和FSH分泌高峰，两者协同作用促使成熟卵泡排卵。避孕的作用基础是雌激素和孕激素通过负反馈抑制HPO，从而干扰生殖周期。孕激素通过抑制LH高峰的形成从而抑制排卵，同时通过使子宫颈黏液增稠、输卵管蠕动被抑制、子宫内膜间质蜕膜样变等多环节作用发挥避孕功效；配伍的雌激素则通过抑制FSH的合成从而阻断优势卵泡的形成[7]，有效增强孕激素的抑制排卵作用[8]，同时辅助预防不规则阴道流血[7]。

（三）避孕效果

避孕针是高效可逆避孕方法。根据《世界卫生组织计划生育服务提供者手册》（2018版）（简称"WHO手册"）推荐，单孕激素避孕针常规使用第1年的妊娠率约为4%，复方避孕针约为3%；如果完美使用，避孕针第1年的妊娠率可降低到0.05%～0.20%[9]（表1-9-1）。复方避孕针在我国的应用已累积了大规模、高质量的研究证据，复方庚酸炔诺酮避孕针、复方甲地孕酮避孕针都被纳入由WHO支持、在我国开展的复方避孕针Ⅲ期临床研究[10]。复方庚酸炔诺酮避孕针第1年的妊娠率约为0.31%，复方甲地孕酮避孕针约为0.57%。实际的使用

9 避孕针临床应用中国专家共识（2022年版）

表 1-9-1 常见避孕针成分及用法

分类	通用名	成分	含量/mg	给药途径	给药时间	PI 常规使用	PI 完美使用
单孕激素避孕针	醋酸甲羟孕酮避孕针	醋酸甲羟孕酮（DMPA）	150	im	每 3 个月 1 次	4	0.2
	炔诺酮庚酸酯避孕针	炔诺酮庚酸酯（NET-EN）	200	im	每 2 个月 1 次		
复方避孕针	复方庚酸炔诺酮避孕针	庚酸炔诺酮/戊酸雌二醇	50/5	im	每月 1 次	3	0.05
	复方甲地孕酮避孕针	甲地孕酮/17β-雌二醇	25/3.5	im/sc	每月 1 次		

注：im. 肌内注射；sc. 皮下注射；PI. 比尔指数。

情况对于激素避孕方法的意外妊娠率有明显影响，故在避孕针使用过程中，应向使用者提供细致的咨询服务，督促其按时注射，进而降低意外妊娠率。

二、应用方案

在不同生理阶段或合并不同疾病时，妇女避孕方法的选择有所不同。避孕针使用前应评估妇女个体化状态，在考虑安全有效的基础上进一步规范使用。

（一）适用人群和禁忌证

绝大多数妇女可安全使用避孕针。WHO 对常见临床情况下避孕针的应用推荐见表 1-9-2。除表 1-9-2 涉及的相对及绝对禁忌情况外，避孕针不适用于有不明原因的阴道流血、不能定期随访、注射困难，以及妊娠或未来 6 个月内有妊娠计划的妇女使用。单孕激素避孕针不适于不能接受月经出血模式变化的妇女使用。

推荐意见：避孕针特别适用于至少 1 年内无生育计划、需要高效避孕且不影响性交过程、需要私密性的健康妇女。当使用者需要无雌激素避孕、母乳喂养时，则应选择单孕激素避孕针。

表 1-9-2 WHO 对常见临床情况下避孕针的应用推荐

常见临床情况	推荐级别 单孕激素避孕针	复方避孕针
年龄		
初潮至 45 岁	（初潮～17 岁）2；（18～45 岁）1	（初潮～39 岁）1；（40～45 岁）2
45 岁以上	2	2
生育状态		
未产妇	1	1
经产妇	1	1
哺乳期		
产后<6 周	3	4
产后 6 周至<6 个月	1	3
产后≥6 个月	1	2

续表

常见临床情况	推荐级别	
	单孕激素避孕针	复方避孕针
产后（不哺乳）		
<21天	1	（无其他VTE风险因素）3；（有其他VTE风险因素）4
21～42天	1	（无其他VTE风险因素）2；（有其他VTE风险因素）3
>42天	1	1
流产后		
妊娠早期流产	1	1
妊娠中期流产	1	1
感染性流产后即时	1	1
异位妊娠史	1	1
盆腔手术史	1	1
子宫内膜异位症	1	1
重度痛经	1	1
卵巢良性肿瘤（包括囊肿）	1	1
妊娠滋养细胞疾病	1	1
子宫肌瘤	1	
盆腔炎（现患或既往史）	1	1
阴道流血模式		1
不规则流血，血量增多	2	
流血时间延长，血量增多	2	
子宫颈疾病		
子宫颈上皮内瘤变	2	2
子宫颈外翻	1	1
子宫颈癌（待治疗）	2	2

续表

常见临床情况	推荐级别	
	单孕激素避孕针	复方避孕针
乳腺疾病		
良性乳腺疾病	1	1
乳腺癌家族史	1	1
现患乳腺癌	4	4
既往乳腺癌,5年无复发	3	3
子宫内膜癌	1	1
卵巢癌	1	1
性传播感染	1	1
合并多重心血管疾病危险因素(如高龄、吸烟、糖尿病、高血压、血脂异常)	3	3/4
高血压		
妊娠高血压病史,目前血压正常	1	2
确诊高血压,目前血压控制良好	2	3
血压控制不佳,SBP 140~159mmHg 或 DBP 90~99mmHg	2	3
血压控制不佳,SBP≥160mmHg 或 DBP≥100mmHg	3	4
并发血管病	3	4
现患或既往缺血性心脏病史	3	4
卒中(脑血管意外病史)	3	4
偏头痛伴局灶神经症状	3	3
血脂异常但不伴随其他已知的心血管危险因素	2	2

续表

常见临床情况	推荐级别	
	单孕激素避孕针	复方避孕针
糖尿病		
妊娠糖尿病史	1	1
无并发症	2	2
并发肾病/眼病/神经病变	3	3/4
其他血管病或糖尿病史>20年	3	3/4
甲状腺疾病（单纯甲状腺肿、甲状腺功能亢进、甲状腺功能减退）	1	1
贫血		
地中海贫血	1	1
镰状细胞贫血	1	2
缺铁性贫血	1	1
病毒性肝炎活动期	3	3/4
严重肝硬化（失代偿）、肝细胞瘤、肝癌	3	3/4
抑郁性疾病	1	1
DVT/PE		
DVT/PE史	2	4
急性DVT/PE	3	4
DVT/PE抗凝治疗中	2	4
DVT/PE家族史（一级亲属）	1	2
表浅静脉异常		
静脉曲张	1	1
SVT	2	2
系统性红斑狼疮		
抗磷脂抗体阳性（或未知）	3	4

续表

常见临床情况	推荐级别	
	单孕激素避孕针	复方避孕针
严重的血小板减少症	（DMPA）3 （NET-EN）2	2
免疫抑制治疗	2	2
无上述情况	2	2

注：VTE. 静脉血栓栓塞；SBP. 收缩压；DBP. 舒张压；DVT. 深静脉血栓；PE. 肺栓塞；SVT. 表浅静脉血栓形成；DMPA. 醋酸甲羟孕酮；NET-EN. 炔诺酮庚酸酯。

WHO手册推荐使用级别：1级，对该避孕方法的使用无限制；2级，使用该避孕方法的获益大于理论上或已证实的风险；3级，理论上或已证实的风险通常大于使用该避孕方法的获益；4级，使用该避孕方法的风险超出接受范围，任何情况均不能使用。

（二）注射前评估

在使用避孕针前，应进行详尽的病史采集。除常规病史外，还应询问是否存在需要特殊关注和/或禁止使用的其他状况，重点关注月经史、内分泌疾病史、血栓家族史、心脑血管疾病史等。用药前检查包括妇科检查、体重和血压测量、妊娠试验、子宫颈病变筛查、乳腺检查、凝血功能及凝血状态检查等。

推荐意见：所有妇女注射前必须测量血压，并行妊娠试验排除妊娠。结合病史采集结果，对于健康妇女，完善的使用前检查并非安全使用避孕针的必要条件；对于可能存在高危因素（参考表1-9-2）的使用者，则应根据具体高危因素进行进一步检查。

（三）给药方案

避孕针应在月经周期的前7天内开始使用，因为在此期间排卵可能性小。如能确定妇女未妊娠，则可在月经周期的任何时候开始使用[12-13]。如在月经周期第7天之后开始注射，建议额外采用避孕措施或避免性行为7天。对于人工流产的妇女，手术当日即可开始首次给药，不受人工流产方式和有无流产并发症的限制。单孕激素避孕针及复方避孕针的给药方案见表1-9-3，应用具体药物请参照说明书。

表1-9-3 避孕针给药方案

药物	开始时间	给药间隔	提前或延迟给药
DMPA	月经周期的前7天内开始使用。由宫内节育器转为避孕针避孕,或者既往一直坚持正确使用其他激素避孕方法,均可立即注射避孕针,无须等待下月的月经来潮,也无须额外避孕;由一种避孕针转为另一种避孕针,可在重复注射时直接使用新的避孕针,无须额外避孕	3个月(13周)	可提前2周或延迟4周;如果延迟注射2周以上,应避免性行为或采取额外的避孕措施7天
NET-EN	同上	2个月	可提前2周或延迟2周;如果延迟注射2周以上,在开始注射的最初7天,需要同时采用其他备用避孕方法
复方避孕针	同上	1个月	可提前或延迟7天的时间窗内安排注射;如果推迟注射超过7天,在确定没有妊娠的情况下可以继续注射,但应避免性行为或采取额外的避孕措施7天

注:DMPA.醋酸甲羟孕酮;NET-EN.炔诺酮庚酸酯。

(四)随访

每次注射后均应与使用者预约下一次注射时间。建议设立提醒系统,如日历表、预约卡或指示表,标记下一个注射日期。重点强调在预定日期接受重复注射的重要性,以确保有效性。当用药期间出现长时间或大量出血、停经、血压变化、头晕、头痛等情况时,应随时复诊。

（五）特殊人群的应用

1. 重复人工流产者　我国一项全国性横断面研究数据显示[14]，在近8万人工流产对象中，重复人工流产率为65.2%。对于存在重复人工流产史或伴有重复人工流产高风险因素者，在人工流产各环节咨询中应当重点指导和及时落实高效避孕措施，以降低人工流产后1年内重复流产率。避孕针作为高效避孕措施，可在人工流产负压吸宫术或药物流产术后使用，无论早、中期妊娠终止后或在可疑宫内感染的情况下，WHO对避孕针的推荐使用级别均为1级。

2. 未育者　未育妇女选择避孕措施时往往首先担心对生育力的影响，而对避孕措施的不了解或误解影响其正确选择避孕措施，进而导致非意愿妊娠风险增加。我国因非意愿妊娠进行人工流产的妇女中，未育妇女比例为27.2%[5]。与已育人群相比，未育妇女对科学避孕等生殖健康知识的认知更为不足[3]。根据WHO的推荐使用级别，对于18~40岁的健康育龄期妇女，无论是单孕激素避孕针还是复方避孕针，推荐级别均为1级[11]。

推荐意见：重复人工流产者及未育者是生育力保护的重点人群，必须针对该人群加强避孕知识的宣教，使其了解包括避孕针在内的高效避孕措施对生育力的保护作用，避免发生非意愿妊娠。

三、安全性及不良反应事件

（一）对生育力及子代的影响

避孕针不会影响妇女未来的生育力。甾体激素不会在体内蓄积或导致不孕。多年使用避孕针的妇女和使用时间较短的妇女恢复生育所需时间没有差异。停用DMPA后恢复生育能力的平均时间为9~10个月，复方避孕针平均为5个月。对宫内接触DMPA胎儿的研究表明，与其他儿童相比，他们的健康、生长或性发育没有显著差异[15-16]。哺乳期妇女产后6周可使用单孕激素避孕针，对婴儿无不良影响。WHO手册指出，如果女性在使用复方避孕针时妊娠，或者在妊娠时意外开始注射复方避孕针，均不会导致出生缺陷，也不会对胎儿造成其他伤害。

（二）对月经的改变

使用单孕激素避孕针的妇女通常存在不规则流血或闭经。超过 90% 的使用 DMPA 妇女在使用的第 1 年经历不规则流血或闭经[17]。随着使用时间的延长，出血的频率越来越低，最终超过 60% 的使用者出现闭经[18]。由于出血模式的变化较常见，应充分告知 DMPA 使用者可能出现闭经，但不会影响健康。复方避孕针使用者一般具有规律的出血模式。少数妇女使用复方避孕针后可出现月经改变，如周期缩短、经量减少、不规则出血及闭经。随着应用时间的延长，不规则出血现象会逐渐减少[19]。

（三）对体重的影响

担心体重增长是妇女终止使用或不使用激素避孕的常见原因之一。单孕激素避孕针使用者第 1 年平均体重增长 1.5～2.0kg[18]；而规律注射复方避孕针 1 年，体重增加 <1.0kg[10]。对于复方避孕针而言，体重增长并非停药的主要原因[10, 20-21]。

（四）血栓风险

无论是口服还是肠外应用，无论周期性或连续性应用，孕激素通常不会对凝血因子产生不利影响。既往 WHO 研究报道，DMPA 不增加血栓和其他循环系统疾病的危险，用大剂量 DMPA 治疗肿瘤患者时凝血和纤维蛋白溶解系统亦无明显变化[22]。然而，2016 年的系统综述[23]和 2018 年的系统回顾和荟萃分析[24]表明，与未使用激素类避孕药相比，使用 DMPA 避孕针避孕者的静脉血栓风险比未使用者高 2～3 倍，目前尚不清楚具体机制。复方避孕针相关的血栓风险关注度较高。WHO 一项国际多中心研究数据表明，仅使用口服避孕药，或者注射单孕激素避孕针或复方避孕针不会增加卒中、静脉血栓或急性心肌梗死的风险[25]。复方庚酸炔诺酮避孕针对育龄妇女凝血及纤溶系统影响的研究显示，使用过程中血浆中凝血和纤溶参数略有改变，但不具有临床病理意义[26]。目前，复方避孕针相关研究非常有限，缺乏长期观察结果。综上，避孕针对于血栓性疾病的影响尚存争议，使用前应详细排查相关危险因素。

（五）对糖脂代谢、肝功能的影响

单孕激素避孕针可导致脂质、脂蛋白及载脂蛋白正常代谢发生改变，高密度脂蛋白（high-density lipoprotein，HDL）水平下降，但仍在临床正常范围，无明显临床意义。停止用药后，HDL水平迅速恢复[22]。联合国、WHO和世界银行共同发起的一项多中心临床研究显示，复方庚酸炔诺酮注射后对糖代谢参数、肝功能参数略有改变，但幅度十分微小且均属于正常范围内的变化[27]。复方庚酸炔诺酮有一定的脂质修饰作用，可轻度降低总胆固醇、低密度脂蛋白和甘油三酯水平[28]。WHO手册指出，与COC通过口服摄入不同，复方避孕针不会首先通过肝。短期研究表明，与COC相比，复方避孕针对血压、凝血、脂代谢和肝功能的影响较小。

（六）对骨密度的影响

青春期是女性骨蓄积生命周期的关键时期。有研究显示，青少年女性使用激素避孕可能引起较小的骨量损失[29-30]。对于有避孕需求的青少年，需积极权衡避孕带来的健康益处与潜在骨骼风险。对于成熟的、绝经前妇女，复方激素类避孕针已被证实对骨骼健康[评估骨密度（bone mineral density，BMD）或骨折率]无显著影响[29-30]。WHO手册建议，BMD的下降不应对使用DMPA造成年龄或时间限制。但由于担心骨质流失，美国FDA曾对DMPA给予"黑框警告"（美国FDA对上市药物采取的一种最严重的警告形式，要求在药品说明书最靠前、最醒目的位置采用加粗加黑的方框，对药物的使用风险进行提醒），且不建议长期使用（>2年）[29]。

推荐意见：鉴于单孕激素避孕针降低BMD的潜在风险，不建议推荐青少年女性应用单孕激素避孕针超过2年。

（七）与肿瘤风险的相关性

依据荟萃分析结果，激素避孕与总体癌症风险的增加无关[31]。激素避孕对子宫内膜、卵巢的保护作用已有充分的文献记载。单孕激素避孕针可将子宫内膜癌的风险降低80%[32]，但与子宫颈癌、乳腺癌发病风险的相关性仍存在争议。多项研究认为，单孕激素避孕针与乳腺癌之间没有联系[33]；但亦有研究报告在使用初期，一些年轻妇女患乳腺癌的风险略有增加，长期使用者的风险则无增加趋势[34]。单孕激素避孕针和子宫颈癌的研究同样存在争议，可能存在使用者年龄、研究间异质性等偏差因素，例如，有观点认为高效避孕方法的使用明显降低了避孕套的使用率，人乳头状瘤病毒（human papilloma virus，HPV）感染风险增加进而导致子宫颈癌发病风险增加[35]。复方避孕针在国外缺乏大样本研究数据，国内（上海）针对267 400名纺织女工的队列研究随访10年数据表明[36]，使用过复方避孕针的妇女子宫体癌发病风险降低，而包括子宫颈癌及乳腺癌在内的其他11种恶性肿瘤发病风险没有明显差异。

推荐意见：鉴于避孕针与子宫颈癌、乳腺癌发病风险的关系存在争议，建议避孕针使用者定期进行乳腺及子宫颈病变筛查，筛查手段及间隔参照健康女性。没有必要缩短筛查间隔或额外增加检查方法。

四、非避孕获益

除预防非意愿妊娠及其相关的健康风险外，激素避孕还具有多种健康益处。有研究显示，58%的激素避孕使用者认为非避孕获益是她们使用避孕药的原因之一，其中14%则单纯由于非避孕获益而使用激素避孕方法，并非出于避孕目的[37]。对非避孕获益的深入了解有助于医师和使用者更好地进行相关用药决策，同时也有利于改善使用者的依从性和满意度[31]。综合国内外文献报道，应用避孕针可能的非避孕获益见表1-9-4。需要指出的是，复方避孕针的长期研究有限，WHO手册指出，研究者预测其非避孕获益和健康风险与复方口服避孕药相似。复方避孕针确切的非避孕获益尚需临床验证。

表1-9-4 避孕针的非避孕获益

共同获益 a	单孕激素避孕针获益
缓解痛经[38]	减少月经失调
缓解子宫腺肌病和子宫内膜异位症症状	减少镰状细胞病
	减少外阴阴道假丝酵母菌感染[40-41]
降低盆腔炎性疾病风险	
降低子宫内膜癌的风险[39]	
降低异位妊娠的风险	

注：a. 共同获益指单孕激素避孕针和复方避孕针都具有的非避孕获益。

五、总结

避孕针是高效可逆的避孕方法,大多数健康妇女均可应用,不受医疗条件的限制。正确选择适应证、排除禁忌证后的长期应用无明显的健康损害。作为可供常规选择的避孕方法之一,能够满足不同服务对象的需求,临床应用中应完善咨询服务。降低育龄妇女非意愿妊娠,助力落实妇女全生命周期健康。

执笔专家:杨清(中国医科大学附属盛京医院)、王玉(中国医科大学附属盛京医院)、黄丽丽(浙江大学医学院附属妇产科医院)、刘欣燕(中国医学科学院北京协和医院)、顾向应(天津医科大学总医院)

参与共识制定与讨论的专家(按姓氏拼音首字母排序):常明秀(河南省人口和计划生育科学技术研究院)、车焱(上海市生物医药技术研究院/国家卫生健康委员会计划生育药具重点实验室)、陈勤芳(中国福利会国际和平妇幼保健院)、崔保霞(山东大学齐鲁医院)、董白桦(山东大学齐鲁医院)、董晓静(重庆医科大学附属二院)、范江涛(广西医科大学第一附属医院)、谷翊群(国家卫生健康委员会科学技术研究所)、顾向应(天津医科大学总医院)、黄丽丽(浙江大学医学院附属妇产科医院)、黄薇(四川大学华西第二医院)、李红钢(华中科技大学同济医学院生殖健康研究所)、李坚(首都医科大学附属北京妇产医院)、李庆丰(广州市妇女儿童医疗中心)、廖爱华(华中科技大学同济医学院生殖健康研究所)、林青(首都医科大学附属北京友谊医院)、林元(福建省妇幼保健院)、刘庆(国家卫生健康委员会科学技术研究所)、刘伟信(四川省妇幼保健院)、刘欣燕(中国医学科学院北京协和医院)、任琛琛(郑州大学第三附属医院)、单莉(西北妇女儿童医院)、沈嵘(南京医科大学附属妇产医院)、谭世桥(四川大学华西第二医院)、谭文华(哈尔滨医科大学附属第二医院)、唐运革(广东省计划生育专科医院)、王晓军(新疆维吾尔自治区妇幼保健院)、王玉(中国医科大学附属盛京医院)、熊承良(华中科技大学同济医学院生殖健康研究所)、杨清(中国医科大学附属盛京医院)、于晓兰(北京大学第一医院)、袁冬(天津市河东区妇产科医院）、曾俐琴（广东省妇幼保健院）、张林爱（山西省妇幼保健院）、张师前（山东大学齐鲁医院）、张玉泉（南通大学附属医院）、章慧平（华中科技大学同济医学院生殖健康研究所）

参考文献从略

（通信作者：顾向应）

（本文刊载于《中国实用妇科与产科杂志》2022年11月第38卷第11期第1101-1107页）

第二篇 人工流产篇

1 人工流产后计划生育服务指南

中华医学会计划生育学分会

1994年,开罗国际人口与发展大会行动纲领指出,"从任何角度来看,都不应该把人工流产当作计划生育方法",同时,也明确强调"应及时为妇女提供流产后的咨询、教育和计划生育服务,避免重复流产"。2004年,WHO正式发布的生殖健康战略中,又将"倡导科学避孕、加强流产后计划生育服务"列入"促进生殖健康"战略优先关注的领域[1]。

我国的计划生育历来强调以"避孕为主",人工流产只是避孕失败后的补救措施。人工流产,尤其是重复流产,给妇女造成的健康损害难以估量。我国每年人工流产的人次数多,人工流产率远高于发达国家平均水平;更加值得关注的是,某些大城市人工流产妇女中重复流产的比例高于50%。造成此严峻现状的原因颇为复杂,其中一个重要原因是我国各级人工流产服务机构尚未开展较为系统的流产后计划生育服务。

为了降低我国的人工流产率和重复流产率,尤其是流产后1年以内的再次人工流产,中华医学会计划生育学分会借鉴国际成功经验[1-2]、结合我国具体情况,制定了"人工流产后计划生育服务指南"。建议各级提供人工流产服务的机构参照执行;并希望在执行和开展流产后计划生育服务的工作中,积累和总结经验,向中华医学会计划生育学分会反馈,为今后持久而又高质量地开展此项服务建言献策,提供实践依据。

一、目标

(一)总体目标

提高人工流产后女性的有效避孕率,降低重复人工流产、尤其是流产1年以内的再次人工流产现象[1-2]。

（二）具体目标

为达到上述总体目标，应使接受人工流产的妇女在离开流产手术机构前达到以下4个具体要求。

1. 具有预防非意愿妊娠的意识。
2. 知情选择一种适合于自己的避孕方法。
3. 获取所选用的或过渡时期适合于自己使用的避孕药具，以保证能够立即落实避孕措施。
4. 有理解并能坚持正确使用所选用的避孕方法的信心和决心。

二、服务形式

应该构建全面的整体服务，即健康教育、咨询和避孕节育服务并重。其中，规范化的避孕节育服务是基础，建立并改进咨询服务是工作的重点，在此基础上强化健康教育。服务工作中，特别要加强青少年、高危人群人工流产后的避孕知识普及和避孕措施的落实。

人工流产后计划生育服务的形式应以单独咨询为主，并配以落实避孕药具发放。

集体咨询不利于个体化避孕服务的落实，因此，仅作为辅助形式。在条件极为有限的情况下，可作为单独咨询的补充，但其必须包括以下"五、咨询的基本信息"中的前两项全部内容。

三、服务时机

初次咨询和人工流产后首次随访这两次服务最为重要。

初次咨询应在人工流产之前，避免在流产当日进行，以保证咨询质量和为流产后立即落实避孕措施作好准备。人工流产后应进行随访，首次随访应在手术流产后或药物流产成功后1个月，中、远期随访在手术流产后或药物流产成功后3个月、6个月和12个月，可采用复诊或电话随访等形式。

四、服务流程与内容安排

人工流产后计划生育服务流程及内容安排的建议见表2-1-1，可结合各机构现有的条件灵活应用。

表 2-1-1　人工流产后计划生育服务流程及内容安排

时间	地点	内容
人工流产前准备阶段	候诊区	候诊；发放宣教手册；观看视频和展板
	诊室内[a]	人工流产前常规准备；预约流产时间
	咨询室[a]	单独咨询；告知人工流产的危害和可能的并发症；交代流产前后的注意事项；进行流产后避孕咨询；提供流产后用药和必要的避孕药具；预约随访时间
人工流产当日	候诊区	集体咨询；再次交代人工流产注意事项；再次宣教流产后避孕知识
	人工流产手术室	实施人工流产手术；根据流产前咨询结果，对要求放置宫内节育器的妇女，排除禁忌证后可以立即放置
	观察室[b]	手术流产术后留观，以及药物流产观察；对要求服用避孕药的妇女提醒当天立即开始使用；对于不愿使用避孕药的妇女提供避孕工具
人工流产后随访		
1个月	诊室内或咨询室[a]	首次随访；了解流产后身体及月经恢复情况；评估避孕方法使用情况
3、6、12个月	诊室内或咨询室[a]	再次随访或电话随访；了解避孕方法使用情况；指导后续使用；获取后续服务途径

注：a. 如果有单人诊室的条件，就诊与咨询可以安排在同一房间内；b. 应该分别设有人工流产手术后观察室和药物流产观察室。

五、咨询的基本信息

（一）告知人工流产的危害和可能的并发症

1. 近期和远期可能的并发症。

2. 特别应强调重复流产对远期生育能力（不孕不育）和今后妊娠结局（早产、胎儿死亡、胎盘异常）的影响。

3. 告知1年内，尤其是6个月内，重复人工流产的危害最大，称为"高危流产"。

（二）强调3条关键信息

1. 流产后再次妊娠的风险，即早孕流产后2周即可恢复排卵，如果不避孕，首次月经之前即可能再次妊娠。

2. 流产后应立即落实避孕措施。

3. 必须坚持和正确使用避孕方法。

（三）分析导致本次意外妊娠的原因

1. 对于避孕失败者，要分析是由于方法本身还是使用不正确造成的，进而帮助其继续使用原来的方法或推荐其他有效的方法。

2. 对于未避孕者，要分析未避孕的原因，给予全面咨询，落实避孕措施。

（四）避孕方法的知情选择及其正确使用的指导

参见"人工流产后避孕方法选择常规"。

六、随访

随访的主要目的是指导妇女坚持正确使用避孕方法。

（一）近期随访

1. 流产后1个月　了解流产后身体及月经恢复情况，评估避孕方法使用情况，解答疑问，必要时补充避孕药具，并提供后续获取服务的途径。

（二）中、远期随访

通常应在流产后3个月、6个月和12个月，分别了解避孕方法使用情况和依从性，以及是否有再次意外妊娠的现象，必要时再次给予咨询。

七、服务场所、设施和日常工作文件

（一）场所

1. 单独咨询　必须有能保证隐私的空间（如有一扇门可以关闭，至少应有幕帘能遮挡视线）；舒适；可供伴侣双方同时咨询。

2. 集体咨询　最好设有宣教室，也可利用现有的候诊空间。

（二）设施

避孕药具实物展示；有利于讲解的生理模型；宣教展板；

可供发放的宣教资料；免费的避孕药具；带锁的咨询记录文件存放柜等。有条件的机构可配备视听设备。

（三）日常工作文件

咨询指南；咨询记录表。其中，记录表应简洁、易保存、保密。

八、咨询服务人员

（一）资质要求

理想的咨询服务人员应是熟悉流产业务的医师或护士；也可选择熟悉流产服务流程、并且具备优秀咨询技巧的非医务人员（例如生殖健康咨询师）；还应适当配有后备人员。

（二）技能要求

1. 热爱健康教育和咨询工作。
2. 理解妇女自愿和知情同意的必要性。
3. 掌握人工流产后服务指南。
4. 掌握避孕节育知识。
5. 熟练运用咨询技巧和沟通技巧。

（三）培训

作为流产后计划生育咨询服务人员，均应接受适当的培训。包括上岗前初期培训和补充培训，使咨询人员充分理解并掌握上述技能要求，同时能够理解和执行日常工作流程。由于咨询过程是双向交流，而不只是单向陈述，因此，应重视沟通技巧的培训。

（四）绩效评估

各级服务机构的负责人应建立定期评估指导制度。例如，定期进行记录表审核、现场监察、现有数据统计分析、收集妇女咨询后的反馈意见等。

九、支持系统和日常督导

人工流产后计划生育服务的开展必须依托所在机构进行。日常运作和人员安排，包括考勤、考核、出外交流和培训等，都应该纳入所在机构的统一管理。机构应对咨询服务活动进行经常性的督导，保证该活动达到上述所有的基本要求。

系统开展流产后计划生育服务是降低重复流产的一项行之

有效的举措，重复流产的降低也意味着在整体上人工流产率的下降，对提高我国计划生育、生殖健康水平是一个促进。开展人工流产后计划生育服务一定能得到各级计划生育系统和卫生部门的支持，也会得到本单位的支持。作为计划生育专业的医疗技术学术团体——中华医学会计划生育学分会，将在全国继续、持久地倡导和开展这项服务，制定各项业务规范和标准，进行业务指导和培训，并在适当的时候、在一定范围内开展业务性现场访问。

（吴尚纯、刘晓瑷、顾向应、程利南整理）

参考文献从略

（通信作者：程利南）
（本文刊载于《中华妇产科杂志》2011年4月第46卷第4期第319-320页）

2 米非司酮配伍米索前列醇终止 8～16 周妊娠的应用指南

中华医学会计划生育学分会

如何保证实施安全的流产技术一直都是我国计划生育工作者致力研究的重点。目前，国内药物流产的常规仅仅限于终止停经≤49d 的妊娠，远远不能满足临床实际的需求。如何保证终止 8～16 周妊娠的安全是继药物抗早孕以后，国内外研究的重点。国内关于药物终止 8 周以上妊娠的临床研究始于 20 世纪 90 年代初[1]，之后有数百篇相关研究论文发表[2]。1996 年，上海市科学技术委员会资助的 2000 余例的大样本研究"上海市药物终止 10～16 周妊娠临床多中心研究"所得成果形成了上海市的临床常规[3]。此后，2007 年起进行的临床多中心的药物研究，有全国 11 所医院参与，研究结果进一步证实了米非司酮配伍米索前列醇是一种安全有效、非侵入性的药物终止 8～16 周妊娠的方法，可以替代技术要求高、并发症较多的钳刮术。我国每年终止 8 周以上妊娠的总数还是相当多，充分利用国内的临床科研成果，制定出我国药物终止 8 周以上妊娠的指南，将不但能适应当下临床的需求，也将为世界安全终止妊娠技术作出贡献。

米非司酮配伍米索前列醇终止 8～16 周妊娠的方法应在具备住院及抢救条件，如急诊刮宫、给氧、输液、输血的区、县级及以上医疗单位进行。实施药物流产的单位及医务人员，必须依法获得专项执业许可。

一、适应证

确诊为正常宫内妊娠，孕周为 8～16 周，本人自愿要求使用药物终止妊娠的、无禁忌证的健康育龄期妇女。

二、禁忌证

1. 患有肾上腺疾病、糖尿病等内分泌疾病；肝肾功能异常。
2. 患有血液系统疾病和有血栓栓塞病史。
3. 贫血（血红蛋白<80g/L）。血红蛋白含量为80～90g/L需住院药物流产。
4. 患有心脏病、高血压（收缩压>130mmHg 和/或舒张压>90mmHg，1mmHg=0.133kPa）、低血压（收缩压<90mmHg 和/或舒张压<60mmHg）、青光眼、哮喘、癫痫、严重胃肠功能紊乱。
5. 性传播疾病或外阴、阴道等生殖道炎症未经治疗；阴道清洁度≥Ⅱ度，尚未达到正常（≤Ⅰ度）。
6. 胎盘附着位置异常者。
7. 宫内节育器合并妊娠者。
8. 异位妊娠包括特殊部位妊娠：子宫瘢痕部位妊娠、子宫颈妊娠、宫角妊娠等。
9. 过敏体质，有严重的药物过敏史者。
10. 吸烟超过15支/天或酒精成瘾者。

三、操作方法与程序

1. 接纳程序

（1）医师应向服务对象讲明用药方法、流产效果（完全流产率约为90%）和可能出现的不良反应，待服务对象自愿选用药物流产并签署知情同意书后方可用药。

（2）询问病史，进行体格检查和妇科检查。实验室检查：在门诊实施药物流产者，检查血常规及阴道分泌物常规。住院者须进行尿常规、凝血功能、肝肾功能、血型及心电图检查。

（3）B超检查确认孕周为8～16周；并且了解胎盘种植位置，排除子宫颈妊娠、子宫瘢痕部位妊娠、宫角妊娠等异常情况。

经检查合格，孕周≥10周者必须收入院后再行药物流产；孕8～9周者以住院药物流产为宜，也可以酌情在门诊观察下行药物流产。

2. 用药方法　米非司酮配伍米索前列醇。

（1）米非司酮：可以有以下两种服药方法：①顿服法：米非司酮200mg一次性口服。②分次服法：米非司酮100mg每天1次口服，连续2d，总量200mg。

（2）米索前列醇：首次服用米非司酮间隔36～48h（第3天上午）使用米索前列醇。如为门诊服药者第3天上午需来院口服米索前列醇400μg或阴道给予米索前列醇600μg，如无妊娠产物排出，间隔3h（口服）或6h（阴道给药）以后重复给予米索前列醇400μg，最多用药次数≤4次。

3. 用药后观察

（1）服用米非司酮后：注意阴道开始流血的时间、出血量、妊娠产物的排出。

（2）使用米索前列醇后：观察体温、血压、脉搏变化及恶心、呕吐、腹泻、头晕、腹痛、手心瘙痒、药物过敏等不良反应，警惕过敏性休克及喉头水肿等严重不良反应，不良反应较重者应及时对症处理。密切注意出血和胎儿、胎盘排出情况。妊娠产物排出前后如有活动性出血，应急诊处理。

（3）在第4次米索前列醇用药后24h内未完全排出妊娠产物者，判断为药物流产失败，可改用其他方法终止妊娠。

（4）服药期间如发生下列情况之一者，必须及时给予处理，必要时可考虑行钳刮术或负压吸宫术：①用药后胚胎或胎儿、胎盘未排出，阴道流血量＞100ml；②胎儿排出后阴道流血量＞100ml或有活动性出血；③胎儿排出后1h胎盘未排出；④胎盘排出后阴道流血量＞100ml；⑤胎盘有明显缺损。

4. 填写药物流产记录表。

5. 流产后应该密切观察至少2h，注意阴道流血量和子宫收缩情况。

6. 流产后做好避孕节育宣教，尽早落实避孕措施。可于流产后当天开始使用复方短效口服避孕药。

四、随访

1. 用药后2周随访　了解离开医院后的出血和妊娠产物排出情况，出血未止，应行超声检查，宫腔内见内容物者，医师可根据临床情况酌情处理。观察期间有活动性出血或持续性出血者，必要时行清宫手术。组织物应送病理检查。

2.用药后6周随访（月经恢复后）进行流产效果的最终评定并了解月经恢复情况，指导落实高效的避孕措施。

五、告知服药者的注意事项

1. 必须按期随访。
2. 流产后按相关规定休息2~4周。
3. 如发生大量阴道流血、持续腹痛或发热，均需及时就诊。
4. 妊娠产物排出后、月经恢复前需禁止性生活。

六、流产效果评定

1. 完全流产 最后1次使用米索前列醇后24h内排出妊娠产物，随访阴道流血自行停止，超声检查宫内无妊娠产物残留；或妊娠产物排出后因出血量多或出血时间长（>3周）而行清宫手术，病理检查未发现胎盘、绒毛残留者。

2. 不全流产 最后1次使用米索前列醇24h内部分妊娠产物排出，或妊娠产物排出后因出血量多或出血时间长（>3周）而行清宫手术，病理检查发现胎盘、绒毛残留者。

3. 失败 最后1次使用米索前列醇24h后未见妊娠产物排出者；或用药后24h内无妊娠产物排出且阴道流血量多需行急诊手术者。

（黄紫蓉、李坚、范光升、黄丽丽、顾向应、程利南整理）

参考文献从略

（通信作者：程利南）

（本文刊载于《中华妇产科杂志》2015年5月第50卷第5期第321-322页）

3 宫腔观察吸引手术技术操作规范专家共识

中华医学会计划生育学分会

宫腔观察吸引手术系统由一次性摄像吸引管、图像处理器和图像处理软件组成。术中通过一次性摄像吸引管前端的微型摄像头直观探测宫腔，快速准确定位孕囊组织，定点负压吸引，对提高手术安全性、降低手术并发症，具有良好的临床应用价值。

一、适应证

1. 妊娠≤10周自愿要求终止妊娠，特别适用于稽留流产、组织物残留机化、瘢痕子宫等高危妊娠手术，且无禁忌证者。
2. 因某种疾病（包括遗传性疾病）不宜继续妊娠者。

二、禁忌证

1. 各种疾病的急性期阶段。
2. 生殖器炎症未经治疗。
3. 全身健康状况不良不能耐受手术。
4. 术前2次（间隔4h）测量体温均为37.5℃以上，暂缓手术。

三、术前准备

应进行术前咨询，解除受术者思想顾虑。

1. 详细询问病史、月经生育史及避孕史，特别注意高危情况。
2. 测量体温、血压，做心、肺、妇科检查。
3. 尿妊娠试验或血hCG检查、阴道分泌物常规检查。

4. 血常规、乙型肝炎病毒表面抗原、丙型肝炎病毒、人乳头瘤病毒、梅毒抗体检测。

5. 凝血检查（必要时）。

6. 心电图和妇科超声检查。

7. 根据病史和体检提示所涉及的相关检查。

8. 术前排空膀胱。

9. 宫颈管坚硬时可用药物软化（术前2h）。

四、手术步骤

1. 宫腔准备　进入宫腔观察吸引手术系统软件，确认受术者信息正确。

（1）术者穿手术用衣裤，戴帽子、口罩。常规刷手并戴无菌袖套及手套，整理手术器械。

（2）受术者排空膀胱，取膀胱截石位。常规消毒外阴及阴道，垫治疗巾、套腿套、铺孔巾。

（3）核查子宫位置、大小、倾屈度及附件情况，更换无菌手套。

（4）放置阴道窥器扩张阴道，暴露子宫颈，0.5%碘伏消毒宫颈、阴道穹隆及子宫颈管，用宫颈钳钳夹宫颈前唇或后唇，用探针依子宫方向探测宫腔深度及子宫位置，逐号扩张宫口（扩大程度比所用一次性摄像吸引管大0.5~1号），如宫颈内口扩张困难，应避免强行扩张。

（5）根据孕周及宫腔深度选择一次性摄像吸引管（5~8号）及负压；连接一次性摄像吸引管，检查图像是否正常，连接负压吸引器（负压400~500mmHg，1mmHg＝0.133kPa）。

（6）孕囊定位，一次性摄像引管缓慢进入宫腔达宫底后后退1cm，360°旋转镜头观察宫腔情况，依次后退1cm再次360°旋转镜头观察宫腔情况，如此操作直至接近宫颈内口，确定孕囊位置。

2. 宫腔内直视典型图像

（1）宫腔蜕膜：呈现粉白色，均匀而光滑，可见明显螺旋小动脉。

（2）常见胎囊绒毛：颜色多呈现为紫蓝色、棕黄色、白色、紫色等，形状为颗粒状、树枝状、脑回状、斑块状、团块状、絮状等。

（3）异常妊娠：残留机化、葡萄胎、带器妊娠、稽留流产。

（4）不同孕周组织形态：孕 5~6$^+$ 周呈现蓝紫色绒毛，伴宫腔出血；孕 7~8$^+$ 周胚胎已具有人雏形，体节已全部分化，四肢分出；孕 8~9$^+$ 周胚胎轮廓更清晰；孕 7~9 周为羊膜囊未破时的状态，若羊水流出则不能看到完整的胚胎。

3. 定点吸引　在镜头直视下对孕囊附着处子宫壁进行负压定点吸引，按孕周及宫腔大小给予负压（控制在 400~500mmHg），按顺时针方向吸引 1~2 周。观察监视器有组织流动画面，连接管有组织、血液等吸出，感到宫壁粗糙，提示组织吸尽，折叠橡皮管，取出一次性摄像吸引管（不可带负压进出宫颈口）。

4. 检查宫腔是否吸净　吸出孕囊后，清理宫腔及蜕膜组织、两侧宫角。再次进入宫腔，观察宫腔是否吸净，注意宫底及两侧宫角，如有残留的蜕膜可进行定点吸引。术后内膜呈粉红色，细纤维状，散在细微出血点；子宫角部正中深红色，血管汇聚，两侧宫角内膜向下流动形成漏斗状，有时可见输卵管开口。如需放置宫内节育器，可按常规操作。手术结束前将吸出物过滤，核查吸出胎囊大小及是否完整，绒毛组织性状，并测量出血及组织物的容量。术毕。如未见绒毛送病理检查并进一步处理。

五、手术过程中注意事项

1. 供人工流产专用的电动吸引器，必须设有安全阀和负压储备装置，不得直接使用一般的电动吸引器，以防发生意外。

2. 不可带负压进出宫颈口，如吸引负压较大，吸管将宫壁吸住，应解除负压（打开吸管的通气口或将吸管与所连接的负压管分离）。也可应用装有减压装置的吸引器。

3. 吸引时先吸孕卵着床部位，可减少出血。

4. 对高危妊娠孕妇，应在病历上标注高危标识。术前向家属及受术者说明手术难度及可能发生的并发症。将该手术作为重点手术对待，由有经验的医师承担。疑难高危手术应在区（县）以上医疗服务机构进行。

5. 注意观察宫腔手术情况，防止残留和穿孔。

6．一次性摄像吸引管为一次性使用，禁止重复使用，按医疗废物处理。

7．抽出一次性摄像吸引管时，如胚胎组织嵌在一次性摄像吸引管头或宫腔中时，需启动吸引器将组织吸出，如嵌在宫口，可用卵圆钳将组织取出。

8．将一次性摄像吸引管在宫底及宫体区域顺时针或逆时针旋转观察是否吸引干净，若观察到宫角或宫底还有残留的蜕膜存在，再用小一号吸管定点吸引，避免组织残留。吸引完毕后测量宫腔深度。

9．吸引干净后的子宫内膜只有血迹和白色蜕膜，没有胚胎组织，为子宫内膜图像。手术过程需远离电磁干扰。

六、术后处理

1．填写手术记录。

2．受术者在观察室休息 0.5～1h，注意阴道出血及一般情况，无异常方可离去。

3．给予促进子宫恢复药物及抗生素。

4．告知受术者术后注意事项。

5．术后休息 2 周。

6．术后 2 周内或阴道出血未净前禁止盆浴，保持外阴清洁。

7．1 个月内禁止性交。

8．指导避孕方法。

9．如有阴道多量出血、发热、腹痛等异常情况随时就诊，一般术后 1 个月应随诊 1 次，做随访记录。

（本文刊载于《中国计划生育学杂志》2017 年 10 月第 25 卷第 10 期第 652-653 页）

4 人工流产手术预防性抗菌药物应用的中国专家共识

中华医学会计划生育学分会

根据我国卫生健康统计年鉴2018年公布的数据，2017年全国人工流产963万，占同年全国计划生育手术的50.6%。我国人工流产的现况具有以下特点[1]：一是人工流产总数居高不下，并有潜在增长的趋势；二是年轻、未育的比例高，一些汇总文献的数据显示，25岁以下妇女的比例达47.5%，其中未育妇女比例高达49.7%，首次妊娠人工流产的比例为35.8%；三是重复流产率高（55.9%），且间隔时间短。

WHO《安全流产临床实践手册》[2]、美国计划生育学会[3]、美国国家流产联盟（NAF）[4]及加拿大妇产科学会[5]均推荐人工流产手术前预防性使用抗菌药物以减少术后生殖道感染。目前，国内关于人工流产手术是否应使用抗菌药物以及如何应用尚有争议，缺乏规范化。中华医学会计划生育学分会基于我国的具体情况，结合国内外的相关规范和研究进展，制定"人工流产手术预防性抗菌药物应用的中国专家共识"，供临床参考。本共识适用于人工流产负压吸引术及钳刮术。共识的推荐强度由推荐级别及证据等级组成。推荐级别：Ⅰ类，已证实和/或一致公认有效；Ⅱ类，有效性的证据尚有矛盾或有不同观点；Ⅱa类，有关证据和/或观点倾向于有效；Ⅱb类，有关证据和/或观点尚不能充分说明有效；Ⅲ类，已证实和/或一致公认无效并在有些病例可能有害，不推荐应用。证据水平：证据水平A，资料来源于多项随机临床试验或荟萃分析；证据水平B，资料来源于单项随机临床试验或多项非随机试验；证据水平C，专家共识和/或小型试验结果。

一、人工流产手术预防性使用抗菌药物的必要性

1. 在未接受预防性抗菌药物治疗的患者中,人工流产手术后上生殖道感染的发生率为5%~20%[6],且随着人工流产手术次数的增加,生殖道感染的发生率也相应增加[7]。据报道,在早期妊娠人工流产手术后发生需要使用抗菌药物治疗的感染率为0.01%~2.44%[3]。流产后感染可能导致严重的后遗症[8],包括宫腔宫颈粘连、输卵管梗阻及慢性盆腔痛等,再次妊娠可能发生如异位妊娠、自然流产及胎盘粘连或植入等异常情况,不仅严重损害女性生育能力,而且严重影响妇女身心健康。

2. 人工流产手术属于清洁-污染手术[9]。阴道内存在大量寄植菌群,非致病性、产过氧化氢的乳杆菌属占主要地位,其他多种可能致病的细菌包括链球菌、葡萄球菌、肠杆菌(最常涉及的是克雷伯菌属、大肠埃希菌和变形杆菌属)等需氧菌和厌氧菌占比数量较少。术前和术中进行的消毒虽然能减少微生物的浓度,但不能达到灭菌。子宫颈管具有屏障功能,能防止正常情况下无菌的上生殖道被阴道动态生态系统中的微生物感染,人工流产手术可破坏此屏障,给阴道细菌侵犯上生殖道提供机会。因此人工流产手术无法完全避免术后的感染[10]。

一项荟萃分析结果显示早孕期人工流产手术的预防性抗菌药物使用可减少41%的流产后感染率(15个研究,RR 0.59;95% *CI* 0.46~0.75)。不论分析任何一个亚组,抗菌药物的保护作用都是显而易见的,包括有盆腔炎性疾病(pelvic inflammatory disease,PID)病史的女性(5个研究,RR 0.55;95% *CI* 0.32~0.96),没有PID病史女性(RR 0.66;95% *CI* 0.47~0.90),手术时衣原体检测阳性的女性(两个研究,RR 0.14;95% *CI* 0.45~0.96)[11]。一项RCT研究已显示与筛查和治疗的策略比较,普遍性的预防治疗在减少感染方面占优势(RR 1.53;95% *CI* 0.99~2.36)[12]。

所以人工流产手术预防抗菌药物使用是必要的,建议给予预防性抗菌药物(推荐强度:ⅠA)。

二、人工流产手术预防性应用抗菌药物的基本原则

1. 预防性应用抗菌药物的目的　人工流产手术预防性使用抗菌药物的目的是减少子宫内膜的感染以及术后可能发生的输卵管、卵巢、盆腔及全身性感染。

2. 预防性应用抗菌药物的选择　预防手术部位即子宫内膜的感染或全身感染，需依据阴道和宫颈感染或可能感染的微生物种类选用抗菌药物。选用的抗菌药物必须是疗效肯定、安全、使用方便及价格相对较低的品种[13]。

人工流产手术引发的生殖道感染主要为上生殖道感染，表现为PID。2015年美国疾病控制与预防中心（CDC）性传播疾病诊治规范中指出，PID的主要病原体是沙眼衣原体和淋病奈瑟菌[14]。需氧菌、厌氧菌、病毒和支原体等也参与PID的发生。大量证据表明[15-16]，10%~35%宫颈沙眼衣原体感染的患者在人工流产手术后发生子宫内膜炎，而无宫颈感染的发生率仅为2%~10%。

我国住院治疗的PID患者最常见的致病菌是大肠埃希菌和表皮葡萄球菌[17-18]。陈磊等[17]对70例住院治疗的PID病例（其中7例有近期宫腔手术史）进行回顾性研究，最常见的检出细菌是大肠埃希菌和表皮葡萄球菌（各占24.4%），其余分别是粪肠球菌（9.0%）、不动杆菌（5.1%）、棒状杆菌（5.1%）、金黄色葡萄球菌（3.9%）、肺炎克雷伯菌（2.6%）等；70例中有3例进行淋病奈瑟菌检查，阳性2例，有1例做了衣原体检查，显示阳性。张进[18]对227例住院治疗的PID病例进行回顾性研究，其中117例进行了细菌培养，培养阳性率63%，最常见的致病菌为大肠埃希菌（18例，24.3%）和表皮葡萄球菌（16例，21.6%），227例中有4例进行衣原体检查，2例阳性。

因此，人工流产手术预防性应用抗菌药物应选择能够覆盖盆腔的需氧菌、厌氧菌及性传播病菌如淋病奈瑟菌和沙眼衣原体的抗菌药物。应尽量选择单一抗菌药物预防用药，避免不必要的联合使用。建议选择二代头孢菌素、甲硝唑，或多西环素、米诺环素、阿奇霉素[19]（推荐强度：ⅠA）。抗菌药物的有效覆盖时间应包括整个手术过程和手术结束后4h，总的预防用

药时间为24h，必要时延长至48h[13]。

三、人工流产手术预防性使用抗菌药物的分层管理

1. 人工流产手术后发生上生殖道感染的高危人群　人工流产手术后发生上生殖道感染的高危人群包括：术前1个月内诊断的生殖道感染者、性传播疾病高风险人群（年龄≤25岁、新性伴或多性伴者、性伴患有非淋菌性尿道炎、宫颈有黏液脓性分泌物者、PID病史者及性传播感染疾病患者[14]）。

2. 人工流产手术前下生殖道分泌物检查　非高危人群人工流产手术前应行妇科检查和阴道分泌物检查[20]，包括清洁度、滴虫、外阴阴道假丝酵母菌、细菌性阴道病，检查阳性者给予规范化治疗（推荐强度：ⅠA）。

高危人群推荐除了常规阴道分泌物检查，还应该筛查沙眼衣原体、淋病奈瑟菌，检测阳性者给予规范化治疗[3-5]（推荐强度：ⅠA）。

3. 人工流产手术预防性抗菌药物给药方法　术前选用单次单一抗菌药物预防感染，首选口服给药，可酌情静脉给药，如应用麻醉镇痛技术实施的人工流产手术，口服给药时机为术前1～2h，静脉给药时机为术前0.5～2h。药物可选择多西环素200mg，或米诺环素200mg，或阿奇霉素500mg，或甲硝唑1g（强推荐）[21-24]；或者二代头孢菌素或头孢曲松或头孢噻肟+甲硝唑，如均过敏，可用喹诺酮类抗生素例如左氧氟沙星500mg+甲硝唑1g或莫西沙星400mg静脉滴注或口服[13]（推荐强度：ⅡA）。

参与本共识制定与讨论的专家组成员(按姓氏拼音顺序)：常明秀（河南省人口和计划生育科学技术研究院）、陈勤芳（国际和平妇幼保健院）、车焱（上海市计划生育科学研究所）、董白桦（山东大学齐鲁医院）、顾向应（天津医科大学总医院）、谷翊群（国家卫健委科学技术研究所）、黄丽丽（浙江大学医学院附属妇产科医院）、黄薇（华西第二附属医院）、李坚（首都医科大学附属北京妇产医院）、林青（首都医科大学附属北京友谊医院）、林元（福建省妇幼保健院）、刘欣燕（中国医学科学院北京协和医院）、李红钢（华中科技大学同济医学院计

划生育研究所）、刘伟信（四川省妇幼保健院）、单莉（西北妇女儿童医院）、唐运革（广东省计划生育专科医院）、王晓军（新疆维吾尔自治区妇幼保健院）、吴文湘（北京大学第一医院）、熊承良（华中科技大学同济医学院）、杨清（中国医科大学附属盛京医院）、于晓兰（北京大学第一医院）、袁冬（天津市河东区妇产科医院）、张帝开[深圳大学第三附属医院（罗湖医院）]、张林爱（山西省妇幼保健院）、章慧平（华中科技大学同济医学院）、郑波（北京大学第一医院）

执笔专家：于晓兰、顾向应、刘欣燕、张帝开、林青、黄丽丽、吴文湘、郑波

参考文献从略

（通信作者：于晓兰　顾向应）
（本文刊载于《中国计划生育和妇产科》2019年第11卷第8期第10-12页）

5 手动负压吸引流产术（MVA）适宜技术推广应用的专家共识（修订草案）

中华医学会计划生育学分会

手动负压吸引术（MVA）产生于20世纪70年代的美国，目前已在全球40多个国家，特别是发达国家，如美国、英国、丹麦、澳大利亚等普遍常规使用，是国际公认的终止10周内早期妊娠的安全有效、快捷柔适、有益于减低流产伤害的手术方案。

在我国，MVA器械已于2009年正式注册上市，可以通过正规医疗器械耗材流通渠道获得，超过500家具有人工流产服务的医疗机构已引入使用，并积累了一定的经验。2014年4月—2015年6月，在国家卫生计生委科学技术研究所的组织下，《MVA中国引入性研究》课题立项启动，通过文献综述、临床试用观察（在8省14市35家医院选择孕≤10周非意愿妊娠1014例进行临床使用）及对服务提供者进行的定性定量调查，完成了MVA的安全性、有效性、技术特性、可接受性的应用研究。

研究结果证实，常规情况下使用MVA不需要扩张宫颈；吸管进出宫腔次数减少；负压压力适度且稳定；全程静音；器械材质非金属，对黏膜组织损伤轻微；吸出妊娠产物后不需要常规搔刮宫腔。MVA的完全流产率与电动负压吸引术（EVA）相似，但MVA更不容易引起疼痛、出血更少、人工流产综合征发生率更低；MVA器械为一次性无菌套装，可避免交叉感染，操作者和服务对象的满意度更高。

基于国际卫生权威机构的推介、全球40多个国家普遍常规使用的实践经验、国内500家医疗机构的常规临床使用和经验分享以及引入性研究的结果，特发布本专家共识，以促进

MVA 技术在中国的应用。

一、什么是 MVA？

MVA 中文名称就是手动负压吸引人流术，具体指使用一次性塑料手动负压吸引器和双窗吸管终止早孕人工流产的方法。这种方法有利于提高人工流产的安全性、减轻女性流产手术过程中的痛苦。由于此技术在流产手术中不需要常规扩张宫颈和在吸宫后不需要常规使用刮匙搔刮宫腔，不仅降低了流产伤害，同时还降低了术者的操作风险。

在使用 MVA 时，一般不推荐常规使用麻醉镇痛药物，代之以采用"心语舒通（Vocal Local）"降低疼痛。心语舒通的理念是，人的疼痛、不适感与紧张焦虑有关，减少紧张与焦虑就能减轻人的疼痛不适感。此技术在疼痛研究的基础上，逐渐衍生出一套非药物的、以服务对象为中心的方法，通过环境去医疗化、不令人紧张，服务对象的隐私始终得到保护、不加评判的友好服务，以及手术医师使用轻柔的操作技法，从而降低服务对象对手术的焦虑担忧，减轻对疼痛的感受，是心理学和其他支持性手段的综合运用。因为 MVA 手术时间短，侵入性小，对组织损伤轻，与心语舒通技术联合应用可以有效镇痛，规避了药物镇痛的风险，提高了手术满意度。

二、与 EVA 相比，MVA 有什么优势？

MVA 不仅是一种医疗器械或一项手术操作，而是医学科技进步与人文关怀理念相融合的具体体现。MVA 与 EVA 相比，具有以下优势。

1. 降低风险　①非金属器械，降低子宫穿孔概率；②减少吸管进出宫腔次数，避免损伤及感染；③出血少、痛感低微，术后恢复迅速；④一次性使用，避免交叉感染。

2. 提高效率　①一次性柔细吸管具有测宫腔、扩宫颈、吸宫的三重功能，无须单独扩张宫颈和搔刮宫腔，操作简便；②负压压力稳定，无须调节；③器械轻巧便携，多型号柔细吸管可选；④无须清洗消毒器械。

3. 增加可接受性　①吸宫过程中无噪声；②避免服务对象因噪声导致的痛感加剧及进而造成的躁动；③服务对象痛

感低微，提高服务满意度；④降低手术成本，符合卫生经济学特点。

三、WHO 为什么着力推荐 MVA？

为降低由于不安全流产导致的孕产妇死亡，世界卫生组织（WHO）将 MVA 作为一种安全有效的人工流产和清宫方案向各国推荐[1-2]。自 1991 年起，WHO 就把 MVA 列为最基本的生殖健康服务。1995 年，WHO 又发布《流产并发症：预防和治疗的技术和管理准则》，手动负压吸引器械被列为基础保健护理和更高级健康设施的核心器械之一。2000 年，WHO 在《怀孕和分娩并发症应对：助产士与医生指南》中强调，MVA 是不完全流产清宫术的首选方案。同年，WHO 将 MVA 列为清宫术的核心技术，得到了联合国人口基金会、联合国儿童基金会和世界银行的共同支持，并获得国际妇产科联合会（FIGO）和国际助产士联合会的认可。2014 年，WHO 发布最新版《安全流产临床操作指南》，再次推荐 MVA 为早孕首选的人工流产手术方式，以减少全球不安全流产数量。

四、在我国，MVA 可以作为适宜技术吗？

2008 年卫生部发布的《关于加强适宜卫生技术推广工作的指导意见》中所概述的适宜卫生技术的特点为安全、有效、方便、价廉。根据上述所提供的 MVA 的性能特点和临床使用情况的证据，专家一致认为可将 MVA 作为我国人工终止早期妊娠的适宜技术，普遍用于停经 10 周以内的负压吸宫术、不完全流产清宫和诊断性刮宫。人工流产手术室或妇科门诊手术室可以常规配备 MVA 器械。

五、MVA 适用于哪些服务对象？

MVA 适用于有终止 10 周内妊娠、清宫、诊断性刮宫需求的所有妇女。基于降低流产伤害的原则，MVA 还特别适用于下述人群：①妊娠 10 周内的未婚未育女性；②重复流产人群；③子宫或宫颈过小者；④传染性疾病患者（如人类免疫缺陷病毒感染者等）；⑤存在麻醉禁忌人群；⑥不愿选择麻醉者。

六、MVA 适用于哪些医疗机构？

MVA 适用于所有具备开展人工流产手术资质的医疗机构。因其相关社会适应性技术特点，尤其适用于以下特殊条件的单位：①不能提供静脉麻醉的人工流产服务机构；②抢救设施有限的人工流产手术室；③电力资源短缺地区（如边远地区或自然灾害紧急情况下）；④手术室条件有限等情况的基层卫生机构。

七、已熟练掌握 EVA 的医师，使用 MVA 前是否还需要培训？

MVA 中国引入性研究结果显示，绝大多数服务提供者期待通过技术培训了解"MVA 的基本情况、与 EVA 的区别、如何操作和注意事项"，其中 96 名经过培训参与试用的服务提供者中，78.9% 认为在医院引入 MVA 前，应由具有一定 EVA 操作经验的医护人员接受培训。由此说明，MVA 技术应用培训是促进以服务对象为中心的流产关爱理念的融入和进一步规范操作质量，有效推广 MVA 的前提条件。培训内容中，涉及该技术的理论与实践操作均不可或缺，培训形式应该包含现场观摩 MVA 的操作示教，以及受训者在培训师资指导下的手术操作。

八、在与服务对象介绍 MVA 时，需要提供哪些关键信息？

科普宣传和术前咨询是促进 MVA 公众认知的必要措施，术前咨询尤为重要。国家卫生健康委员会 2018 年发布了《人工流产后避孕服务规范》，本共识建议将对 MVA 的介绍纳入"服务内容和服务流程"的相应内容中，例如，在术前初诊宣传教育的主要内容中，在介绍人工流产原理和方法时，应同时包括 EVA 和 MVA 的信息。

在术前进行一对一咨询过程中，当与服务对象讨论人工流产方法时，服务提供者应主动提供的 MVA 关键信息包括：① MVA 与 EVA 都属于负压吸宫术，只是产生负压的形式有所不同；② MVA 与 EVA 的手术效果相同；③ MVA 原则上不需要扩张宫颈和在吸宫后搔刮宫腔，故术中的损伤小、出血少、疼痛轻微；④MVA不需要在静脉麻醉下施术，不仅避免麻醉风险，而且降低手术的总体费用；⑤MVA的器械为单独灭菌包装的一次性产品，可以避免交叉感染。

九、MVA在推广应用中，计划生育学分会将可能提供哪些支持？

中华医学会计划生育学分会在MVA的国内推广中，将通过组织开展MVA专项学术讲座促进技术应用实践与交流，使计划生育工作人员了解人工流产技术领域的国内外新动态，特别是MVA相关的最新研究发现；其次将支持各地已经开展MVA适宜技术，并积累了比较丰富的MVA临床技术服务的经验和教训，且MVA手术占比超过每月人工流产手术总量2/3的医疗机构，申请作为当地MVA技术示范中心，通过组织培训、学术会议、接受专业人员进修、操作观摩及现场指导等方式，积极推动MVA技术在当地和周边地区的快速普及和规范应用；并且，中华医学会计划生育学分会还将把MVA操作规范列入《临床技术操作规范计划生育学分册》修订计划的新增内容。

尽管在我国MVA的使用仍不普遍，但在一些使用MVA超千例的医疗机构中尚无术后宫颈/宫腔粘连的报道，某些无条件提供无痛人工流产服务的医疗机构还认为，虽然对MVA的手术时间缺乏客观的记录，但其确实可以减少服务对象等待手术的时间，术后减少了器械消毒打包的时间和精力消耗，提高了整体效率。中华医学会计划生育学分会将通过相关研究基金，鼓励和建议更多的MVA研究和多样本临床观察，期望更多扎实的、有循证医学意义的MVA研究成果。

执笔专家：吴尚纯、顾向应、刘欣燕、杨清、黄丽丽

参考文献从略

（通信作者：顾向应）
（本文刊载于《中国计划生育学杂志》
2020年第28卷第1期第5-7页）

6 宫腔操作前宫颈预处理专家共识

中华医学会计划生育学分会

宫腔操作是妇产科常用的诊治手段,包括手术流产、刮宫、放置或取出宫内节育器及宫腔镜诊治等。虽然宫腔操作并不复杂,但如果宫颈扩张不充分,仍然可能引发宫颈裂伤、子宫穿孔,甚至周围脏器损伤等严重并发症。因此宫腔操作前的宫颈准备十分重要。宫颈除上皮成分外,主要由纤维结缔组织及少量平滑肌组成,结缔组织只有1%的弹性纤维,而胶原纤维含量占宫颈实质的70%左右[1],故组织伸展性较差,非妊娠状态下宫颈内口处于关闭状态[2]。在宫腔操作前应通过使用药物和/或机械方法,使宫颈纤维结缔组织弹性增加,易于扩张,使宫腔操作更易进行,减少损伤。目前对于宫腔操作前的宫颈预处理国内缺少共识。中华医学会计划生育学分会参考国内外相关研究进展,组织编写了本共识,供临床参考。

一、妊娠期女性的宫颈预处理

主要指手术流产前的宫颈预处理,包括妊娠早期的负压吸引、钳刮术和妊娠中期的引产术。妊娠晚期宫颈预处理详见"妊娠晚期促子宫颈成熟与引产指南"[3]。世界卫生组织(WHO)和英国皇家妇产科医师学院(RCOG)推荐手术流产前要进行宫颈准备[4-5]。充分的宫颈准备可减少手术流产的并发症,包括宫颈损伤、子宫穿孔和不全流产[6-7]。尤其推荐用于宫颈损伤和子宫穿孔风险高的女性,如宫颈畸形、既往宫颈手术史、青少年(≤17岁)或妊娠天数较大(超过10~14周)的女性。

(一)药物方法

手术流产前常用的宫颈预处理药物包括米非司酮、前列腺素衍生物和间苯三酚等。

1. 米非司酮　孕酮能抑制宫颈中的胶原分解，使宫颈处于紧闭状态，且宫颈的成熟受雌激素与孕激素的平衡调节。米非司酮为孕激素受体拮抗剂，阻止孕激素的活性，促进胶原降解，使蜕膜雌激素受体/孕激素受体（ER/PR）的比值上升，并使蜕膜细胞和子宫肌层合成和释放前列腺素以增强子宫肌肉的收缩，致使宫颈扩张[8]。

WHO推荐≤孕12～14周可予米非司酮200mg手术流产前24～48h口服[6]。加拿大妇产科协会（SOGC）2018年推荐孕7～14周人工流产前24～48h口服米非司酮200～400mg，其扩张宫颈效果与米索前列醇近似，不良反应少，易于耐受[9]。缺点是所需宫颈预处理的时间长，至少24h。在中期引产中，我国学者在羊膜腔注射依沙吖啶的同时，给予米非司酮150mg，分2d口服，可提高引产效果，缩短引产时间，降低宫颈损伤率[10-11]。米非司酮不良反应包括萎靡、头晕、发冷、发热、头痛、腹泻、恶心、呕吐、皮疹和荨麻疹等[12]，一般轻于米索前列醇。

2. 前列腺素衍生物　前列腺素是分布在人体各组织内并具有广泛生理活性的不饱和脂肪酸，可引起子宫的规律性收缩，并有软化宫颈的作用[13]。

米索前列醇是前列腺素E1类似物，可刺激宫颈纤维细胞产生胶原酶及弹性蛋白酶，并促进宫颈组织中基质金属蛋白酶（MMP）-2和MMP-9的表达，加速宫颈结缔组织中胶原纤维降解，使宫颈软化扩张[1,14]，是目前世界范围内使用最多的促宫颈成熟药物，常温保存，使用方便。米索前列醇的给药途径多样，包括口服、舌下含服、颊黏膜含服、阴道后穹隆和直肠用药，给药途径不同，用量不同。米索前列醇通过黏膜可迅速吸收，舌下含服达到血药浓度峰值的时间最短，为30min[15]。口服给药方便，最易于患者接受；而舌下含服、阴道和直肠用药可避开肝脏的首过效应，药物生物利用度高，较口服用量减少，还可有效降低胃肠道反应，舌下含服和直肠给药能够避免阴道用药的不适感或上行感染。

国际妇产联盟（FIGO）2017年推荐的米索前列醇单药用于手术流产前宫颈准备中指出，＜孕13周，米索前列醇

400μg流产前1h舌下含服或流产前3h阴道放置；13～19周，米索前列醇400μg流产前3～4h阴道放置；20～26周，米索前列醇需联合其他方法[16]。WHO2014年推荐≤12～14周，米索前列醇400μg术前3～4h阴道放置或术前2～3h舌下含服；12～19周，术前3～4h阴道放置400μg[6]。随孕周增加，子宫对前列腺素类药物敏感性增强，且存在个体差异，建议中孕期应用米索前列醇从小剂量（100μg）开始。米索前列醇的不良反应包括腹痛、腹泻、恶心、呕吐、头痛、阴道出血、发热等[12]，严重过敏反应虽罕见，但可迅速进展，需高度重视。

卡前列甲酯栓简称卡孕栓，为dL-15甲基PG2α甲酯，是我国自行研制的前列腺素F2α衍生物。能够通过对宫颈羟脯氨酸的调控，激活使宫颈软化的酶原，从而松弛宫颈，具有引起子宫规律性收缩和促进宫颈软化的双重作用[13]，需低温保存。血中半衰期30min，临床用药时间以间隔2～3h为宜，6～9h后主要从尿中代谢排出。给药途径有直肠、阴道后穹隆放置和舌下含服。卡孕栓黏膜用药吸收效果好，经阴道给药能直接到达作用部位。我国《临床诊疗指南与技术操作规范计划生育分册》2017年修订版中指出，妊娠10～14周钳刮术前1～2h，可在阴道后穹隆放置卡孕栓0.5～1.0mg进行宫颈准备[17]。主要不良反应为消化道症状，如腹痛、腹泻、恶心、呕吐等，阴道后穹隆给药可减轻胃肠道反应。

地诺前列酮栓是一种可释放前列腺素E2的栓剂，含有10mg地诺前列酮，以0.3mg/h的速度缓慢释放，需低温保存[3]。通过刺激内源性前列腺素的产生及增加宫颈细胞基质内水分与黏多糖含量，使宫颈胶原纤维消失及分离，同时外源性前列腺素还可松弛宫颈平滑肌，从而达到促宫颈成熟的作用[18]。我国学者将地诺前列酮栓与依沙吖啶联合用于孕中期引产，羊膜腔内注射依沙吖啶后，将地诺前列酮栓置入阴道后穹隆，12～24h后取出，如已临产或破膜则立即取出，宫颈Bishop评分较对照组明显改善，引产时间显著缩短，疼痛程度减轻[18-19]。

需要注意的是，前列腺素衍生物使用前需除外过敏体质，取得知情同意，并且应用时需留院观察。

3. 间苯三酚　间苯三酚是亲肌性、非阿托品、非罂粟碱类平滑肌解痉药，相较于其他平滑肌解痉药，最大特点是无抗胆碱作用，解痉同时对心血管无明显影响。主要作用于痉挛的平滑肌，对正常平滑肌组织影响甚小。说明书适应证为用于消化系统和胆道功能障碍引起的急性痉挛性疼痛。其作用于子宫，可使宫口松弛，同时解除子宫平滑肌痉挛性收缩，使疼痛减轻，但不影响子宫体收缩，不增加出血量[20]。静脉给药3~10min起效，15min后血药浓度最高，给药4h左右血药浓度开始降低[21]。我国学者有在人工流产术前采用间苯三酚进行软化宫颈或减轻疼痛的研究[20, 22]，但结论不尽相同，具体作用有待进一步观察。间苯三酚不会引起低血压、心率变化、心律失常等，极少发生过敏反应，胃肠不适和头晕等不良反应发生率低于1%[21]。

（二）机械性扩张

机械性扩张即采用物理宫颈扩张器扩张宫颈，包括两类：①自身不会变化，而通过机械性强制扩张宫颈的器具，如导尿管、小水囊、金属扩张器等；②渗透性扩宫棒（osmotic dilator）包括由亲水性材料如天然海藻制成的海藻棒（昆布），以及由人造聚乙烯乙醇制成的合成类扩宫棒。小水囊通过在囊内注入生理盐水产生压迫作用，机械地刺激宫颈管，导致内源性前列腺素的合成与释放，从而促进宫颈软化、成熟，同时诱发宫缩[23]。国内有学者采用单/双球囊的宫颈注水球囊成功进行瘢痕子宫孕中期引产前的宫颈准备，但需要在保证医疗安全情况下继续进行相关研究[24]。

渗透性扩宫棒通过吸收宫颈的水分，吸湿膨大至原有直径的3~4倍，从而机械性扩张宫颈管[25]。海藻棒还可通过促进前列腺素合成使宫颈软化[25]。渗透性扩宫棒至少要4h起效[4]。因海藻棒由天然吸湿的海藻植物制成，曾有应用后发生感染的个案报道，对植物成分的过敏反应罕见，且有起效时间长和不均匀扩张等不足的报道[26-27]。而合成类扩宫棒较海藻棒更加无菌，起效快，不良反应小，可在手术日进行宫颈准备，更易于接受[28]，但价位偏高。

无论是早期妊娠流产还是中期妊娠引产，若存在宫颈坚硬等扩张困难情况，均可在知情同意下使用海藻扩张棒。但其更适用于妊娠10周后需住院行人工流产或引产术的服务对象[27]。WHO推荐于手术流产前6~24h放置海藻棒[7]，美国计划生育协会（SFP）推荐也可术前4h放置合成扩宫棒，效果与米索前列醇相似[9]。SOGC指出孕周>20周者可采用渗透性扩宫棒加米索前列醇400μg术前3～4h口腔颊黏膜含服[8]。米非司酮和/或米索前列醇用于宫颈扩张的效果虽好，但其扩张宫颈的指征在中国尚未注册，使用受到限制，且存在医学禁忌情况。不宜或不能使用米非司酮和/或米索前列醇的服务对象，可选择渗透性扩宫棒[27]。

世界多国/机构和我国推荐的妊娠早、中期手术流产前宫颈预处理方法见表2-6-1和表2-6-2。

二、非妊娠期女性的宫颈预处理

（一）生育年龄女性

包括宫腔镜、刮宫、放置或取出宫内节育器等操作。特别是宫腔镜手术前，需将宫颈扩张至9.5～10.0mm，其常见并发症主要与宫颈扩张困难有关，包括宫颈撕裂、形成假道和子宫穿孔[29]。故需在手术前进行宫颈准备，以便实施手术，减少手术并发症[2]。

1. 前列腺素衍生物　术前3～12h阴道放置米索前列醇200μg或400μg，宫颈内口明显松弛，扩张宫颈所需的时间显著缩短[29-30]，手术并发症减少[31]。有研究证实阴道用药效果优于口服和舌下含服[31]。200μg与400μg的效果近似，但使用200μg的不良反应更少些[30]。术前0.5～2.0h阴道后穹隆或直肠放置卡孕栓0.5～1.0mg，也可有效软化宫颈。国内Meta分析显示，用于宫腔镜检查的宫颈预处理时，卡孕栓与米索前列醇比较，药物不良反应明显减少[13]，尤其适用于无阴道分娩史和原发性不孕患者的宫颈准备[32]。

2. 间苯三酚　宫腔镜术前15～30min静脉注射间苯三酚80mg，比口服或阴道使用米索前列醇能更好地软化宫颈、提高手术视野的清晰度、缩短手术时间、减少术中漏水量，并且不良反应低于米索前列醇[33]。

3. 机械性扩张　术前晚消毒阴道和宫颈后，置海藻棒于宫颈内口，宫颈扩张效果优于16号尿管[34]。也可在术前1～2h放置3mm的合成类渗透性扩宫棒，宫颈扩张可达到（8.07±0.73）号[35]。一次性扩宫棒不良反应发生率低，包括

6 宫腔操作前宫颈预处理专家共识

表 2-6-1 妊娠早期手术流产前宫颈预处理方法推荐

参考文献	孕周	米非司酮	米索前列醇	卡孕栓	机械性扩张
WHO 2014[6]	≤12~14周	200mg 术前 24~48h 口服	400μg 术前 3~4h 阴道放置ª, 或术前 2~3h 舌下含服ᵇ	/	术前 6~24h 宫颈管放置海藻棒
FIGO 2017[16]	<13周	/	400μg 术前 1h 舌下含服, 或术前 3h 阴道放置ª	/	/
SFP 2016[7]	<14周	/	400μg 术前 3~4h 阴道放置ª, 术前 8~12h 口服, 术前 3~4h 颊黏膜含服, 或术前 2~4h 舌下含服	/	术前 4h 宫颈管放置合成扩宫棒, 或至少术前 6h 宫颈管放置海藻棒
SOGC 2018[9]	7~14周	200~400mg 术前 24~48h 口服	400μg 术前 3h 阴道放置ª, 或术前 2~3h 舌下含服	/	术前 6~24h 宫颈管放置海藻棒, 或术前 3~4h 宫颈管放置合成扩宫棒
本文推荐	<12~14周	100~150mg 术前 24~48h 口服	400μg 术前 3~4h 阴道放置ª, 或术前 2~3h 舌下含服	10~14周钳刮术前 1~2h 阴道放置 ª0.5~1.0mg	术前 6~24h 宫颈管放置海藻棒, 或术前 3~4h 宫颈管放置合成扩宫棒

注: a. 阴道后穹隆放置; b. 阴道用药与舌下含服扩张宫颈的效果相似, 但前者不良反应更小; WHO. 世界卫生组织; FIGO. 国际妇产科联盟; SFP. 美国计划生育协会; SOGC. 加拿大妇产协会。

表 2-6-2 妊娠中期手术流产前宫颈预处理方法推荐

参考文献	孕周	米非司酮	米索前列醇	地诺前列酮栓	机械性扩张
中孕早期					
WHO 2014[6]	12~19周	/	400μg 术前 3~4h 阴道放置	/	渗透性扩宫棒（海藻棒或合成类）
FIGO 2017[16]	13~19周	/	400μg 术前 3~4h 阴道放置	/	/
SOGC 2018[9]	14~17周	/	400μg 术前 3~4h 颊黏膜含服或阴道放置	/	渗透性扩宫棒（海藻棒或合成类）
本文推荐	13~19周	150mg 分 2d 口服	400μg 术前 3~4h 阴道放置[a]	10mg 阴道放置	渗透性扩宫棒（海藻棒或合成类）
中孕晚期					
WHO 2014[6]	>20周	/	/	/	渗透性扩宫棒
FIGO 2017[16]	19⁺¹~26周	/	需联合其他方法	/	/
SOGC 2018[9]	17~24周	200mg 术前 24~48h 口服	联合渗透性扩宫棒	/	米索前列醇 400μg 术前 3~4h 颊黏膜含服+海藻棒或合成类扩宫棒
本文推荐	20~27⁺⁶周	100~150mg 术前 24~48h 口服	/	10mg 阴道放置	渗透性扩宫棒

注：a. 建议从小剂量（100μg）开始试用；WHO. 世界卫生组织；FIGO. 国际妇产联盟；SOGC. 加拿大妇产协会。

轻度下腹坠痛、少许阴道出血等[35]。

（二）绝经后女性

由于绝经后女性卵巢功能衰竭，雌激素水平低落，宫颈及子宫明显萎缩，宫颈坚硬、宫颈管狭窄，进行宫腔操作（如宫腔镜检查及手术和取环术）前应进行充分的宫颈预处理，以便于手术操作，并降低手术风险，是绝经后女性宫腔操作成功的基础[21,36-37]。

1. 前列腺素衍生物　米索前列醇术前12h口服400μg，或术前2～3h舌下含服或阴道后穹隆放置200～400μg[36,38-39]，或术前1～2h阴道后穹隆放置卡孕栓0.5～1.0mg[36-37]，宫颈内口明显扩张，操作成功率增加。但对绝经后单用米索前列醇的效果有争议[40]，术前应用雌激素可能起到协同作用[31,41]。前列腺素类药物禁忌用于高血压、青光眼、哮喘等合并症患者，老年患者多合并内科疾患，更易诱发血压升高和/或心率加快，导致心脑血管疾病如冠心病、心律失常、脑栓塞等发生。用药前一定要排除使用前列腺素类药物的禁忌证。

2. 间苯三酚　国内有研究显示，术前15～30min静脉注射间苯三酚注射液80mg，与术前12h阴道放置米索前列醇400μg比较，宫颈扩张作用相似[42]或更好[43]。但不良反应明显减少，由于间苯三酚扩张宫颈的同时不具有抗胆碱不良作用，故尤其适用于有原发性高血压、哮喘、青光眼等内科合并症患者[21]。

3. 雌激素　雌激素可提高子宫对缩宫素的敏感性，提高子宫内膜雌、孕激素受体表达，可使萎缩的阴道子宫组织松弛变软，增加弹性，还可使子宫内膜、宫颈、阴道上皮轻度增生[38]，适用于无雌激素使用禁忌证的绝经后女性的宫颈预处理。包括口服制剂和外用软膏。推荐术前7d开始每日口服戊酸雌二醇1mg，或术前7d顿服尼尔雌醇4mg；或术前7d开始阴道外用雌激素软膏，每晚1次，均明显优于无宫颈预处理者[36]。

4. 替勃龙　替勃龙为一种甾体类化合物，其代谢产物兼具雌、孕、雄3种甾体激素活性，对阴道、子宫主要发挥雌激素作用，可使萎缩的阴道子宫组织松弛变软、增加弹性[36]。可用于排除禁忌的绝经后女性的宫颈准备。每日口服2.5mg，连续3~7d，宫颈软化程度明显改善，取环成功率显著提高[44]。不良反应包括头痛、眩晕、阴道出血、乳房胀痛等，一般轻微，无须处理。

5. 机械性扩张　宫腔操作前12h，应用16号一次性单球囊尿管（球囊内未注入液体）扩张宫颈，效果与术前应用间苯三酚相似，但单球囊尿管组术前腹痛、心率增快、血压升高的发生率高于间苯三酚[21]。可选择海藻棒或在术前1~2h放置3mm的合成扩宫棒，宫颈扩张可达到（7.47±0.74）号，优于术前3h阴道后穹隆放置米索前列醇400μg，不良反应发生率也显著少于米索前列醇[35]。

非妊娠期女性宫腔操作前的宫颈预处理方法见表2-6-3。

表2-6-3　非妊娠期女性宫颈预处理方法

方法	生育年龄	绝经后
米索前列醇[29-30, 36, 38-39]	术前3~12h阴道放置200~400μg	术前12h口服400μg，或术前2~3h舌下含服/阴道放置200~400μg
卡孕栓[13, 32, 36-37]	术前0.5~2h阴道或直肠放置0.5~1mg	术前1~2h阴道放置0.5~1.0mg
间苯三酚[33, 42-43]	术前15~30min静脉注射80mg	术前15~30min静脉注射80mg
雌激素[36]	/	口服戊酸雌二醇1mg 1次/d，共7d，或术前7d顿服尼尔雌醇4mg，3~7d，或阴道外用雌激素软膏1次/晚，7d
替勃龙[36, 44]	/	口服2.5mg/d，3~7d
机械性扩张[34-35]	术前12h宫颈管放置海藻棒，或术前1~2h放置合成扩宫棒	术前12h宫颈管放置海藻棒，或术前1~2h放置合成扩宫棒

三、总结

宫腔操作前需要进行宫颈预处理，采用药物或机械性方法，促进宫颈成熟，保证宫腔操作顺利进行，减少手术并发症。妊娠期和非妊娠期女性由于生理特点不同，采用的宫颈预处理方法有所不同，在酌情选择的同时应特别注意超说明书用药需充分交代，签署知情同意书；排除米非司酮、前列腺素衍生物和雌激素等药物使用的禁忌证；且前列腺素衍生物使用前需除外过敏体质，给药时需留院观察。

执笔专家（按编写者贡献顺序排列）：江静、顾向应、刘欣燕、林青、董白桦、黄丽丽、于晓兰

参与本共识制定与讨论的专家组成员（按姓氏拼音顺序）：常明秀（河南省人口和计划生育科学技术研究院）、陈勤芳（中国福利会国际和平妇幼保健院）、车焱（上海市计划生育科学研究所）、董白桦（山东大学齐鲁医院）、顾向应（天津医科大学总医院）、谷翊群（国家卫健委科学技术研究所）、黄丽丽（浙江大学医学院附属妇产科医院）、黄薇（西华第二附属医院）、江静（河北医科大学第二医院）、李红钢（华中科技大学同济医学院计划生育研究所）、李坚（首都医科大学附属北京妇产医院）、林青（首都医科大学附属北京友谊医院）、林元（福建省妇幼保健院）、刘欣燕（中国医学科学院北京协和医院）、刘伟信（四川省妇幼保健院）、单莉（西北妇女儿童医院）、唐运革（广东省计划生育专科医院）、王晓军（新疆维吾尔自治区妇幼保健院）、魏占荣（天津市东丽区妇女儿童保健和计划生育服务中心）、熊承良（华中科技大学同济医学院）、杨清（中国医科大学附属盛京医院）、于晓兰（北京大学第一医院）、袁冬（天津市河东区妇产科医院）、张林爱（山西省妇幼保健院）、章慧平（华中科技大学同济医学院）

参考文献从略

（通信作者：顾向应）
（本文刊载于《中华生殖与避孕杂志》2020年第40卷第1期第3-8页）

7 新型冠状病毒肺炎疫情下终止早期妊娠的专家指导建议

中华医学会计划生育学分会

2019年12月以来，湖北省武汉市陆续出现了新型冠状病毒肺炎（novel coronavirus pneumonia）[1]疫情，现已蔓延至我国其他地区和境外[2-3]。目前全国（含港澳台）已确诊病例八万余例。世界卫生组织（WHO）宣布将该疾病正式命名为2019冠状病毒病（coronavirus disease，COVID-19）[4]。该病作为急性呼吸道传染病，传染性强，有一定致死率，已纳入《中华人民共和国传染病防治法》规定的乙类传染病，按甲类传染病管理[5]。

终止早期妊娠的手术属限期手术，拟终止妊娠的女性不宜因外界因素等待过久，以避免因孕周增大而增加手术难度和手术并发症机会。此外，难免流产、不全流产、稽留流产一经诊断，均应及时手术/药物处理，以减少大出血、感染、组织机化粘连和凝血功能障碍等并发症发生。在当前COVID-19流行的形势下，为保证终止早期妊娠过程顺利、规范、安全地进行，中华医学会计划生育学分会特制定以下专家指导建议，力争具有实用性和可操作性，供临床参考。

一、概述

新型冠状病毒为β属的冠状病毒，其基因特征与严重急性呼吸综合征冠状病毒（severe acute respiratory syndrome coronavirus，SARS-CoV）和中东呼吸综合征冠状病毒（Middle East respiratory syndrome coronavirus，MERS-CoV）有明显区别，目前研究发现与蝙蝠SARS样冠状病毒（bat-SL-CoVZC45）同源性达85%以上[5]。流行病学特点显示，传染源主要是新型冠状病毒感染的患者，无症状感染者也可能成为传染源；传播途径以经呼吸道飞沫和密切接触传播为主，在相对密闭的环境中长时间暴露于高浓度气溶胶情况下存在经气溶胶传播的可能，并应注意粪便及尿对环境污染造成气溶胶或接触传播；人群普遍易感。基于目前的流行病学调查，潜伏期1～14d，多为3～7d[5]。因潜伏期和无症状感染者也可具有传染性，故门诊就诊者的排查至关重要，避免漏诊COVID-19病例。医务人员应强化标准预防措施的落实，根据医疗操作可能传播的风险，做好个人防护、手卫生、门急诊管理、环境通风及空气消毒、物体表面的清洁消毒和医疗废弃物管理等医院感染控制工作，最大可能避免医院感染发生和医院聚集性疫情出现。

二、加强新型冠状病毒肺炎知识和防护培训与宣教

制定新型冠状病毒肺炎相关培训计划，依据工作人员岗位特点开展有针对性培训，提高防控及诊疗能力。

1. 对计划生育门诊医务人员包括辅医、保洁等全员进行普遍适用的新型冠状病毒知识培训和防护培训，对高暴露风险区域的工作人员重点培训，进行现场演示与实际操作，使其熟练掌握新型冠状病毒感染的防控知识、方法与技能。

2. 培训内容包括：COVID-19防控与诊疗相关知识，医务人员穿脱防护用品培训及医院感染管理相关制度等。

3. 在预约大厅、候诊区等场所利用海报、宣传视频等多种形式对就诊者和家属、陪同人员进行宣教，内容包括手卫生、呼吸道卫生、咳嗽礼仪、消毒隔离及医疗废物的处置等。

三、门诊首诊

除门诊日常流程外，强调对前来就诊及陪同人员进行COVID-19相关病史的筛查。计划生育门诊筛查鉴别COVID-19流程图详见图2-7-1[6]。

1. 门诊入口处给就诊者测量体温，发热者直接导向医院发热门诊就诊。若为疑似病例，请按COVID-19相关规定流程诊治；若为确诊病例，应转到本辖区的指定医院进一步治疗或手术流产。

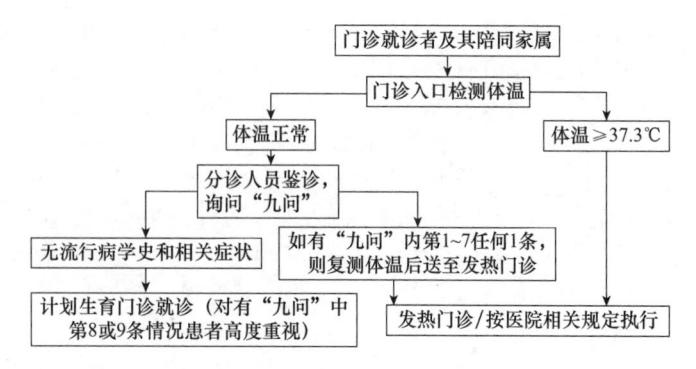

```
                    ┌─────────────────────────┐
                    │  门诊就诊者及其陪同家属  │
                    └───────────┬─────────────┘
                                ↓
                    ┌─────────────────────────┐
                    │     门诊入口检测体温    │
                    └───────────┬─────────────┘
                    ↓                         ↓
            ┌──────────────┐          ┌──────────────┐
            │   体温正常   │          │ 体温≥37.3℃  │
            └──────┬───────┘          └──────┬───────┘
                   ↓                         │
         ┌──────────────────┐                │
         │ 分诊人员鉴诊，   │                │
         │ 询问"九问"       │                │
         └──────┬───────────┘                │
         ↓                  ↓                │
┌────────────────────┐ ┌──────────────────────────┐
│无流行病学史和相关症状│ │如有"九问"内第1~7任何1条,│
│                    │ │则复测体温后送至发热门诊  │
└────────┬───────────┘ └──────────┬───────────────┘
         ↓                        ↓
┌────────────────────┐ ┌──────────────────────────┐
│计划生育门诊就诊(对有"九问"中│ │发热门诊/按医院相关规定执行│
│第8或9条情况患者高度重视)    │ │                          │
└────────────────────┘ └──────────────────────────┘
```

图 2-7-1　计划生育门诊筛查鉴别 COVID-19 流程[6]

2. 体温正常的就诊者，询问以下 9 个问题（"九问"），其中第 1～4 条是流行病学史筛查[5]，第 5～7 条是临床症状筛查，第 8～9 条是相关高危因素筛查[6]。填写医院表格，并书面签字确认：姓名、身份证号、地址、联系方式并强调受法律约束。仅限一名家属陪同，与就诊者一样测量体温并接受询问和书面签字确认。就诊者和家属均应正确佩戴口罩。

（1）您 14d 内去过武汉市及周边地区，或其他有病例报告的国家或社区，或在以上地区居住过吗？

（2）您 14d 内与 COVID-19 感染者（核酸检测阳性）有过接触吗？

（3）您 14d 内接触过来自疫情高发地区（这些地区根据相关部门的通知调整），或来自有病例报告社区的发热或有呼吸道症状的人吗？

（4）您的家庭、工作单位及周边 14d 内有 2 人及以上发热和 / 或呼吸道症状病例吗？

（5）您 14d 内有过发烧吗？

（6）您 14d 内有咳嗽、咳痰、憋气、咽痛、胸痛等呼吸道症状吗？

（7）您 14d 内有乏力、肌痛或腹泻等不适吗？

（8）您 14d 内坐过飞机、火车、长途汽车或去过其他医院吗？（最好有相关证明，医院留存）

（9）您 14d 内参加过 2 人以上的聚会或去过其他人多的公

共场所吗？

随着国内疫情防控形势向好，"九问"可逐渐过渡为流行病学史筛查。

3. 就诊者及家属均排除上述问题并双方签字确认后方可进入诊室，注意一人一诊室，仅允许一名家属进入。医师再次对就诊者和家属进行上述"九问"，医师与就诊者和家属间应该保持1.0～1.5m的距离。

4. 建议对于有生育条件的就诊者尽量劝其继续妊娠。

5. 进行妇科检查和妇科B超时，就诊者单人单巾单垫。建议多采用腹部超声，避免就诊者分泌物的污染。

6. 医务人员应充分做好防护。门诊医师戴一次性工作帽、医用外科口罩和工作服，必要时外罩一次性隔离衣、戴一次性乳胶手套[7-8]；进行妇科检查和妇科B超时，除上述防护外，医师应佩戴一次性乳胶手套或丁腈手套及护目镜，在接触不同就诊者或手套破损时及时更换手套并进行手卫生。

7. 实验室检查：除血常规、乙肝五项等常规化验外，需增加检测C反应蛋白（CRP），多数COVID-19患者CRP和血沉升高，降钙素原正常[5]。血常规注意白细胞计数及淋巴细胞计数。

8. 胸部影像学：采用CT进行胸部检查。尤其欲行无痛人工流产时，应行胸部CT检查，避免遗漏肺部炎性病变，导致术中病毒播散。

9. 若有流行病学接触史或"九问"中第8或第9条高危因素者，应观察满14d后再考虑手术，实验室及胸部影像学检查当日最佳（建议不超过48h），必要时复查。

10. 术前检查完善后，可预约手术。鉴于目前疫情，提倡减少手术流产量，根据病情轻重缓急合理安排每日手术；药物流产因需留院观察时间长且需反复复诊，建议疫情期间暂停；不全流产和稽留流产可采用居家辅助药物或期待治疗[9]，必要时再做清宫术等操作，以尽可能减少呼吸道感染的风险。但应向期待治疗的患者讲明，观察期间有阴道大出血风险，强调如果阴道出血多或腹痛剧烈需随时急诊。预约手术流产者就诊流程详见图2-7-2[6]。

11. 人工流产后关爱（PAC）工作中的集体宣教环节应暂

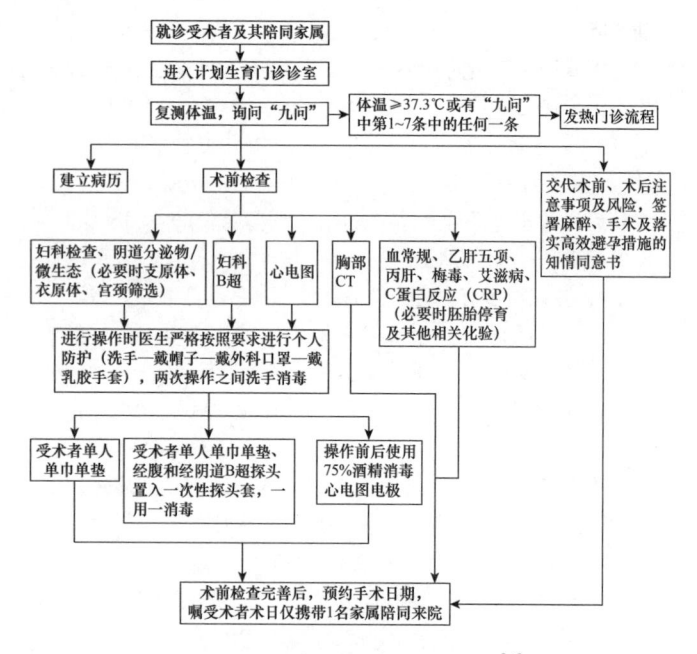

图 2-7-2　预约手术流产者就诊流程[6]

停，以避免人群聚集。建议有针对性地进行单独咨询，并且尽可能说服就诊者在人工流产术后立即使用高效避孕措施，特别推荐长效可逆避孕措施，避免再次发生意外妊娠。

四、手术流产当日

1. 受术者和家属再次体温检测及核查流行病学史等"九问"并双方签字确认。

2. 再次核对术前各项检查结果是否均无异常，再次告知围手术期注意事项，完善病历相关签字，再次告知人工流产即时落实长效可逆避孕方法的必要性和可行性，切实落实避孕措施。

3. 受术者逐个进入，在计划生育手术室隔离区受术者更衣室更换口罩、拖鞋、灭菌病患服、佩戴一次性手术帽，并洗手消毒，注意受术者一人一室或单人依次更衣。

4. 关于手术麻醉：如果采用无痛人工流产，要保证医疗安全，尽量减少呼吸道操作，如放置喉罩或插管。建议多采用局麻手术，如利多卡因宫颈阻滞等。

5. 手术医师眼睛、眼结膜及面部等可能受到受术者血液、体液、分泌物等喷溅，需佩戴医用防护口罩、护目镜或防护面屏、穿防护服或一次性防渗手术衣，以及一次性手术帽、一次性乳胶手套和一次性鞋套[7, 10]，并且术中防止受术者血液及体液飞溅造成污染。重复使用的护目镜每次使用后，及时进行消毒，干燥备用。麻醉医师应佩戴防护面屏，避免感染。严格执行计划生育手术室单人单间的原则。

6. 计划生育手术室内应精简手术参与人数，在疫情期间暂停培训人员进入。

7. 需要手术处理的急诊病例，若存在危险因素（"九问"中第1~7条任何一条，第8~9条需高度重视）但未达疑似诊断标准者，建议开辟高风险感染者专用手术室进行急诊手术；疑似COVID-19感染患者，按照医院相关规定上报，取得相关科室配合后，通过专用通道进入感染专用手术室完成手术，有条件的医疗机构在负压手术室实施手术[6]。医务人员穿防护服和防渗手术衣，并戴双层手套和鞋套，戴护目镜或防护面屏，全身防护密封检测，或将医用防护口罩、护目镜或防护面罩换为全面具或带电动送风过滤式呼吸器[8]。术后，医务人员应根据医院规定进行健康观察。

8. 术后观察室宜一人一室，若条件不允许，床位之间应至少隔开1.5m。

9. 所有设备、用具、药品等必须一人一用，两个手术之间要进行空气和物体表面的清洁与消毒。严格终末消毒。

手术流产当日流程和急诊病例诊治流程详见图2-7-3和图2-7-4[6]。

五、术后管理

1. 开通术后随访电话及网约问诊，减少受术者复诊到院次数。

2. 建议分散就近的原则进行复诊，非急症情况可不复诊或减少复诊次数。

3. 如遇阴道出血大于月经峰值量、腹痛严重、发热等随

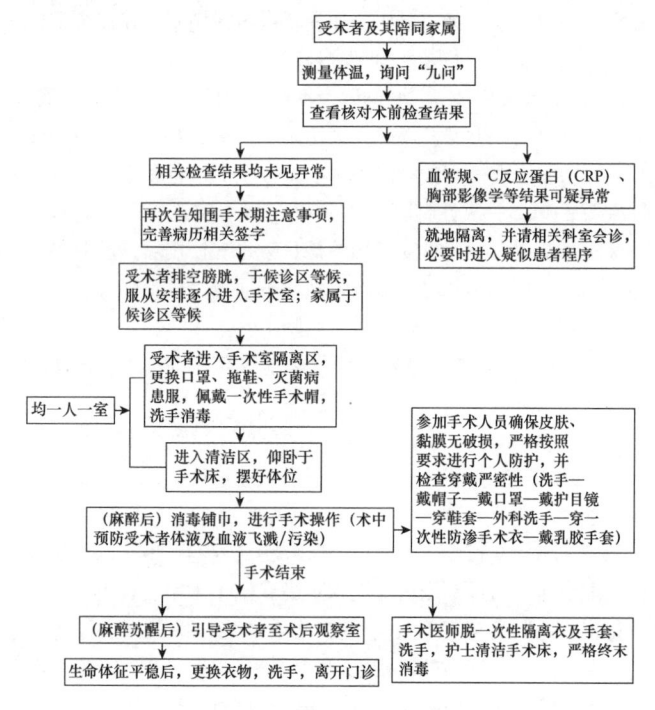

```
┌─────────────────────────┐
│   受术者及其陪同家属      │
└──────────┬──────────────┘
           ▼
┌─────────────────────────┐
│   测量体温，询问"九问"    │
└──────────┬──────────────┘
           ▼
┌─────────────────────────┐
│   查看核对术前检查结果    │
└──┬───────────────────┬──┘
   ▼                   ▼
┌──────────────┐  ┌──────────────────────┐
│相关检查结果   │  │血常规、C反应蛋白(CRP)、│
│均未见异常     │  │胸部影像学等结果可疑异常│
└──────┬───────┘  └──────────┬───────────┘
       ▼                     ▼
┌──────────────┐  ┌──────────────────────┐
│再次告知围手术 │  │就地隔离，并请相关科室会诊，│
│期注意事项，   │  │必要时进入疑似患者程序  │
│完善病历相关签字│  └──────────────────────┘
└──────┬───────┘
       ▼
┌──────────────────┐
│受术者排空膀胱，于候诊区等候，│
│服从安排逐个进入手术室；家属于│
│候诊区等候          │
└──────┬───────────┘
       ▼
┌──────────────────┐
│受术者进入手术室隔离区，│
│更换口罩、拖鞋、灭菌病│
│患服，佩戴一次性手术帽，│
│洗手消毒            │
└──────┬───────────┘
       ▼
┌──────────────────┐     ┌──────────────────────┐
│进入清洁区，仰卧于  │     │参加手术人员确保皮肤、   │
│手术床，摆好体位    │     │黏膜无破损，严格按照     │
└──────┬───────────┘     │要求进行个人防护，并     │
       ▼                 │检查穿戴严密性（洗手—    │
┌──────────────────┐     │戴帽子—戴口罩—戴护目镜  │
│（麻醉后）消毒铺巾，│     │—穿鞋套—外科洗手—穿一  │
│进行手术操作（术中  │     │次性防渗手术衣—戴乳胶手套）│
│预防受术者体液及血液飞溅/污染）│ └──────────────────────┘
└──────┬───────────┘
       ▼ 手术结束
┌──────────────────┐     ┌──────────────────────┐
│（麻醉苏醒后）引导  │     │手术医师脱一次性隔离衣及手套、│
│受术者至术后观察室  │     │洗手，护士清洁手术床，严格终末│
└──────┬───────────┘     │消毒                │
       ▼                 └──────────────────────┘
┌──────────────────┐
│生命体征平稳后，更换衣物，洗手，离开门诊│
└──────────────────┘

均一人一室
```

图 2-7-3　手术流产当日流程[6]

时就诊。

4. 若发现宫腔积液或可疑残留，给予药物保守治疗，之后酌情复查，必要时二次手术。

5. 利用网络（微信）做好流产后避孕的随访和咨询，防止再次意外妊娠和人工流产。

六、消毒

1. 受术者血液、分泌物、呕吐物的消毒：少量污染物可用一次性吸水材料（如纱布、抹布等）蘸取 5000～10 000mg/L 的含氯消毒液（或能达到高水平消毒的消毒湿巾/干巾）小心移除。大量污染物应使用含吸水成分的消毒粉或漂白粉完全覆盖，或用一次性吸水材料完全覆盖后用足量的 5000～10 000mg/L 的含氯消毒液浇在吸水材料上，作用 30min 以上

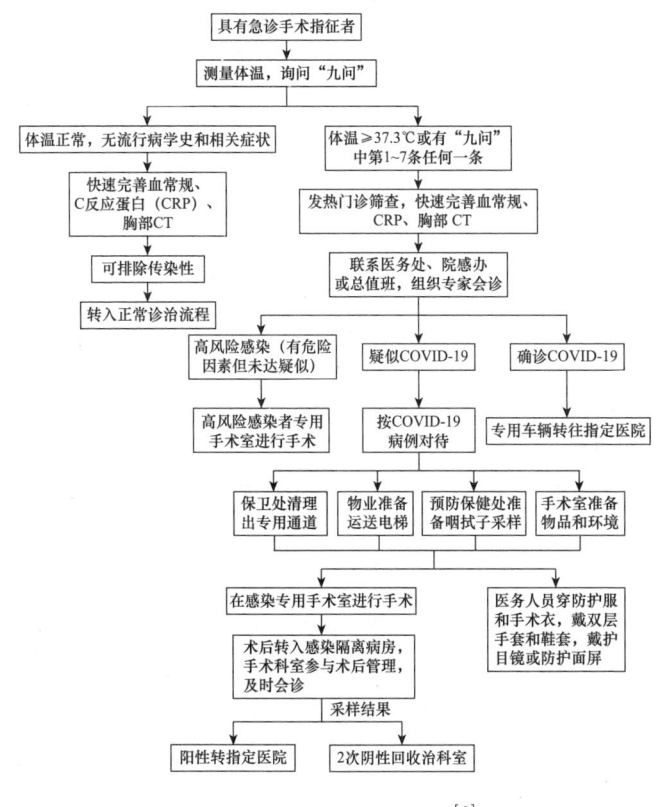

7 新型冠状病毒肺炎疫情下终止早期妊娠的专家指导建议

```
                    具有急诊手术指征者
                            ↓
                    测量体温，询问"九问"
                            ↓
        ┌───────────────────┴──────────────────┐
体温正常，无流行病学史和相关症状        体温≥37.3℃或有"九问"
        ↓                              中第1~7条任何一条
快速完善血常规、                                ↓
C反应蛋白（CRP）、                  发热门诊筛查，快速完善血常规、
胸部CT                                  CRP、胸部CT
        ↓                                      ↓
   可排除传染性                      联系医务处、院感办
        ↓                           或总值班，组织专家会诊
   转入正常诊治流程                          ↓
                        ┌──────────────┼──────────────┐
                   高风险感染（有危险      疑似COVID-19      确诊COVID-19
                   因素但未达疑似）            ↓                ↓
                        ↓              按COVID-19      专用车辆转往指定医院
                   高风险感染者专用      病例对待
                   手术室进行手术              ↓
                        ┌──────────┬──────────┬──────────┐
                   保卫处清理    物业准备    预防保健处准    手术室准备
                   出专用通道    运送电梯    备咽拭子采样    物品和环境
                        └──────────┴────┬─────┴──────────┘
                                        ↓
                              在感染专用手术室进行手术         医务人员穿防护服
                                        ↓                  和手术衣，戴双层
                              术后转入感染隔离病房，         手套和鞋套，戴护
                              手术科室参与术后管理，         目镜或防护面屏
                              及时会诊
                                        ↓
                                     采样结果
                              ┌──────────┴──────────┐
                         阳性转指定医院        2次阴性回收治科室
```

图 2-7-4 急诊病例诊治流程[6]

（或能达到高水平消毒的消毒干巾），小心清除干净。清除过程中避免接触污染物，清理的污染物按医疗废物集中处置[11]。

2. 医疗设备的消毒：负压吸宫机需使用一次性管道，可重复使用的管道、容器使用后，应立即用5000~10 000mg/L含氯消毒溶液浸泡30~60min以上再清洗、消毒灭菌。体温计、听诊器、心电图电极、止血带、血压计等使用后用75%酒精或含氯消毒剂擦拭消毒或浸泡[7]。

为避免使用同一超声探头检查造成交叉感染，建议在超声检查前将耦合剂涂在探头表面，然后将探头置入一次性探头套中，再将耦合剂涂在探头套表面进行检查[12]。超声探头应一用一消毒，常规接触体表的探头可使用含有季铵盐类或过氧化

氢的消毒剂擦拭消毒；腔内探头使用含有戊二醛或过氧化氢的消毒剂浸泡消毒，有条件的医疗机构也可采用超声探头消毒机对探头实施消毒。

3. 计划生育手术室和术后观察室消毒：无人状态下可使用紫外线灯照射（1h以上）或选择过氧乙酸、二氧化氯、过氧化氢等消毒剂，采用超低容量喷雾法进行空气消毒[11]。环境物体表面可选择含氯消毒剂、二氧化氯等消毒剂擦拭、喷洒或浸泡消毒。所有消毒产品应符合国家卫生健康部门管理要求[11]。

4. 妇科检查室、妇科B超室、受术者更衣室：房间应通风良好，无人状态下建议使用紫外线灯照射或化学消毒方法进行空气消毒。环境物体表面无明显污染时，采用湿式清洁消毒；当受到就诊者血液、体液等明显污染时，可去除污染物后，选择含氯消毒剂、二氧化氯等消毒剂擦拭、喷洒或浸泡消毒。所有消毒产品应符合国家卫生健康部门管理要求[11]。

5. 计划生育门诊诊室消毒：房间加强通风，至少每日上、下午各通风1次，每次不少于30min，必要时进行空气消毒。环境物体表面无明显污染时，采用湿式清洁消毒；当受到就诊者血液、体液等明显污染时，按前述方法去除污染物并清洁和消毒[13]。

七、小结

目前在COVID-19疫情下，应全面加强相关知识和防护的培训与宣教，在严格的感染防控下规范有序地终止早期妊娠和实施手术，加强高风险感染人群防控，对于疑似病例早发现、早诊断、早隔离、早报告，有效遏制院内聚集性感染出现是当务之急。

执笔专家：江静（河北医科大学第二医院）、顾向应（天津医科大学总医院）、刘欣燕（中国医学科学院北京协和医院）、黄丽丽（浙江大学医学院附属妇产科医院）、杨清（中国医科大学附属盛京医院）、车焱（上海市计划生育科学研究所）、窦学梅（天津医科大学总医院）、马瑞玉（天津医科大学总医院）

参与本共识制定与讨论的专家组成员(按姓氏拼音顺序)：常明秀（河南省人口和计划生育科学技术研究院）、陈勤芳（中国福利会国际和平妇幼保健院）、车焱（上海市计划生育科学研究所)、董白桦(山东大学齐鲁医院)、窦学梅(天津医科大学总医院)、顾向应(天津医科大学总医院)、谷翊群(国家卫健委科学技术研究所)、黄丽丽(浙江大学医学院附属妇产科医院)、黄薇(华西第二附属医院)、江静(河北医科大学第二医院)、李坚(首都医科大学附属北京妇产医院)、林青(首都医科大学附属北京友谊医院)、林元(福建省妇幼保健院)、刘欣燕(中国医学科学院北京协和医院)、李红钢(华中科技大学同济医学院生殖健康研究所)、刘伟信(四川省妇幼保健院)、马瑞玉(天津医科大学总医院)、单莉(西北妇女儿童医院)、唐运革(广东省计划生育专科医院)、王晓军(新疆维吾尔自治区妇幼保健院)、魏占荣(天津市东丽区妇女儿童保健和计划生育服务中心)、熊承良(华中科技大学同济医学院)、杨清(中国医科大学附属盛京医院)、于晓兰(北京大学第一医院)、袁冬(天津市河东区妇产科医院)、张林爱(山西省妇幼保健院)、章慧平(华中科技大学同济医学院)

参考文献从略

(通信作者:顾向应)
(本文刊载于《中华生殖与避孕杂志》2020年第40卷第3期第182-187页)

8 合并子宫体良性疾病的早期人工流产专家共识

中华医学会计划生育学分会

早期人工流产是指因意外妊娠、疾病等原因在妊娠14周前人工终止妊娠[1]。子宫肌瘤、子宫腺肌病、子宫内膜息肉及子宫内膜无不典型增生等是育龄期女性常见的子宫体良性疾病，可导致子宫体形状、宫腔形态或子宫内膜发生改变，行人工流产时大出血或人工流产不全发生的概率明显增加，加之妊娠与疾病间的相互影响，增加了人工流产及相关疾病管理的难度。为加强合并子宫体良性疾病的早期人工流产的规范管理，保证手术安全，中华医学会计划生育学分会结合计划生育技术服务的临床实践及专家经验，编写了本专家共识，供临床参考。

一、人工流产前的准备

（一）提供流产服务单位及医师资质

妊娠合并子宫肌瘤或子宫腺肌病等子宫体疾病属高危妊娠，终止妊娠应该在具有急救抢救条件和技术力量的医疗服务机构进行，流产施术医师应具有相关资质且经验丰富。

（二）病史和体格检查

重点询问相关症状（痛经、月经异常等临床症状及严重程度）和手术史（既往宫腔操作史及子宫疾病相关手术方式、切口部位、切除病灶深入肌层的深度、手术距今时间等）、病理诊断及治疗情况。妇科内诊主要了解子宫的大小、活动度、是否变形及过度倾屈，注意宫颈能否正常暴露。

（三）辅助检查

通过彩色多普勒超声检查妊娠囊位置和子宫体良性疾病的

性质。如合并子宫肌瘤除了解肌瘤位置、大小、类型及数目外，重点要明确肌瘤与妊娠囊的位置关系；如合并子宫腺肌病除了解病变范围、严重程度外，还应重点明确有无形成腺肌瘤及与妊娠囊的位置关系；有子宫肌瘤剔除术或子宫腺肌病病灶切除术史的患者更要警惕病灶切除部位瘢痕妊娠或罕见的子宫肌壁间妊娠；当出现妊娠囊位置低，或胚胎着床部位的子宫肌层薄、绒毛与子宫肌层分界不清、着床部位血流异常丰富等情况时要警惕早期胎盘绒毛植入的发生（参考妊娠早期胎盘绒毛植入诊治专家指导意见）[2]；如合并子宫内膜息肉，要了解息肉大小、形状以及是否压迫妊娠囊变形；影像学检查不仅可了解宫腔大小及形状，更重要的是评估手术器械是否可及孕囊，从而顺利完成人工流产手术。如果超声检查效果不满意，建议行磁共振成像（magnetic resonance imaging，MRI）检查。

（四）风险评估和知情同意

术前向患者和家属解释手术风险。子宫肌瘤剔除术或子宫腺肌病病灶切除术后半年内行人工流产，手术并发症明显增加，而且术后剧烈腹痛、痛经加重和继发不孕等风险增加[3-5]。妊娠合并子宫内膜息肉或既往子宫内膜增生史可因妊娠掩盖相关症状及体征，需注重病史及影像学检查，宫腔刮出物建议送病理检查，并注意术后定期复查。签署手术知情同意书，必要时备血。妊娠合并全身系统性疾病患者，请相关科室会诊，全面评估手术风险并知情同意。

（五）建议住院流产的情况

1. 妊娠≥10周[6]。

2. 术前中、重度贫血。

3. 既往不良孕产史（产科大出血、人工流产并发症等）。

4. 宫腔严重变形或过大、宫颈暴露困难或有宫颈肌瘤预计负压吸引管达孕囊困难。

5. 子宫腺肌病病灶切除手术史。

（六）术中监护

B超引导和/或宫腔观察吸引手术系统的应用，以增加手术中的可视性。

二、术前风险评估及预案

（一）出血

有贫血及可能发生大出血者，做好交叉配血，若 Rh 阴性等稀有血型者需提前与血库联系。

（二）损伤

实施手术的医院要具备床边超声检查、腹腔镜或剖腹探查的能力，出现损伤后能及时检查处理。

（三）宫颈扩张失败

无阴道分娩史或需要钳刮术者术前需做宫颈准备。

（四）原发疾病的风险

合并有心肺功能异常、甲状腺功能异常等全身系统性疾病，术前需请相关科室全面评估，制定预案，术中若病情加重可及时处理。

（五）合并胎盘绒毛植入

根据胎盘绒毛植入的深度、范围和血供情况，评估大出血风险，权衡围术期行子宫血管介入治疗或腹腔镜手术/剖腹手术的利弊，选择适合的终止妊娠方式，并评估子宫切除的风险[2]。

三、人工流产方法的选择

妊娠早期人工流产分为药物流产和手术流产。应该根据孕周、妊娠囊位置、合并症等综合考虑终止妊娠的方法。

（一）药物流产

对于子宫肌瘤导致宫腔变形、妊娠囊位于肌瘤上方、宫颈暴露困难者米非司酮配伍米索前列醇可以作为首选方法[7-8]。对于合并子宫腺肌病的妊娠早期人工流产，也推荐药物流产方法。子宫内膜增生病史者选择药物流产终止妊娠时，建议将排出物进行病理检查。需要注意的是子宫肌瘤或腺肌病病灶会严重影响子宫收缩，由于子宫收缩不良而出现大出血；而且由于宫腔变形、妊娠囊位置偏移等也导致药物流产不全风险明显增加，建议制定完善的应急预案并做好知情同意。

1. 适应证[6,9] 妊娠合并子宫体良性疾病，本人自愿要求使用药物终止妊娠，伴有如下高危因素尤为适用药物流产术：①妊娠合并子宫肌瘤或子宫腺肌病使子宫明显大于孕周或宫腔变形，子宫肌瘤或子宫腺肌瘤剔除术后半年内；②妊娠合并黏膜下肌瘤或子宫内膜息肉等影响宫腔操作因素；③因宫腔过大、宫颈暴露困难手术流产失败者。

2. 禁忌证[6,10] ①心、肝、肾疾病患者及肾上腺皮质功能不全者；②有使用前列腺素类药物禁忌者，如青光眼、哮喘及过敏体质者；③带宫内节育器妊娠（无法牵尾丝取出）和可疑异位妊娠者。

3. 用药方法及用药后观察 临床常用米非司酮配伍米索前列醇终止妊娠需要3d，根据孕周选择服药方案，具体用药方法和注意事项参照临床诊疗指南与技术操作规范计划生育分册[6]。

（二）手术流产

1. 负压吸宫术 适用于<10周宫内妊娠、或有药物流产禁忌证、拒绝接受药物流产、药物流产失败者。对于合并子宫内膜息肉、子宫肌壁间肌瘤≤4cm或浆膜下肌瘤，妊娠早期人工流产的手术难度及风险与无肌瘤者无明显差别；合并多发性子宫肌瘤、子宫肌壁间肌瘤直径≥5cm患者，人工流产手术并发症的发生率明显增高，以及合并子宫腺肌病、子宫腺肌瘤时，可能出现子宫收缩不良导致出血增多，宫腔变形、妊娠囊位置偏移导致人流不全、漏吸、子宫穿孔、手术失败、感染等风险增加。

（1）宫颈预处理[6,11-12]：术前行宫颈预处理可以降低手术风险。方法有以下两种：药物法，即米非司酮200mg术前24~48h口服，或米索前列醇400μg术前1h舌下含服或术前3h阴道内放置，或卡前列甲酯栓0.5~1.0mg术前1h阴道内放置（米索前列醇类药物应在医院观察应用）；机械扩张法，即术前6~24h宫颈管内放置渗透性扩张棒（海藻棒或合成类扩宫棒）。

（2）手术技巧：建议全程在超声引导和/或应用宫腔观察吸引手术系统监视器械探入的方向和深度，准确吸取组织[13]。子宫下段巨大梗阻性肌瘤等占位病变致宫颈位置深陷、暴露困难者，可用阴道拉钩协助宫颈钳钳夹宫颈前或后唇；器械进入宫腔时注意避免与宫腔线成角，也可根据肌瘤等占位病变所在位置（前/后壁），助手于耻骨联合上方按压或食指于直肠内辅助复位，提拉宫颈钳持续用力，保持宫颈管、宫腔线于同一直线水平；操作时不要把突向宫腔的肌瘤结节等占位病变误认为宫底，结合术中超声监测避免及减少漏吸或吸宫不全；如果宫腔过大或器械不够长，手术操作困难未能成功吸宫者，建议改药物流产辅助后清宫术。

（3）注意事项：因子宫肌瘤或腺肌病增加了宫腔面积，影响子宫肌纤维收缩，导致手术出血量明显增多，尽快吸尽妊娠物后可予宫颈注射或静脉滴注缩宫素以及舌下含服或阴道后穹隆放置米索前列醇类药物促进子宫收缩，均为预防与减少出血的有效办法；联合宫腔镜检查多用于人工流产术后再次明确是否残留、漏吸，尤其适用于术前超声发现子宫肌瘤等占位病变导致宫腔变形或合并黏膜下肌瘤、合并子宫内膜息肉、妊娠囊位置特殊（如宫角妊娠）、既往宫腔粘连、合并子宫畸形者；瘢痕子宫若选择手术流产，建议超声引导监视下手术[14]和/或宫腔直视下进行，增加操作的准确性，减少损伤；子宫内膜息肉经手术吸刮或钳夹后应送病理检查。对于既往有子宫内膜增生病史的患者，特别是子宫内膜癌高风险人群（多囊卵巢综合征、合并高血压、肥胖、糖尿病），推荐人工流产术后严密随访阴道超声，必要时行宫腔镜下子宫内膜活检术，结合患者生育要求进行规范后续管理[15]；术后常规应用抗生素预防感染。

2. 钳刮术　用于妊娠10～14周药物流产失败或药物使用禁忌者，因技术要求高、并发症多，临床少用，应住院处理，术前常规行宫颈预处理软化宫颈（方法同前），并在超声监视下手术和/或宫腔直视下进行，增加操作的准确性，减少损伤。

手术技巧[9]：妊娠合并子宫肌瘤或子宫腺肌病等占位病变患者，宫腔较大，吸管或卵圆钳不能直接到达宫底，可先用8号吸管或有齿卵圆钳进入宫腔到达妊娠囊下极，破羊膜，流尽羊水，子宫缩小后，再用卵圆钳沿子宫腔前壁或后壁进入宫底，尽可能完整或大块的钳取出胎盘，或先钳夹宫腔下段妊娠物，通过牵引牵拉上段组织。钳夹过程中保持胎儿纵位取胎体，减少胎儿骨骼对宫壁的损伤，并核对胎儿及附属物是否完整。

妊娠合并 O 型黏膜下肌瘤或子宫内膜息肉等宫内疾病行钳刮术终止妊娠时，钳夹妊娠物步骤同前，同时可在超声监视下用卵圆钳钳夹宫内占位性病变，钳夹后在原位旋转卵圆钳并拧断占位性病变的蒂部并取出送病理检查，避免暴力。若钳夹宫内占位性病变困难，可日后择期行宫腔镜手术治疗。

（三）主要并发症及后续处理

1. 出血 术中出血是指负压吸宫术中出血量≥200ml 或钳刮术中出血量≥300ml，包括腹腔内出血、阔韧带血肿等[16]。多见于黏膜下肌瘤或位于宫底部、宫颈部的较大肌壁间肌瘤影响子宫收缩引起，应尽快清除宫腔内容物，同时可采用缩宫素、前列腺素等药物加强子宫收缩，压迫止血（水囊、Foley 尿管）等保守治疗方案，如无效，有条件者选择可逆栓塞剂行子宫动脉分支栓塞止血，必要时行子宫切除术。药物流产胎儿胎盘排出前后出血大于 100ml 应立即行清宫术；随访期间若出现阴道出血多于月经量、或阴道流血时间超过 2 周要及时返院就诊。

2. 损伤 包括子宫穿孔、脏器损伤和宫颈裂伤。子宫穿孔多位于子宫峡部、子宫角部或底部，一旦发生子宫穿孔应立即停止手术，并观察有无内、外出血征象，以及有无脏器损伤的表现。如合并脏器损伤，应立即腹腔镜检查或剖腹探查；对穿孔较大、合并内出血、脏器损伤可疑时、或严重感染不能控制时应腹腔镜检查或剖腹探查，并根据探查情况做适当处理；如无脏器损伤且流产已完成者可应用抗生素、宫缩剂等处理，如无脏器损伤且流产尚未完成者，可观察 1 周，请有经验的医师，避开穿孔部位进行吸宫或在 B 超监视下和/或宫腔直视下进行再次手术并住院观察。宫颈裂伤是指宫颈内口纵向撕裂或环形撕裂，可发生在宫颈阴道部或累及子宫下段，可见的宫颈撕裂（>2cm）可经阴道缝合；波及子宫下段的裂伤宜经阴道、经腹联合处理。

3. 术后剧烈腹痛 常见于妊娠合并子宫腺肌病流产术后 2~4d，多发生于既往痛经严重、子宫较大、合并腺肌瘤的子宫腺肌病患者，因人工流产术后雌激素水平骤降，异位内膜失去激素控制，发生坏死出血，子宫痉挛收缩剧烈疼痛，排除不全流产及术后感染等并发症后，可行解痉药物治疗。妊娠合并子宫肌瘤流产术后也可能因子宫肌瘤变性出现剧烈腹痛。药物流产后若出现持续性下腹痛伴体温升高，需及时返诊。

4. 胎盘绒毛植入　处理方式同前述术前风险评估及预案，必要时根据病情行子宫血管介入治疗或腹腔镜手术/剖腹手术，直至子宫切除术。局限性病灶可采用宫腔内病灶清除或子宫局部病灶切除术等，如果发生难以控制的大出血，可以采用子宫动脉栓塞止血甚至子宫切除（参考妊娠早期胎盘绒毛植入诊治专家指导意见）[2]。

四、人工流产同时行子宫体良性疾病手术

（一）妊娠早期人工流产合并子宫肌瘤

大部分学者认为妊娠终止后肌瘤可能缩小，妊娠期间盆腔充血，加之人工流产可能导致上行感染，建议人工流产后1~2个月再评估决定是否手术。建议具有如下适应证时，可在人工流产同时行子宫肌瘤剔除术或子宫切除术[17]。

1. 流产时经简单操作（如钳夹拧转）即可去除黏膜下肌瘤者。

2. 妊娠囊着床于肌瘤结节上方或着床位置特殊，人工流产术困难或失败，药物流产失败或药物服用禁忌者。

3. 人工流产手术中合并严重并发症，如大出血等，根据患者的自身情况和生育要求，以及术者的手术操作技术经验和设备条件选择腹腔镜或开腹手术。

4. 妊娠前有子宫切除指征，并已拟手术者，可考虑终止妊娠后根据手术难度同时或择期行子宫切除术。

（二）妊娠早期人工流产合并子宫腺肌病

子宫腺肌病术后复发率高，且妊娠期手术增加出血和感染风险，因此不推荐人工流产手术同时行子宫腺肌病病灶切除术。建议人工流产后1~2个月复查超声，根据患者生育要求、症状严重程度及病灶大小决定是否行子宫腺肌病病灶切除术或子宫切除术。由于子宫腺肌病常合并盆腔子宫内膜异位症、盆腔粘连，加上妊娠期盆腔充血，手术难度大，风险高，故流产同时切除子宫仅作为出现流产严重并发症的补救措施。

（三）妊娠早期人工流产合并子宫内膜息肉或有子宫内膜增生病史

按常规进行流产手术，大部分子宫内膜息肉可被同时清除，如果术中未能清除子宫内膜息肉，可同时或后期行宫腔镜手术处理。妊娠前合并子宫内膜增生患者进行人工流产时，因子宫内膜受激素影响，病理检查不能真实反映子宫内膜状态，但负压吸宫术吸出的全部组织物仍应送病理检查。

（四）手术注意事项

1. 术前备血，需由经验丰富医师实施。
2. 手术可通过经腹、经阴道或经腹腔镜三种途径完成。
3. 若合并子宫黏膜下肌瘤，应综合评估肌瘤分型、医疗机构条件和手术人员技术能力，选择是否同时行肌瘤切除，要特别注意防范水中毒和大出血等严重并发症。

五、人工流产后避孕方法的选择

妊娠合并子宫体良性疾病的流产难度及并发症发生率均增加，子宫腺肌病患者反复流产更会使病情加重，因此术后要即时落实高效避孕措施、避免重复流产，同时应考虑所选避孕方法要兼顾对子宫体疾病有预防、治疗或减少其复发的避孕外获益，以及复方激素类和单纯孕激素避孕方法对子宫体疾病的影响。若无生育要求，也可考虑行输卵管绝育术。

（一）合并子宫肌瘤者妊娠早期人工流产术后

无证据表明复方口服避孕药（combined oral contraceptive，COC）会引起肌瘤生长[18]，因此可以推荐选用 COC 避孕[19-21]。但对于不伴宫腔变形的子宫肌瘤患者推荐左炔诺孕酮宫内节育系统（levonorgestrel intrauterine system，LNG-IUS）作为首选避孕方法之一[22]，宫腔较大者可选用不易脱落的固定式宫内节育器（intrauterine device，IUD）。对于宫腔变形或明显增大、或有 COC 药物使用禁忌证患者，也可选择长效醋酸甲羟孕酮避孕针（DMPA）、依托孕烯皮下埋植剂等避孕方法。DMPA 每 3 个月注射 1 次，避孕效果好，有研究显示其与促性腺激素释放激素激动剂（GnRH-a）缩小子宫的效果相当，但长期使用可能导致骨密度降低，且停用之后生育能力需半年左右恢复[23]。

（二）合并子宫腺肌病者妊娠早期人工流产术后

推荐术后立即开始应用COC，可减少术后出血及术后腹痛，缓解痛经及月经过多[24]，若痛经缓解效果不明显，可改周期性服药为连续性服用，以提高疼痛缓解率[19]。如流产后测量宫腔深度＜10cm可立即放置LNG-IUS，达到避孕效果的同时使子宫体积变小、月经量减少、改善痛经[25]；如宫腔深度≥10cm，可考虑先注射GnRH-a 3~6个月，待子宫体积缩小后再放置LNG-IUS。依托孕烯皮下埋植剂能有效减轻子宫内膜异位症相关疼痛，不良反应与DMPA类似。

（三）合并子宫内膜息肉者妊娠早期人工流产术后

如果流产同时切除了内膜息肉，COC可作为首选避孕方式之一，能同时预防子宫内膜息肉复发；也可立即放置LNG-IUS，同时根据病理结果决定后续处理。

（四）既往子宫内膜增生病史者妊娠早期人工流产术后

推荐LNG-IUS作为首选避孕方法，不推荐COC作为子宫内膜增生患者的避孕方法。建议至少6个月复检1次，在至少有连续2次间隔6个月的组织学检查结果为阴性后，可考虑终止随访；但对于内膜增生风险依然存在的患者，如长期无排卵或稀发排卵、肥胖、胰岛素抵抗、用孕激素拮抗剂等，建议2次转阴后改为每年活检随访1次[15]。

执笔专家：曾俐琴（广东省妇幼保健院）、顾向应（天津医科大学总医院）、刘欣燕（中国医学科学院北京协和医院）、黄丽丽（浙江大学医学院附属妇产科医院）、杨清（中国医科大学附属盛京医院）、江静（河北医科大学第二医院）、黄晓晖（广东省妇幼保健院）、王意（广东省妇幼保健院）、李智敏（广东省妇幼保健院）

参与本共识制定与讨论的专家组成员（按姓氏拼音顺序）：常明秀（河南省人口和计划生育科学技术研究院）、车焱（复旦大学生殖与发育研究院/上海市计划生育科学研究所）、陈勤芳（中国福利会国际和平妇幼保健院）、董白桦（山东大学齐鲁医院）、顾向应（天津医科大学总医院）、谷翊群（国家卫健委科学技术研究所）、黄丽丽（浙江大学医学院附属妇产科医院）、黄薇（华西第二附属医院）、黄晓晖（广东省妇幼保健院）、江静（河北医科大学第二医院）、李红钢（华中科技大学同济医学院计划生育研究所)、李坚(首都医科大学附属北京妇产医院)、李智敏(广东省妇幼保健院)、林青(首都医科大学附属北京友谊医院)、林元(福建省妇幼保健院)、刘伟信(四川省妇幼保健院)、刘欣燕(中国医学科学院北京协和医院)、单莉(西北妇女儿童医院)、唐运革(广东省计划生育专科医院)、王晓军(新疆维吾尔自治区妇幼保健院)、王意(广东省妇幼保健院)、魏占荣(天津市东丽区妇女儿童保健和计划生育服务中心)、熊承良(华中科技大学同济医学院)、杨清(中国医科大学附属盛京医院)、于晓兰(北京大学第一医院)、袁冬(天津市河东区妇产科医院)、曾俐琴(广东省妇幼保健院)、章慧平(华中科技大学同济医学院)、张林爱(山西省妇幼保健院)

参考文献从略

(通信作者：顾向应)

(本文刊载于《中华生殖与避孕杂志》2020年12月第40卷第12期第972-977页)

9 合并子宫颈疾病的早期妊娠人工流产专家共识

中华医学会计划生育学分会
中国优生优育协会生育健康与出生缺陷防控专业委员会

早期妊娠人工流产是指女性因意外妊娠、疾病等原因在妊娠14周前采用人工方法终止妊娠[1]。子宫颈息肉、子宫颈肌瘤、子宫颈上皮内瘤变（CIN）等良性疾病及既往子宫颈因病治疗史等，可能导致子宫颈形态和质地的改变；妊娠合并子宫颈癌虽不多见，但也有可能增加人工流产的难度。上述原因均可能导致在早期妊娠人工流产时出现子宫颈裂伤，从而发生大出血、子宫穿孔、生殖道感染等并发症。为加强合并子宫颈疾病的早期妊娠人工流产的规范与相关疾病的管理，中华医学会计划生育学分会联合中国优生优育协会生育健康与出生缺陷防控专业委员会参考国内外相关文献，结合计划生育技术服务的临床实践及专家经验，编写本共识，以期为临床提供参考。

一、人工流产前的准备

（一）提供流产服务单位及医师资质

妊娠合并子宫颈肌瘤，以及既往因症行子宫颈激光、冷冻、微波、子宫颈环形电极切除术（LEEP）、冷刀锥切（CKC）等治疗史患者，都可因此造成子宫颈扩张或进入子宫颈管和宫腔困难。妊娠合并子宫颈癌患者，因肿瘤组织水肿、弹性下降，子宫颈扩张术时或流产术中大出血风险极高，因此医师应认真进行妇科检查，仔细全面评估子宫颈状况以决定终止妊娠的最佳方式，推荐此类患者到具备急救抢救设施、条件和良好技术力量的医疗服务机构进行手术。实施人工流产的医务人员应该具有相关资质并且经验丰富。若子宫颈肌瘤等子宫颈疾病致使子宫颈暴露困难或妊娠合并子宫颈癌，须转诊至三级医疗机构进行流产服务。

（二）病史和体格检查

针对性地采集病史，重点关注相关症状和体征。

1. 症状　有无接触性出血、妊娠期阴道出血、血性白带、分泌物增多、异味等。

2. 手术操作史　既往子宫颈物理治疗史（包括激光、微波、电凝、冷冻、射频消融等）、手术治疗史（包括 LEEP、CKC、子宫颈肌瘤电切术、子宫颈肌瘤剔除术等）以及手术方式、手术路径，追寻手术记录，了解手术过程难易程度，掌握病理诊断结果，熟知手术操作距本次妊娠的时间。

3. 妇科检查　主要了解阴道穹隆弹性、子宫颈是否能经阴道暴露，评判经阴道进行手术操作的可行性，子宫颈的外观有无异常，是否缩短、变形，子宫颈有无赘生物、有无接触性出血、弹性及质地是否正常，子宫颈口可否完好暴露，评估经子宫颈进行宫腔操作是否受阻，以及子宫大小、子宫屈度和双附件区情况。妊娠合并子宫颈癌者，观察子宫颈病变形态、病灶大小、子宫颈有无侧方移位、子宫体活动度以及双合诊/三合诊下双侧主骶韧带有无挛缩，更重要的是评估子宫颈内口及膀胱、直肠有无受累，避免肿瘤原因导致对早期妊娠的误判。

（三）辅助检查

彩色多普勒超声检查不仅可用于评估妊娠囊位置及孕周，而且可以协助明确子宫颈相关疾病的具体情况。合并子宫颈肌瘤者可以了解肌瘤的位置、类型、大小及数目；合并子宫颈息肉者则需尽量明确息肉大小、数目和附着部位；有子宫颈 LEEP、CKC 手术史的患者，应注意评估子宫颈管长度、残余子宫颈间质的厚度，必要时借助三维超声检查评估子宫颈病变与妊娠囊的关系，以及子宫颈管与宫腔通道的连续性，协助预判手术器械的可及性，综合评定终止妊娠的难易程度。70% 的妊娠合并子宫颈癌为 FIGO 分期的 I 期[2]，任何期别的早期妊娠合并子宫颈癌，均推荐行盆腹腔 MRI 及强化 CT 检查，以协助确定肿瘤的大小、定位（除外内生型）、间质浸润深度、宫旁及淋巴结转移的可能[3]。

（四）知情同意

向患者和家属充分解释手术风险，取得知情同意。

1. 妊娠合并子宫颈息肉，一般在手术流产同时一并摘除，若息肉体积较大或基底部位置深在，可留待流产后去除。

2. 妊娠合并子宫颈肌瘤者，流产手术难度大，手术失败、流产不全和子宫及子宫颈损伤的可能性增加，子宫颈管内肌瘤不仅影响子宫收缩，还可因被覆子宫内膜脱落导致流产时及流产后出血量多，若因子宫颈肌瘤解剖学因素导致子宫颈解剖结构严重变形而孕囊位于子宫颈肌瘤之上，充分评估经阴道终止妊娠较困难者，需与患者及家属沟通经阴道/腹腔镜/经腹手术与人工流产同时进行的可能性。

3. 既往有子宫颈治疗史者，人工流产术相关并发症增加。

4. 妊娠合并CIN，需强调术后依据子宫颈病变规律筛查的重要性。

5. 妊娠合并子宫颈癌，术中及术后大出血的风险增加，需常规备血，推荐在有麻醉条件的手术室实施，并协请放射介入科参与，做好子宫动脉栓塞的预案。

6. 除妊娠合并子宫颈疾病外，合并内外科疾病患者，需邀请相关专科会诊，做好围手术期处理并知情同意。

（五）建议住院流产的情况

1. 妊娠≥10周。

2. 术前中、重度贫血。

3. 既往不良孕产史（产科大出血、人流并发症等）。

4. 子宫颈暴露困难、子宫颈变形或子宫颈扩张困难。

5. 合并子宫颈癌。

6. 合并急慢性疾病或其他内外科疾病。

（六）流产前风险评估及预案

1. 术中出血　无论何种流产方式，均需预防术中出血。备宫缩剂、纱条或纱布、Foley尿管。合并子宫颈癌等有大出血风险时，应在具备子宫动脉栓塞术或腹腔镜及开腹手术条件的医院进行流产操作，流产施术前应与妇科肿瘤、麻醉科、放射介入科等进行多学科会诊。术前贫血或有大出血风险时提前交叉配血。

2. 子宫颈暴露困难　推荐选择药物流产，但需备阴道拉钩和B超监护，必要时做好腹腔镜或开腹探查的准备。

3．不全流产　不全流产致大量出血，应具备紧急清宫的条件。经阴道行清宫术困难时，告知有腹腔镜或开腹探查的可能。

4．感染合并子宫颈息肉、肌瘤、CIN或子宫颈癌等疾病可有阴道分泌物增多等症状，需取分泌物行实验室检查，根据结果必要时做相应治疗后再实施流产术，推荐手术流产围手术期均应常规使用抗生素预防感染[4]。

5．原发疾病风险评估　合并有心肺功能异常、甲状腺功能异常等全身系统性疾病，术前需请相关科室全面评估，制定预案，流产过程中若病情变化可及时做出相应的处理[5]。

6．术中损伤　实施手术流产的医院应具备床旁超声检查、腹腔镜或开腹探查的条件，出现损伤时能及时补救处理[5]。

7．子宫颈扩张困难　手术流产前应进行子宫颈预处理，尤其有LEEP、CKC手术史者，更应做好预处理，可采用药物性扩张或机械性扩张，必要时二者联合应用，机械性扩张时应谨慎操作，以防子宫颈管穿孔。

二、流产方法

早期妊娠人工流产分为药物流产和手术流产。应该根据孕周、妊娠囊位置、子宫颈病变情况、有无合并症等综合考虑选择终止妊娠的方法。

（一）药物流产

米非司酮配伍米索前列醇作为药物流产的首选方法[6-8]，可减少手术流产的并发症和失败率。

1．适应证　妊娠合并子宫颈疾病，本人自愿要求使用药物终止妊娠、无药物流产禁忌证，尤其同时伴有如下高危因素者适于药物流产：①妊娠合并子宫颈肌瘤致子宫颈变形、不易暴露或难以操作者；②既往有子宫颈治疗史致子宫颈坚韧者。

2．禁忌证　包括心、肝、肾疾病及使用前列腺素类药物禁忌证等[9, 10]。

3．用药方法　临床常用米非司酮配伍米索前列醇终止妊娠，根据孕周选择具体服药方案[9-14]。

（二）手术流产

包括妊娠10周以内的负压吸宫术和妊娠10～14周的钳刮术。

1. 子宫颈预处理　子宫颈肌瘤或子宫颈手术史（特别是LEEP、CKC手术史）均可造成子宫颈弹性下降，妊娠早期手术流产前行子宫颈预处理尤为重要，可使子宫颈纤维结缔组织弹性增加，易于扩张，从而降低手术难度和手术风险。具体方法[9,15]如下。

（1）药物方法：米非司酮100～200mg术前24～48h口服，或米索前列醇400μg术前2～3h舌下含服或术前3～4h阴道后穹隆放置，或卡前列甲酯0.5～1.0mg术前1～2h阴道后穹隆放置。

（2）机械性扩张法：术前6～24h子宫颈管放置海藻棒，或术前3～4h子宫颈管放置合成类扩宫棒。

2. 术中监测　建议采用超声引导和/或宫腔观察吸引手术系统，确有必要时需备腹腔镜探查。

3. 手术流产技巧、注意事项，以及相关疾病的处理

（1）合并子宫颈息肉

1）术前可通过妇科检查或超声检查尽量确定息肉蒂部的位置。

2）采用卵圆钳钳夹子宫颈息肉蒂部，缓慢地顺或逆时钟方向旋转即可摘除[16]，一般出血不多，随后进行手术流产。

3）息肉摘除后所取标本均应常规送病理检查。

4）若人工流产同时不便摘除子宫颈息肉，亦可留待术后择期摘除或宫腔镜下电切息肉。

（2）合并子宫颈肌瘤

1）子宫颈肌瘤尤其是子宫颈黏膜下肌瘤或大的肌壁间肌瘤，可阻碍探查宫腔，建议在超声引导和/或应用宫腔观察吸引手术系统进行操作，指示器械探入宫腔的方向。

2）合并子宫颈黏膜下肌瘤者，器械进入子宫颈管时尽量避免触碰肌瘤根部，以免进入宫腔困难或引起出血。

3）若子宫颈肌瘤引起子宫颈位置深陷或变形、暴露困难，体位可采用中、高截石位，利用阴道拉钩协助子宫颈钳钳夹子宫颈前或后唇，同时助手在耻骨联合上方按压子宫，提拉子宫

颈钳持续用力，尽可能暴露子宫颈并使子宫颈管和宫腔线处于同一直线水平。

4）器械一旦进入宫腔，应尽可能减少进出宫腔次数，以减少反复手术操作所致并发症发生概率。

5）手术操作要轻柔，防止吸管抽动造成瘤蒂断裂和瘤体表面损伤发生难以控制的出血[17]。

6）妊娠期肌瘤随妊娠而增长明显，不推荐手术流产同时行子宫颈间质部肌瘤剔除术，建议流产后1~2个月复查超声，根据患者生育要求、症状严重程度及肌瘤大小决定是否行子宫颈肌瘤剔除或子宫切除术。

7）因子宫颈肌瘤体积较大导致子宫颈形态异常者，流产手术难度增加，不全流产或漏吸风险高。子宫颈无法暴露或阻碍手术器械进达宫腔，经矫正仍无法操作，要根据具体情况制定切实可行的手术方案，经阴道、腹腔镜或经腹行子宫颈肌瘤剔除联合手术流产终止妊娠，如果无生育要求或存在其他指征者，也可考虑子宫切除术。

（3）合并子宫颈治疗史

1）术前妇科检查了解子宫颈外形和质地，超声检查评估子宫颈管长度、子宫颈间质厚度和形态。

2）术前充分进行子宫颈预处理。

3）建议在超声引导和/或应用宫腔观察吸引手术系统来进行操作，指示器械探入宫腔的方向。

4）若子宫颈坚韧、手术操作困难者，禁忌粗暴探查导致子宫颈撕裂、子宫颈管穿孔、子宫颈管假道，未能成功吸宫或钳刮者，建议改行药物流产，并做好应对不全流产大出血且子宫颈扩张不利的措施。

（4）合并CIN

1）阴道镜和病理结果排除子宫颈浸润癌，妊娠早期合并CIN可按常规进行流产，注意手术流产过程中尽量避免触碰或钳夹子宫颈病变部位。

2）目前对于妊娠合并子宫颈癌前病变转归的前瞻性研究报道有限，多数学者认为妊娠期子宫颈病变的转归主要包括3种情况，即自然消退、病变持续和疾病进展[18]，美国阴道镜与宫颈病理学会(ASCCP)不建议妊娠期间对CIN进行治疗[19]。

依据中国优生科学协会阴道镜和宫颈病理学分会（CSCCP）专家共识，妊娠期诊断子宫颈低级别鳞状上皮内病变（LSIL）的女性，产后86%出现病变消退；妊娠期组织学确诊为高级别鳞状上皮内病变（HISL）的女性，产后病变自然消退率为48%~70%，建议对LSIL和HISL女性产后6周复查，重新评估子宫颈细胞学和阴道镜[20]，可在流产后根据病例特点酌情于下次月经后复查，根据结果确定下一步诊治方案。

（5）合并子宫颈癌

1）早期妊娠合并各期子宫颈癌均不建议继续妊娠，终止妊娠后进一步做肿瘤学评估，依据肿瘤的组织学类型、临床分期、生育需求实施子宫颈癌规范化治疗，符合保留生育条件者可以个体化接受保留生育功能的手术，原则与非妊娠期一致[20-22]。

2）依据无瘤防御原则，手术流产过程中避免触碰或钳夹子宫颈癌变部位；若手术流产过程中子宫颈病灶出血严重，在保障手术安全的前提下，尽快清除宫腔内容物；结束流产时采取子宫颈局部压迫止血或纱布填塞等保守治疗方案；压迫或填塞无效者，可行子宫动脉栓塞止血，个别情况下可以施行标准的开腹子宫颈癌手术。

3）有学者提出，也可在不终止妊娠情况下行相应期别的子宫颈癌手术（≤ⅡA1期，FIGO 2009）[3,22,23]；早期妊娠合并≥ⅡB（FIGO 2009）期子宫颈癌推荐同步放化疗，造成医源性自然流产[2,21,23]，自然流产后是否行清宫术，应结合宫腔有无残留以及放疗剂量，与妇科肿瘤医师联合评估。

三、并发症及处理

（一）术中出血

人工流产术中出血是指妊娠10周内的出血量超过200ml或妊娠10~14周的出血量超过300ml，且无凝血机制障碍性疾病[9,24]。见于子宫颈黏膜下肌瘤瘤体表面或瘤蒂出血，或较大的子宫颈肌壁间肌瘤影响子宫收缩引起出血，以及子宫颈癌或癌前病变病灶出血。应在保障流产安全的前提下，尽快清除宫腔内容物，应用缩宫素和前列腺素类药物促进子宫收缩，伴有子宫颈管出血可采用纱条（或纱布）填塞或较粗的Foley尿管（球囊置入宫腔防止尿管脱落)压迫止血,子宫颈外口病变出血采用纱条(或纱布)压迫止血。子宫颈癌合并大量出血,纱条(或纱布)压迫止血若无效,应紧急进行子宫动脉栓塞止血,个别情况下可以施行标准的开腹子宫颈癌手术。

(二)术中损伤

包括子宫穿孔、子宫颈裂伤、子宫颈管穿孔。

1. 子宫穿孔分单纯性子宫穿孔和复杂性子宫穿孔,前者可采用保守治疗,给予缩宫剂及抗生素,而后者应尽早行腹腔镜或开腹探查[9]。

2. 子宫颈裂伤多为持续性活动性出血,可发生在子宫颈阴道部、子宫颈阴道上部或累及子宫下段。子宫颈阴道部的裂伤可经阴道缝合,如缝合后生命体征仍有恶化趋势,要警惕同时合并子宫颈阴道上部和/或子宫下段裂伤,应及时经阴道、经腹/腹腔镜联合处理。

3. 子宫颈管穿孔类似于子宫穿孔,多见于子宫颈手术治疗史尤其是 LEEP/CKC 手术史,需要特别警惕阔韧带血肿形成或膀胱、直肠损伤的可能。

(三)不全流产

药物流产过程中,妊娠囊排出前后阴道出血大于100ml应立即行清宫术,彻底清除宫腔内容物。若子宫颈较为坚硬,可采用机械性方法辅助子宫颈扩张;若子宫颈肌瘤体积大,超声监视下亦不能暴露子宫颈或器械不能进入宫腔,应及时手术探查,经阴道/经腹/腹腔镜剔除肌瘤后再实施手术流产。若人流术后持续阴道流血或多量流血,应行妇科超声检查和血 hCG 测定,判断流产不全的程度及有无胎盘绒毛早期植入的可能,酌情给予药物保守治疗或清宫术及宫腔镜手术[9,25]。

(四)漏吸

可因子宫颈占位阻挡未能吸到妊娠囊或主要的胎盘组织,胚胎停止发育或继续发育,需再次终止妊娠,应由有经验的医师综合评估,改行药物流产或选择超声监视下/宫腔直视下/经腹腔镜/经腹联合实施手术流产。

(五)术后剧烈腹痛

妊娠合并子宫颈肌瘤流产术后 3~4d 出现下腹正中持续性

疼痛，有时伴低热，需警惕肌瘤红色变性的可能。流产后肌瘤红色变性首选保守治疗，包括卧床休息、抗生素预防感染、酌情应用宫缩抑制剂、止痛剂等。若保守治疗无效，可考虑手术探查[26]。

四、人工流产后避孕方法的选择

妊娠合并子宫颈疾病的流产难度及并发症发生率增加，因此，术后更要即时落实高效避孕措施，避免重复流产。

（一）合并子宫颈息肉的妊娠早期人工流产后

复方口服避孕药（COC）和左炔诺孕酮宫内缓释系统（LNG-IUS）可减少子宫内膜息肉的复发[27,28]，但尚未见报道其对子宫颈息肉的作用。因此，如果流产同时切除了子宫颈息肉，可常规选择高效的避孕方式，如COC、宫内节育器或皮下埋植。

（二）合并子宫颈肌瘤的妊娠早期人工流产后

目前尚无证据表明COC会引起肌瘤生长[29]，因此流产后可规范使用COC避孕。不伴宫腔变形的子宫颈肌瘤患者也可推荐LNG-IUS作为首选避孕方法之一。子宫颈肌瘤导致子宫颈变形或有COC药物使用禁忌证患者，除外单纯孕激素使用禁忌证后，可推荐长效醋酸甲羟孕酮避孕针（DMPA）、依托孕烯皮下埋植剂等避孕措施。

（三）既往CIN或合并CIN妊娠早期人工流产后

目前，尚存在性传播感染人乳头瘤病毒（HPV）的风险，应在落实高效避孕措施的同时加用避孕套[30]。可选择COC、皮下植埋剂、IUD或LNG-IUS的同时加用避孕套。

五、人工流产术后随访

（一）合并子宫颈息肉

观察出血量、持续时间等，如出血多、持续时间长，警惕蒂部断端出血，可行纱布填塞止血或宫腔镜电凝止血，同时注意病理结果除外恶性病变。

（二）合并子宫颈肌瘤

术后1～2个月复查超声，了解肌瘤大小，依据患者症状、生育要求决定是否行子宫颈肌瘤剔除或宫腔镜电切术。

（三）合并子宫颈癌前病变

终止妊娠后酌情于下次月经后或流产后 6 周复查行子宫颈细胞学和阴道镜检查做重复性评价。

（四）合并子宫颈癌

合并早期子宫颈癌，终止妊娠后及时行规范的手术治疗，治疗原则同非妊娠期；符合保留生育功能的早期子宫颈癌患者，可以在终止妊娠后择期行保留生育功能的手术[20]。合并晚期子宫颈癌，终止妊娠后按相关指南进行同步放化疗。

执笔专家：江静（河北医科大学第二医院）、顾向应（天津医科大学总医院）、刘欣燕（中国医学科学院北京协和医院）、黄丽丽（浙江大学医学院附属妇产科医院）、杨清（中国医科大学附属盛京医院）、李东晓（河北医科大学第二医院）

参与本共识制定与讨论的专家组成员（按姓氏拼音顺序）：常明秀（河南省人口和计划生育科学技术研究院）、常青（陆军军医大学第一附属医院）、陈勤芳（中国福利会国际和平妇幼保健院）、车焱（上海市计划生育科学研究所）、董白桦（山东大学齐鲁医院）、董晓静（重庆医科大学附属第二医院）、顾向应（天津医科大学总医院）、谷翊群（国家卫健委科学技术研究所）、黄丽丽（浙江大学医学院附属妇产科医院）、黄薇（四川大学华西第二医院）、江静（河北医科大学第二医院）、李坚（首都医科大学附属北京妇产医院）、李红钢（华中科技大学同济医学院计划生育研究所）、李东晓（河北医科大学第二医院）、林青（首都医科大学附属北京友谊医院）、林元（福建省妇幼保健院）、刘欣燕（中国医学科学院北京协和医院）、刘庆（国家卫生健康委科学技术研究所）、刘伟信（四川省妇幼保健院）、钱志大（浙江大学医学院附属妇产科医院）、任琛琛（郑州大学第三附属医院）、单莉（西北妇女儿童医院）、沈嵘（南京妇幼保健院）、谭文华（哈尔滨医科大学附属第二医院）、唐运革（广东省计划生育专科医院）、王晓军（新疆维吾尔自治区妇幼保健院）、汪利群（江西省妇幼保健院）、魏占荣（天津市东丽区妇女儿童保健和计划生育服务中心）、熊承良（华中科技大学同济医学院）、杨清（中国医科大学附属盛京医院）、于晓兰（北京大学第一医院）、袁冬（天津市河东区妇产科医院）、曾俐琴（广东省妇幼保健院）、张林爱（山西省妇幼

保健院）、张玉泉（南通大学附属医院）、章慧平（华中科技大学同济医学院）、郑铮（深圳市妇幼保健院）

参考文献从略

（通信作者：顾向应）
（本文刊载于《中国实用妇科与产科杂志》2021年3月第37卷第3期第317-321页）

10 人工流产术后促进子宫内膜修复专家共识

中华医学会计划生育学分会
中国医药教育协会生殖内分泌专业委员会

我国人工流产术具有3个特点：总数高，年轻、未婚未育比例高，重复流产率高[1]。2018年和2019年全国人工流产例数分别高达974万例和976万例[2]。及时采取高效避孕措施是预防人工流产的主要方法，人工流产术是避孕失败的重要补救方法之一。

1997—2017年4次全国生育状况抽样调查数据的分析显示，未婚未育者人工流产比例持续升高[3]。手术流产对子宫内膜的直接损伤、药物流产时蜕膜脱落不全以及宫腔炎症等可能影响子宫内膜修复，是导致子宫内膜修复障碍、宫腔粘连等严重影响女性生育力的重要原因。60%的继发性不孕症妇女有人工流产史，且流产次数越多发生继发性不孕的比例越高[4]。临床医师应重视人工流产术后促进子宫内膜修复的相关问题。

目前促进子宫内膜修复的方法众多，疗效各异，我国尚无针对人工流产术后子宫内膜修复的指南或专家共识。为提高各级医务人员对人工流产术后子宫内膜损伤的认识，探讨及规范促进子宫内膜修复的相关治疗，中华医学会计划生育学分会联合中国医药教育协会生殖内分泌专业委员会组织相关专家，结合近年来国内外该领域相关研究进展及临床实践，编撰《人工流产术后促进子宫内膜修复专家共识》，以供临床决策参考。

一、人工流产术对子宫内膜损伤

人工流产术包括负压吸宫术、钳刮术、中期引产清宫术和不全流产清宫术等，手术流产宫腔操作可造成子宫内膜基底层损伤[5]，导致纤维结缔组织增生和子宫内膜再生障碍，进而使子宫内膜修复障碍或致宫腔粘连，严重影响胚胎着床，造成继发性不孕[6-7]。患者通常伴有痛经、经量减少甚至闭经等症状[8-10]。稽留流产时，由于宫内停止发育的妊娠组织出血机化，与子宫壁粘连紧密，清宫手术难度较高，甚至需要二次清宫，加重对子宫内膜的损伤，发生宫腔粘连和继发不孕风险明显增加[7]。随着人工流产手术次数越多、间隔越近、孕周越大，子宫内膜越易损伤。有研究表明，1次人工流产术后发生薄型子宫内膜的可能性为20%，2次及以上者薄型子宫内膜的发生率上升到53.33%[11]。青少年重复人工流产者中，流产次数越多，输卵管阻塞、子宫颈粘连、子宫内膜异位症等严重影响生育力的其他并发症的风险也越高[12]。

此外，人工流产术后继发感染也可导致宫腔粘连。有研究表明，继发需氧菌阴道炎（AV）感染患者的宫腔粘连发生率显著高于同期妇科门诊体检者[13]，继发支原体或衣原体感染也可能会增加者宫腔粘连的风险[14]。

药物流产术无宫腔操作，但药物流产者子宫出血时间延长，继发感染等问题仍可造成子宫内膜损伤及修复障碍，甚至引起宫腔粘连。药物流产不全需要清宫者，妊娠残留物与附着部位的子宫内膜致密粘连，尤其伴有妊娠残留物机化时，反复清宫操作可能加重对子宫内膜的损伤。

二、人工流产术后子宫内膜损伤的高风险人群

人工流产术均存在子宫内膜基底层损伤的风险，其中以流产次数≥2次、稽留流产、感染性流产、不全流产清宫术、有胎盘粘连史以及有子宫内膜息肉切除、子宫黏膜下肌瘤切除、宫腔粘连或子宫畸形矫正等宫腔手术史者更易发生术后子宫内膜基底层损伤，增加子宫内膜修复障碍或宫腔粘连的风险。

专家组建议：对于人工流产术子宫内膜损伤的高风险人群，推荐进行子宫内膜修复治疗，以促进子宫内膜生长及创面修复，减少人工流产术后子宫内膜修复障碍及宫腔粘连等风险。

三、人工流产术后促进子宫内膜修复的方法

对上述高风险人群应重视人工流产术后子宫内膜的修复。目前，临床上促进子宫内膜修复的方法有雌孕激素类药物、复方短效口服避孕药、中药、仿生物电刺激等。

专家组建议：应在人工流产手术前识别子宫内膜损伤高风险人群，在术后即日起开始子宫内膜修复治疗；根据受术者有无生育需求、有无血栓风险及相关药物的禁忌证等选择合适的治疗方案。

（一）雌孕激素类药物

雌孕激素能够促进子宫内膜生长与再生，有助于手术创面的修复，预防宫腔粘连的形成，降低不孕风险[10, 15]。

人工流产术后及时采用雌孕激素序贯的人工周期治疗，可以促进修复子宫内膜和月经恢复、减少并发症[16]。对稽留流产患者的随机对照研究显示，相较于不使用激素类药物，戊酸雌二醇联合黄体酮序贯治疗持续3个周期有预防宫腔粘连、促进术后月经恢复的作用[17-18]。有研究表明，人工流产术后单用低剂量雌激素治疗，不影响受术者下丘脑-垂体-卵巢内分泌轴，雌二醇凝胶组术后子宫内膜厚度、术后出血量、首次月经时间、月经量减少发生率、贫血发生率均显著优于屈螺酮炔雌醇片[19-20]。

1. 给药途径　推荐口服和经皮给药。常用的口服药物包括：戊酸雌二醇、雌二醇/雌二醇地屈孕酮、戊酸雌二醇/雌二醇环丙孕酮等。经皮给药的雌激素包括雌二醇凝胶等。药代动力学数据表明，连续每日使用雌二醇凝胶2.5g与连续口服戊酸雌二醇1mg具有相似的血药浓度。经皮给药避免肝脏首过效应，可减少雌激素对凝血功能的影响，静脉血栓栓塞症（venous thromboembolism，VTE）的风险更低[21]，同时对血脂水平无明显不良影响[22]。

2. 用药时机及方法

（1）单用雌激素：手术流产后第1天开始单用低剂量雌激素，连续用药1个月为1个周期，推荐用药1个周期[19, 20]。

1）雌二醇凝胶：经皮涂抹。手术流产后第1天开始使用。经皮涂抹雌二醇凝胶2.5g（1剂量计算尺），每日2次，连用1

个月停药（如用药期间月经来潮则停药）。

2）戊酸雌二醇：口服。手术流产后第1天开始使用。戊酸雌二醇1mg，每日2次，连用1个月停药（如用药期间月经来潮则停药）。

雌激素用药同时应采用屏障避孕，避免再次发生意外妊娠；用药期间如发生淋漓出血，或用药1个月停药后未出现月经来潮，建议超声排除残留，且排除意外妊娠后，加用孕激素转换内膜撤退出血。

（2）雌-孕激素序贯疗法：手术流产后第1天开始应用小剂量雌激素，后半周期加用孕激素[23-25]，推荐使用1~3个周期。

1）雌二醇凝胶联合孕激素：手术流产后第1天开始使用。经皮涂抹雌二醇凝胶2.5g（1剂量计算尺），每日2次，连用28d；第15~28天加用孕激素（地屈孕酮10mg或黄体酮100mg），每日2次。如需使用2~3个周期，可于月经来潮第5天开始下一周期用药。

2）戊酸雌二醇联合孕激素：手术流产后第1天开始使用。口服戊酸雌二醇1mg，每日2次，连用21d；后10d加用孕激素（地屈孕酮10mg或黄体酮100mg），每日2次。如需使用2~3个周期，可于月经来潮第5天开始下一周期用药。

3）雌二醇/雌二醇地屈孕酮片：每盒包装28片。前14片每片含2mg雌二醇，后14片每片含2mg雌二醇和10mg地屈孕酮。手术流产后第1天开始口服，每次1片，每日1次，连用28d。如需使用2~3个周期，可连续不间断用药。

4）戊酸雌二醇片/雌二醇环丙孕酮片：每盒包装21片。前11片每片含2mg戊酸雌二醇，后10片每片含2mg戊酸雌二醇和1mg醋酸环丙孕酮。人工流产后第1天开始每天口服1片，连用21d。如需使用2~3个周期，可于停药第7天开始下一周期用药。

（二）复方口服避孕药

复方口服避孕药（combined oral contraceptives，COC）是目前全球范围广泛使用的高效避孕措施之一，是人工流产术后避孕的重要方法。COC不仅能避孕，而且能调节月经周期，减少月经量，促进月经周期恢复，并有一定的促进子宫内膜修复作用,但是目前对于COC增加子宫内膜厚度的长期作用尚存争议[20, 25-26]。

(三)中医药治疗

目前临床上人工流产术后中医药治疗方面的研究主要集中在促进子宫收缩,减少出血,而用于子宫内膜修复的研究较少。例如,宫血宁的主要作用机制为缩宫止血,可使人工流产术后出血量减少,减小疼痛程度[27-28],但未见其子宫内膜修复作用的报道。

有研究显示,益母草颗粒及某些补肾中药可促进子宫内膜组织血管内皮生长因子、子宫组织内皮素等的表达,从而修复子宫内膜[29-30]。几项小样本量的研究表明,活血调经类中药方剂能够减少人工流产术后子宫出血,促进子宫内膜的修复[31-33]。但需进一步开展高级别研究予以证实。

(四)仿生物电刺激

其作用机制是将仿生物电经皮肤导入,使得靶区域组织细胞生物膜及其周边大分子产生谐振来刺激子宫平滑肌交替收缩与舒张,促进子宫内膜及子宫肌层血液流动,从而促进子宫内膜组织修复及其生理功能恢复[34]。多项研究表明,与未应用仿生物电刺激的对照组比较,人工流产术后2h应用仿生物电刺激可减少术后阴道出血量、缩短术后阴道流血时间,月经复潮时间缩短,疼痛程度减轻,术后2周子宫内膜更厚[35-36]。但目前针对人工流产术后应用仿生物电刺激疗法的高级别研究较少,需大样本量随机对照研究进一步证实其对子宫内膜修复作用。

(五)干细胞疗法

多项动物实验表明,多种干细胞,特别是成体干细胞,如脐带间充质干细胞[37]、骨髓间充质干细胞[38]、脂肪间充质干细胞[39]等与子宫内膜再生相关,目前正在开展有关干细胞修复子宫内膜的临床研究,其疗效及应用方法有待进一步确认。

(六)特殊人群用药方法

1. 雌、孕激素禁忌人群　妊娠终止后,若无生育计划,排除禁忌建议术后采取长效避孕,可根据个体情况选择宫内节育器(intrauterine device, IUD)或绝育手术,避免再次妊娠造成子宫内膜及生殖系统损伤。对于终止妊娠后有生育需求者,可根据自身情况使用中药或仿生物电刺激等方式促进子宫内膜修复。

2. 血栓形成倾向　具有 VTE 家族史及 VTE 病史者禁用雌孕激素，建议专科就诊咨询。其他患者可根据 Caprini 血栓风险评估量表对血栓发生风险进行评估，当存在稽留流产和使用口服避孕药等血栓风险增加因素，建议参考《中国血栓性疾病防治指南》及《复方口服避孕药临床应用中国专家共识》提供治疗指导[40-41]。

人工流产术后促进子宫内膜修复方法流程图见图 2-10-1。

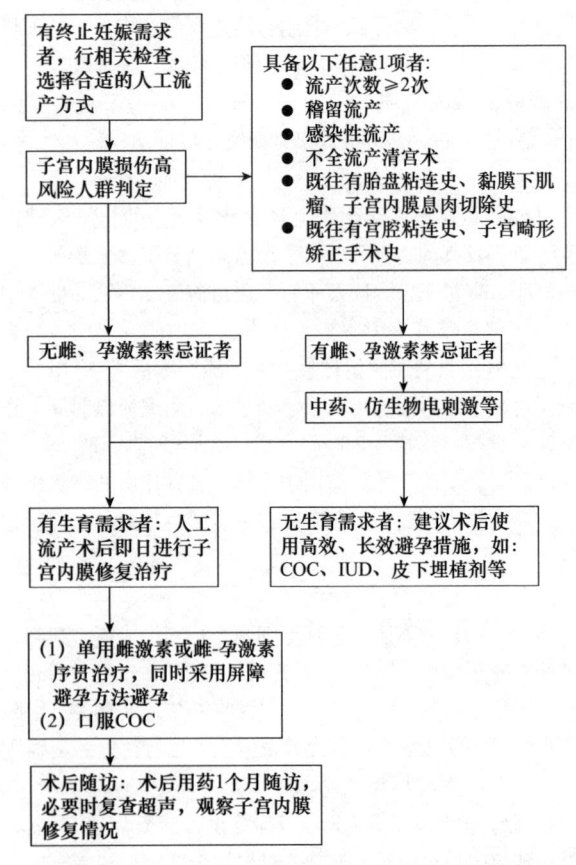

图 2-10-1　人工流产术后促进子宫内膜修复方法流程图

四、预防人工流产术后子宫内膜损伤的措施

（一）规范人工流产手术操作

应注意严格遵循无菌原则，避免过度吸刮。妊娠超过10周的妇女术前应该进行子宫颈预处理[11]。术中超声监测或采用宫腔观察吸引手术系统可以增加手术安全性，降低子宫内膜损伤程度。

（二）预防感染

人工流产术存在感染风险，手术创面的炎性渗出和感染也是宫腔粘连的重要风险因素。WHO和中华医学会计划生育学分会建议所有进行手术流产的妇女，无论其是否有感染的风险，都应在围术期预防性给予抗生素[11,42]。

五、随访及宣传教育

（一）随访

为了尽早识别和处理子宫内膜损伤，减少宫腔粘连的发生，规范随访尤为重要。用药1个月随访，必要时复查超声[43]，观察子宫内膜的修复情况、是否流产完全，以及出血、感染、月经恢复情况等，适时调整内膜修复方案。在用药期间出现不规则阴道流血应及时复诊，流产后40d经孕激素撤退或COC应用后未出现月经来潮应及时复诊，复诊时根据月经情况调整或者继续内膜修复治疗。

（二）宣传教育

避免人工流产术中子宫内膜损伤，应从预防非意愿妊娠源头上抓起，做好避孕宣传教育与知情选择[44]。应加强人工流产受术者的宣教，提高其生育力保护意识。对人工流产术后使用激素类药物者，告知其药物常见副作用，包括服药初期出现类早孕反应、点滴出血或月经样突破性出血等，较常见的原因一部分与服药初期一些妇女体内激素水平波动有关，另外常见的原因为漏服、不定时使用、使用方法错误等。一般症状轻微，无需治疗，可在医师检查指导下处理，加强宣教，提高用药者的依从性。

六、专家推荐意见

根据目前研究及临床经验，人工流产术后子宫内膜损伤高危受术者，若有生育需求，因单用雌激素使用方便，修复子宫内膜疗效佳，推荐术后首选，用药1个周期，以促进子宫内膜修复；其次推荐雌孕激素序贯或COC治疗1~3个周期，预防术后子宫内膜修复障碍或宫腔粘连等并发症，保护女性生育能力。

人工流产术后有生育需求者采用雌激素或雌孕激素序贯修复子宫内膜的同时应采用安全套等屏障方法避孕，避免短期内再次意外妊娠，减少对子宫内膜再次损伤及宫腔粘连等并发症，保护女性生育力。应用COC者既有高效避孕功效，又有一定的子宫内膜修复作用。对于妊娠终止后无生育需求者，建议采用长效可逆避孕措施，如IUD、皮下埋植剂，也可以采用COC等高效避孕方法，预防非意愿妊娠。

七、共识说明

本共识有以下几点说明：①本共识仅作为人工流产术后促进子宫内膜修复中面临的一些问题而提出的指导性建议，不能取代临床医师根据受术者的具体情况做出独立的专业判断。②由于部分证据缺乏及质量等级较低等问题，本版共识还存在一些不足和缺陷。一段时间后本共识将根据新的研究证据和相关信息进行补充和更新。

执笔专家：刘欣燕（中国医学科学院北京协和医院）、黄薇（四川大学华西第二医院）、郁琦（中国医学科学院北京协和医院）、车焱（上海市计划生育科学研究所）、黄丽丽（浙江大学医学院附属妇产科医院）、杨清（中国医科大学附属盛京医院）、顾向应（天津医科大学总医院）、林元（福建省妇幼保健院）

参与本共识编写的专家组成员（按姓氏拼音顺序）：常青（陆军军医大学第一附属医院）、车焱（上海市计划生育科学研究所）、董晓静（重庆医科大学附属第二医院）、顾向应（天津医科大学总医院）、黄丽丽（浙江大学医学院附属妇产科医院）、黄薇（四川大学华西第二医院）、江静（河北医科大学第二医院）、李晓翠（上海市第一妇婴保健院）、林元（福建省妇幼保健院）、刘欣燕(中国医学科学院北京协和医院)、彭萍(中国医学科学院北京协和医院)、钱志大（浙江大学医学院附属妇产科医院）、任琛琛（郑州大学第三附属医院）、谭世桥（四川大学华西第二医院）、汪利群（江西省妇幼保健院）、熊承良（华中科技大学同济医学院）、杨清（中国医科大学附属盛京医院）、于晓兰（北京大学第一医院）、郁琦（中国医学科学院北京协和医院）、曾俐琴（广东省妇幼保健院）、甄璟然（中国医学科学院北京协和医院）

参与共识讨论的专家组成员（按姓氏拼音顺序）：常明秀（河南省人口和计划生育科学技术研究院）、陈勤芳（中国福利会国际和平妇幼保健院）、董白桦（山东大学齐鲁医院）、谷翊群（国家卫健委科学技术研究所）、李红钢（华中科技大学同济医学院计划生育研究所）、李坚（首都医科大学附属北京妇产医院）、林青（首都医科大学附属北京友谊医院）、刘伟信（四川省妇幼保健院）、单莉（西北妇女儿童医院）、唐运革（广东省计划生育专科医院）、王晓军（新疆维吾尔自治区妇幼保健院）、魏占荣（天津市东丽区妇女儿童保健和计划生育服务中心）、袁冬（天津市河东区妇产科医院）、章慧平（华中科技大学同济医学院）、张林爱（山西省妇幼保健院）

参考文献从略

（通信作者：顾向应　刘欣燕　郁琦）
（本文刊载于《中国实用妇科与产科杂志》2021年第37卷第3期第322-326页）

11 规范人工流产全程管理建议

中华医学会计划生育学分会
中国优生优育健康与出生缺陷防控专业委员会

目前我国人工流产形势依然严峻。《中国卫生健康统计年鉴（2020）》显示，近年来，我国接受人工流产术的女性平均每年约900多万人，其中低龄者、未育者所占比例更为突出，重复人工流产的比例也较高[1]。人工流产可能发生一系列术中并发症（如术中出血、心脑综合征、子宫穿孔、漏吸、吸空、麻醉意外等），术后近期并发症（如吸宫不全、子宫腔积血、盆腔炎性疾病、子宫内膜损伤、宫颈宫腔粘连、子宫内膜异位症、子宫腺肌病、异常子宫出血、继发闭经等），以及远期严重并发症（如继发不孕、不良妊娠结局、心理异常等）。这些并发症对女性的生殖健康及身心健康均造成损害，如再次妊娠可能会增加自然流产、早产、胎盘异常及低体重儿等不良妊娠结局的发生风险，危害母婴安全的不安全流产造成的女性死亡人数约占孕产妇死亡总数的13%[2]。在我国对人工流产手术有严格的管理及标准操作规范，但仍难以杜绝并发症的发生。流产对女性生殖健康的危害不容忽视，进一步规范流产手术管理对保障安全流产十分重要。为增强风险意识，减少人工流产对女性生殖健康的损害，本文查阅相关文献和汇集专家临床经验，提出安全人工流产全程管理操作细节建议，供临床工作者参考。

一、人工流产术前检查及术前准备

（一）详细病史询问

婚育史、性生活史、孕产史及人工流产史、避孕情况等，了解本次非意愿妊娠的原因以及生育计划等。填写《人工流产后避孕服务术前咨询记录表》。

(二)高危因素识别

凡符合《人工流产高危因素筛查表》《重复人工流产高风险因素筛查表》中任一项者,建议评估为高危人工流产和发生重复人流风险人群,标注高危标识,术前与受术者及家属充分沟通,由有经验的医师承担手术,疑难高危手术应在区(县)以上医疗服务机构进行,以减少并发症的发生。

(三)术前常规查体

体格检查包括体温、脉搏、血压及心肺听诊;腹部检查;妇科检查包括辨别外阴、阴道、子宫颈有无异常,是否存在下生殖道畸形及炎症等,子宫颈是否暴露困难,子宫大小、形态活动度及倾屈度,注意有无盆腔占位,并注意其与子宫的关系等。

(四)常规化验

血常规、尿或血人绒毛膜促性腺激素(human chorionic gonadotropin,hCG)检查,凝血功能、肝功肾功检测(必要时),血型(必要时);特殊血型,如Rh阴性血型,必要时检查Rh-免疫球蛋白[3]。阴道分泌物检查滴虫、霉菌等,若异常,治疗后复查正常方可手术。乙型病毒性肝炎五项、人类免疫缺陷病毒(human immunodeficiency virus,HIV)、丙型病毒性肝炎检测、梅毒三项按院内感染防控要求进行检测。

(五)超声检查

1. 妇科超声检查 确定是否宫内妊娠;是否带器妊娠;是否病理妊娠如稽留流产;注意着床位置,包括与剖宫产瘢痕的关系,是否瘢痕妊娠;除外特殊部位妊娠如宫角妊娠、峡部妊娠、宫颈妊娠、间质部妊娠等;了解子宫及生殖道器质性疾病,如大的子宫肌瘤妊娠后妊娠囊与肌瘤的位置关系。

2. 三维彩超 子宫手术史(瘢痕子宫、多次流产史)、可疑可能特殊部位妊娠、宫角妊娠或伴有生殖系统畸形者或生殖系统器质性疾病等,行三维超声检查有助于诊断,必要时可行磁共振成像(magnetic resonance imaging,MRI)检查[4-6]。

(六)衣原体、支原体检测指征

1. 生殖道衣原体检测指征 有下列情况之一者,建议做衣原体检测。

（1）有多次流产史、既往生殖道感染史和性病者。

（2）子宫颈充血、水肿，子宫颈黏液脓性分泌物等。

（3）存在如下高危因素之一者：①年龄<20岁；②新性伴侣或多个性伴侣；③性伴侣有多个性伴侣；④性伴侣有沙眼衣原体感染；⑤患有其他性传播感染，尤其伴有淋病奈瑟菌感染；⑥首次性交年龄小；⑦收入低；⑧受教育程度低等[7]；均应行衣原体筛查。

2. 生殖道支原体检测指征　怀疑尿道炎和子宫颈炎时应行生殖道支原体检测[8]。如检测结果为阳性，建议术前给予规范化治疗[9]。

（七）宫颈病变检查

妊娠期不主张行子宫颈癌前病变筛查，以免出现误差。既往子宫颈癌筛查异常情况者，建议人工流产后按照相关规范进一步检查；如肉眼怀疑子宫颈浸润癌，则应进行术前活检，明确诊断，并做好应对人工流产术中大出血的预案。

（八）预防性使用抗菌药物

人工流产术前选用单一抗菌药物预防感染。首选口服给药，可酌情静脉给药[10]。药物流产宫内感染概率极低，故不常规应用抗生素预防感染[3]。

（九）小结

术前需要详细询问病史，完善必要的常规检查，重视识别高危因素；重视超声检查的必要性和重要性；必要时行相关特殊检测，如支原体、衣原体检测，如有异常应治疗后手术；阴道分泌物检查若异常，治疗后复查正常方可手术；妊娠期不主张行子宫颈癌筛查（流产后筛查为佳）；药物流产无须常规预防性应用抗生素；人工流产术前首选口服抗生素预防感染。

二、术中管理（流产的方式选择及注意事项）

（一）适应证与禁忌证

1. 手术流产的适应证与禁忌证

（1）适应证：①妊娠早期要求终止而无禁忌证者；②患有某种疾病不宜继续妊娠者；③有药物流产禁忌证或行药物流产失败者等。

（2）禁忌证：①生殖道炎症；②各种疾病的急性期；③全身

情况不良，不能耐受手术；④术前2次体温在37.5℃以上[11]。

2. 药物流产的适应证与禁忌证

（1）适应证：①育龄期健康女性，本人自愿，血或尿hCG阳性，超声确诊为宫内妊娠；②人工流产术高危因素者，如瘢痕子宫、哺乳期、子宫颈发育不良或坚韧、严重骨盆畸形、子宫极度倾屈、多次人工流产史及宫腔粘连病史者等；③严重肥胖的女性；④盆腔检查及手术操作困难者；⑤在具备一定抢救条件的区、县级及以上医疗服务机构中进行[3, 11-12]。

（2）禁忌证：①有使用米非司酮禁忌证，如肾上腺及其他内分泌疾病、妊娠期皮肤瘙痒史、血液病、血管栓塞等病史；②有使用前列腺素药物禁忌证，如心血管疾病、青光眼、哮喘、癫痫、结肠炎等；③带器妊娠（无法牵引尾丝取出者）、异位妊娠；④其他，如过敏体质、妊娠剧吐、长期服用抗结核、抗癫痫、抗抑郁、抗前列腺素药等[11]。

（二）不同流产方式的选择及注意事项

1. 药物流产

（1）早期妊娠≤7周除外禁忌证可门诊行药物流产[11]，妊娠8~9周者以住院药物流产为宜。妊娠≥10周者，无论手术流产还是药物流产均应住院治疗[13]。

（2）米索前列醇有不同的给药途径，包括口服给药、阴道给药、口腔颊黏膜给药和舌下给药。不同给药途径的不良反应和使用方法也略有区别[6]。使用米非司酮及米索前列醇后，应观察其不良反应，特别是米索前列醇，应警惕过敏性休克及喉头水肿等严重不良反应的发生[1]。

（3）在最新指南中未提供米索前列醇的每日应用最大剂量，联合用药的效果优于单独用药[14]。卡前列甲酯栓应放置冰箱保存；使用前列醇类药物须在有正规抢救条件的医疗机构进行，须留院观察或住院。

（4）院外观察期间，出现以下情况需要立即就医：①持续或大量出血（每小时浸透超过2个大尿垫，连续2h）；②发热持续超过24h；③使用前列醇类药物留院观察返家后感觉全身不适超过24h[3]。

（5）出现阴道流血后，大小便应使用便器，以便观察有无组织物排出。若有组织物排出，应及时核查。

（6）对于药物流产过程中突发持续腹痛，特别是伴有肛门坠胀或一般状况不佳时，应注意除外异位妊娠的可能，注意鉴别异位妊娠、葡萄胎等疾病，防止漏诊或误诊[1, 11]。对于妊娠≥10周药物流产失败者应行钳刮术，且应警惕羊水栓塞。

（7）对用药后未见胚胎排出者，应及时进行超声检查，以便明确诊断。

2. 手术流产

（1）考虑到孕龄增加可引起并发症的风险增加，不再建议将手术流产延迟至7周以上。手术流产一般选用负压吸引术[15-16]。必须有备用的吸引器，以防吸引器出现故障。

（2）如果有子宫穿孔的迹象，立即停止操作。

（3）为减少术后感染的风险，推荐术前或围手术期预防性使用抗生素[6, 16]。

（4）对于评估有可能出血的高危妊娠者，术中应提前建立好静脉通路，做好应急输血准备，准备好抢救用品和设施，有高资质抢救人员在场，做好应急的充足准备。

（5）对于高危妊娠通过完善手术操作流程，术中B超监测及或子宫腔直视下手术，降低子宫腔操作时的压力，减少子宫腔操作时间。既能取得较好的临床效果，又能减少子宫内膜的创伤，减少宫腔粘连的发生，更好地保护子宫内膜[17]。

（6）妊娠7~10周首诊，要求终止妊娠，负压吸引术是安全并且有效的，可分为手动负压吸宫术（manual vacuum aspiration，MVA）和电动负压吸宫术（electrical vacuum aspiration，EVA）[3, 18-21]。在妊娠早期<10周手术流产之前，通常不需要进行子宫颈准备；在初产妇、子宫颈异常、子宫颈手术史和预期子宫颈扩张困难时，可以术前3h阴道放置米索前列醇400μg，术前2~3h舌下含服米索前列醇400μg，或术前24~48h口服米非司酮100~150mg[18,22]；或者术前1~2h，阴道后穹隆放置卡孕栓0.5~1.0mg。物理扩张包括：①机械性扩张子宫颈，如导尿管、小水囊、金属扩张器等；②渗透性扩宫棒[14]。

（7）妊娠10~14周，行钳刮术可考虑在术前采用药物或机械方法促进子宫颈成熟，方法同前，保证子宫腔操作顺利进行，减少手术并发症[22]。

（8）妊娠10～14周，行药物流产失败者可改行钳刮术。术中操作时应先用卵圆钳夹破胎膜，使羊水缓慢流出后再夹出妊娠组织。术后检查夹出组织是否完整。应具备抢救能力及条件，并警惕羊水栓塞。

（9）子宫位置高度倾屈者人工流产时极易发生穿孔、残留等并发症，应尽量矫正子宫位置后再手术。术中徒手、器械或充盈膀胱可矫正子宫位置；术前予米非司酮、米索前列醇及术中使用缩宫素也有助于子宫位置的纠正。建议超声引导下和/或子宫腔直视下手术。术后也应严密随访[8]。有多次子宫腔操作史者，建议在B超引导下和/或子宫腔直视下手术，术中注意子宫腔形态，术前、术中及术后均应加强沟通。术后可于子宫腔放置凝胶（如几丁糖、透明质酸钠）、应用雌激素等预防宫腔粘连[8]。

（10）妊娠合并子宫畸形或有子宫腔残留，部分胎盘绒毛植入，应由有经验的医师进行操作。建议根据病情需要结合药物治疗，适时选择在超声或腹腔镜监视下手术，或行宫腔镜手术，以免多次刮宫造成感染，甚至子宫穿孔。生殖道畸形者，根据病情制定适宜的手术方案。如有必要，先行纵隔或斜隔切开术，再行子宫腔手术，尽量不污染创缘，以免发生子宫内膜异位症。双子宫者于非妊娠侧亦需行清宫术，有利于缩短术后子宫出血时间[8]。

（11）检查子宫腔吸出物，根据胎龄来评估绒毛、蜕膜的量及孕囊大小。妊娠9周后，胎儿部分是可见的，应确认完整性。如发现葡萄胎或其他异常，应送病理检查。如果未见妊娠物，或子宫腔吸出的组织少于预期，或组织样本不确定，这可能存在以下几种情况：①不全流产；②自然流产（术前已发生）；③流产失败；④异位妊娠；⑤解剖异常（如双角子宫或纵隔子宫）。可考虑复吸或进一步检查以制定治疗方案。妊娠组织物经有经验的医师检查后无须再进行常规病理检查。

（12）由麻醉医师向受术者及家属签署知情同意书，告知麻醉镇痛风险。静脉麻醉应在区（县）以上级别医疗服务机构进行。

（三）小结

1. 早期妊娠<7周者，排除禁忌证可在门诊行药物流

产；妊娠8～9周者，以住院药物流产为宜；妊娠>10周者，无论人工流产还是药物流产均建议住院。

2. 重点评估相关适应证、禁忌证及高危因素。

3. 警惕米索前列醇的严重不良反应（喉头水肿、过敏性休克）。

4. 对于妊娠>10周的药物流产失败者，可行钳刮术，应警惕羊水栓塞。

5. 人工流产术中严格无菌操作；高危人工流产手术需由有经验的医师承担，尽可能减少或避免术中、术后并发症。如果手术失败或发生子宫穿孔，应立即住院，必要时行宫腔镜或宫腹腔镜联合检查，了解是否特殊部位妊娠，并除外脏器损伤。

6. 选择麻醉镇痛时，应注意2个重要指标，即呼吸和血氧饱和度。

三、流产后关爱

（一）必要时给予心理咨询

部分受术者会出现一些情绪症状，临床医师应特别关注有产后抑郁症史和已有精神疾病的女性，或者经前期综合征女性、由于胎儿异常而终止妊娠的女性[14]，必要时应给予一些心理疏导，或根据病情建议做进一步心理咨询。

（二）做好流产后的避孕服务

流产后避孕咨询内容包括：①告知其再次受孕应至少间隔6个月[23]；②实施人工流产术后1个月需返院复诊，并预约下次复诊日期。

对即时放置节育器、皮下埋植剂的服务对象，应当告知可能发生的不良反应。对选择复方短效口服避孕药、避孕套和外用避孕药的女性，认真讲解使用方法及可能发生的常见不良反应，提供避孕药具，强调必须坚持及正确使用。对未来可能选择使用长效可逆避孕方法或绝育术的女性，告知适宜手术时机。

承担免费避孕药具发放服务的医疗机构，应优先向服务对象提供免费避孕药具。

（三）术后复查服务

人工流产术后1个月，评估避孕方法的使用情况，填写

《人工流产后避孕服务首次随访登记表》。根据女性生育要求，指导选择并落实高效避孕方法。

术后3个月再次进行随访。可利用多种形式开展咨询指导，并告知其到相关科室门诊就诊咨询，并填表记录，重点针对存在重复人工流产高风险因素的人群，以及使用短效避孕方法和使用其他非高效避孕方法者。

有条件的机构可在术后6个月和12个月时，针对存在重复人工流产高风险因素的人群进行第3次、第4次随访，可利用多种形式开展咨询指导，并填表记录。

了解避孕方法使用情况和依从性，指导服务对象后续坚持落实高效避孕方法。

（四）小结

术后关爱重点强调以下内容。

1. 流产后再次妊娠的风险，即妊娠早期流产后2周即可恢复排卵。如不及时采取有效避孕措施，首次月经之前即可再次妊娠。

2. 流产后应立即落实高效或长效避孕措施。

3. 必须坚持和正确使用避孕方法。

执笔专家：张林爱、顾向应、刘欣燕、杨清、董白桦、黄丽丽、于晓兰、吴尚纯

参与本共识制定与讨论的专家（按姓氏拼音字头排列）：常明秀（河南省人口和计划生育科学技术研究院）、车焱（上海市计划生育科学研究所）、陈勤芳（中国福利会国际和平妇幼保健院）、董白桦（山东大学齐鲁医院）、谷翊群（国家卫生计生委科学技术研究所）、顾向应（天津医科大学总医院）、黄丽丽（浙江大学医学院附属妇产科医院）、黄薇（四川大学华西第二医院）、李坚（首都医科大学附属北京妇产医院）、李红钢（华中科技大学同济医学院计划生育研究所）、林青（首都医科大学附属北京友谊医院）、林元（福建省妇幼保健院）、刘欣燕（中国医学科学院北京协和医院）、刘伟信（四川省妇幼保健院）、刘庆（国家卫生健康委科学技术研究所）、单莉（西北妇女儿童医院）、邵旭（山西省妇幼保健院）、沈嵘（南京医科大学附属妇产医院）、谭文华（哈尔滨医科大学附属第二医院）、唐运革（广东省计划生育专科医院）、王晓军（新疆维吾

尔自治区妇幼保健院）、吴尚纯（国家卫生健康委科学技术研究所）、熊承良（华中科技大学同济医学院）、杨清（中国医科大学附属盛京医院）、于晓兰（北京大学第一医院）、袁冬（天津市河东区妇产科医院）、曾俐琴（广东省妇幼保健院）、张林爱（山西省妇幼保健院）、张玉泉（南通大学附属医院）、章慧平（华中科技大学同济医学院计划生育研究所）、赵雨慧（山西省妇幼保健院）、郑峥（深圳市妇幼保健院）

参考文献从略

（通讯作者：顾向应）

（本文刊载于《中国计划生育和妇产科》2021年第13卷第8期第6-9页）

12 早中期妊娠合并卵巢肿瘤终止妊娠的中国专家共识

中华医学会计划生育学分会
中国优生优育协会生育健康与出生缺陷防控专业委员会

妊娠合并卵巢肿瘤的发生率为0.05%～2.40%，其中良性肿瘤占95%～99%，交界性肿瘤占1%～2%，恶性肿瘤占1%～6%[1-7]。不同研究者报道的早期妊娠合并卵巢肿瘤发病率差异较大（21.4%～75.7%）[5-7]。随着妊娠周数增加，妊娠合并卵巢肿瘤的发生率呈逐渐下降趋势。妊娠期合并卵巢肿瘤虽较少见，当非意愿妊娠或医学原因需终止妊娠时，卵巢肿瘤会增加终止妊娠的手术风险及疾病管理的难度。目前，对于合并卵巢肿瘤的早期及中期妊娠的终止时机、方式、术后随访、避孕等问题仍存在争议。为加强规范管理，保证操作或手术安全，中华医学会计划生育学分会联合中国优生优育协会生育健康与出生缺陷防控专业委员会组织专家，在结合计划生育技术服务临床实践基础上，参考国内外相关文献，编写本共识，供临床参考。而针对妊娠期合并卵巢肿瘤的临床处理可参考《妊娠期卵巢肿瘤诊治专家共识（2020）》[7]。

一、终止妊娠前准备

（一）提供终止妊娠服务单位及医师资质

妊娠合并卵巢良、恶性肿瘤均属高危妊娠，拟终止妊娠时应全面评估卵巢肿瘤的性质、大小，是否可能存在生殖道梗阻、子宫颈暴露困难，术中及术后出血的概率等，最终确定终止妊娠方式。建议在具有急救抢救条件、拥有完备的妇科肿瘤综合处理能力的医疗机构（含病理科及胃肠外科等相关专业）进行，施术医师应具有相关计划生育资质且经验丰富，推荐转诊至三

（二）病史和体格检查

针对性地采集病史，重点关注相关症状和体征。

1. 症状　卵巢生理性、良性肿瘤常无自觉症状，恶性卵巢肿瘤可伴有消瘦、腹胀或乏力等消耗症状。

2. 病史和家族史　既往病史及家族史特别是家族性肿瘤遗传易感倾向对鉴别已诊断的卵巢肿瘤性质具有重要的参考价值。

3. 妇科检查

（1）评判经阴道终止妊娠的可行性。

（2）子宫颈口可否充分暴露，经子宫颈进行子宫腔操作是否受阻。

（3）子宫大小、屈度和卵巢肿物的大小、性质、活动度与周围器官组织有无粘连，是否可能造成生殖道梗阻等。妊娠合并可疑卵巢恶性肿瘤者，借助双合诊或三合诊评估子宫体活动度，以及卵巢肿瘤大小、活动度、有无周围器官受累等。

（4）注意核对妊娠周数，判别子宫大小与停经月份是否相符。中期妊娠者可使用Bishop评分法评估子宫颈成熟度。

（5）拟诊卵巢恶性肿瘤患者，除常规妇科检查外，还需进行细致的全身体检，协助评价卵巢恶性肿瘤的期别[7]。

（三）辅助检查

妊娠合并卵巢肿瘤患者除因扭转、破裂或继发感染等所致急腹症外，常缺乏特异性临床表现，多需借助辅助检查如影像学检查及肿瘤标志物检测等做出倾向性诊断，从而判断干预时机及终止妊娠方式（表2-12-1）。

1. 彩色多普勒超声检查　可准确提供肿瘤内部回声、血流阻力指数协助评估卵巢肿瘤的性质[8-9]。中期妊娠患者卵巢肿瘤常被增大的子宫遮挡，超声检查时易漏诊或显示不清；且妊娠期多普勒血流参数有所改变，如流速增加和血管阻力下降，导致鉴别困难，必要时可联合磁共振成像（magnetic resonance imaging，MRI）进行评估[10]。同时，需评估宫内孕囊或胎儿及其附属物情况，核对估测孕囊或胎儿大小、胎方位、胎盘位置及羊水量等；若有剖宫产史，应注意测量子宫瘢痕处肌层厚度，尤其应仔细判断孕囊或胎盘附着位置与子宫瘢痕的

12 早中期妊娠合并卵巢肿瘤终止妊娠的中国专家共识

表 2-12-1 妊娠合并卵巢肿瘤各种影像学检查方法的优劣与推荐等级

影像学检查方法	优点	局限性	推荐等级
彩色多普勒超声检查	简单、价廉、方便	① 中晚期妊娠,卵巢肿瘤易被增大的妊娠子宫所遮挡,易漏诊或显示不清 ② 妊娠期多普勒血流参数改变,如流速增加及血管阻力指数下降,良性和恶性肿瘤鉴别较非妊娠期困难	首选评估及筛查(推荐等级B)[10]
MRI	① 特异度和敏感度高 ② 术前评估恶性肿瘤侵袭范围、分期、淋巴结转移情况及与周围组织的关系	费用高	评估肿瘤良恶性及肿瘤侵袭范围(推荐等级C)[13]
CT	常用于卵巢恶性肿瘤的诊断及评估肿瘤的侵犯范围	有电离辐射	评估肿瘤的侵犯转移范围,作为补充检查

注:MRI. 磁共振成象;CT. 计算机断层成像。

关系，排除剖宫产瘢痕妊娠、前置胎盘或胎盘植入等[11]。

2. MRI检查 MRI对妊娠期合并卵巢恶性肿瘤诊断的准确性极高，敏感度和特异度可分别达100%和94%[12]，有助于评估肿瘤侵袭范围、腹膜和淋巴结转移程度等。MRI对良性卵巢肿瘤的评估也具有优势，能较为准确地反映卵巢肿瘤的位置、形态、大小和大致组织病理学类型[7,12]。

妊娠期合并卵巢肿瘤MRI建议应用指征包括：①超声检查提示卵巢肿瘤性质不确定（推荐等级C）[13]；②中期妊娠持续存在直径>10cm卵巢肿瘤（二线选择）（推荐等级C）[13]；③卵巢癌的诊断与分期[14]；④1.5T MRI可满足绝大多数卵巢肿瘤的诊断需求；⑤因造影剂易透过胎盘进入羊水，造成影像学误判，故应慎用增强MRI[7]。

3. CT检查 常用于卵巢恶性肿瘤的诊断及评估肿瘤的侵犯范围。但由于其具有电离辐射，故对于有继续生育意愿的孕妇应慎重。

（四）实验室检查

糖类抗原125（carbohydrate antigen 125，CA125）、母体血清甲胎蛋白（maternal serum α-fetoprotein，msAFP）、乳酸脱氢酶（lactate dehydrogenase，LDH）、人绒毛膜促性腺激素β亚单位（β-human chorionic gonadotropin，β-hCG）等肿瘤标志物与卵巢肿瘤关系密切。妊娠期CA125、msAFP和β-hCG水平均存在生理性升高[15-16]，而人附睾蛋白4（human epididymis protein 4，HE4）作为新型肿瘤标志物用于卵巢恶性肿瘤患者病情监测，在妊娠期与非妊娠期的差异无统计学意义，且在妊娠各时期的差异亦无统计学意义，不受妊娠的影响[7,16]。相比于传统肿瘤标志物CA125易受妊娠等其他因素影响，妊娠合并卵巢上皮性肿瘤患者通过监测HE4，可作为稳定可靠的指标。其他肿瘤标志物，如CA19-9、癌胚抗原（carcinoembryonic antigen，CEA）和LDH在某种情况下可用于协助诊断[16-18]。各类肿瘤标志物在妊娠期的优缺点和推荐阈值见表2-12-2。

妊娠期肿瘤标志物的参考价值有限，需结合临床及影像学检查进行综合诊断。目前，妊娠期肿瘤标志物主要用于随访治疗效果及监测肿瘤复发情况，以及用于区分原发性或继发性肿

12 早中期妊娠合并卵巢肿瘤终止妊娠的中国专家共识

表 2-12-2 妊娠合并卵巢肿瘤的肿瘤标志物在妊娠期应用的优缺点和推荐阈值

肿瘤标志物	特点及适用范围	局限性	推荐阈值
CA125	筛查卵巢上皮性癌;监测卵巢上皮性癌治疗后的效果	妊娠期波动范围大,妊娠早期及晚期易升高,不利于评估	参考阈值 CA125 的诊断界值(≥60kU/L);建议联合 MRI 检查及 HE4 检测进行评估[15-16]
HE4	监测卵巢浆液性癌或卵巢子宫内膜样癌;不受妊娠影响	不适宜用于筛查	相对稳定可靠,有助于评估卵巢肿瘤性质,推荐阈值(各实验方法存有差异)妊娠期参考阈值设定为 70pmol/L[16]
msAFP	高水平的 msAFP 可见于某些卵巢生殖细胞肿瘤,如胚胎性癌、卵黄囊癌或未成熟畸胎瘤等,msAFP 常高于 1000μg/L,在一些卵黄囊瘤中可高于 10 000μg/L	msAFP 易受妊娠生理或病理影响,故该指标不能作为可靠的卵巢肿瘤标志物来协助诊断,仅作为术后随访监测指标	不推荐阈值,排除新生儿畸形后,仅作为协助诊断及治疗后随访指标[16-18]
CEA 及 CA19-9	①两者协同用于卵巢肿瘤(卵巢黏液性囊腺癌)的随访及监测,不受妊娠期影响 ②CA19-9 对卵巢黏液性囊腺癌或胃肠道来源转移癌有提示作用	需排除胎儿畸形导致母体血清指标异常	阈值参考非妊娠期,CEA 为 0~5μg/L;CA19-9 多数实验室阈值为 0~37kU/L[17]
LDH	常用于协助诊断卵巢生殖细胞肿瘤,特别是无性细胞瘤与卵黄囊瘤	罹患子痫前期和 HELLP 综合征的母体血清中,LDH 可能会升高	LDH≥221U/L[18]

注:CA125. 糖类抗原 125;HE4. 人附睾蛋白 4;msAFP. 母体血清甲胎蛋白;CEA. 癌胚抗原;CA19-9. 糖类抗原 19-9;LDH. 乳酸脱氢酶。

瘤[6, 10]。

（五）与患者及其家属充分沟通

向患者充分告知手术相关风险，取得知情同意，具体包括如下内容。

1. 妊娠合并卵巢生理性囊肿，一般<5cm且在手术流产后逐渐消失。可超声动态监测其变化，若持续6个月不消失或增大[19]则需进行进一步检查。卵巢生理性囊肿还可影响生殖内分泌轴恢复，导致流产后阴道流血淋漓不尽、月经不规则或继发停经（术后月经延迟6周以上）。

2. 若因卵巢肿瘤造成解剖学结构异常（如妊娠合并巨大卵巢肿瘤），经阴道牵拉子宫颈暴露困难，流产手术难度加大，手术失败、流产不全、术中出血和子宫损伤的概率均会增加。经充分评估经阴道终止妊娠较困难者，应与患者及家属充分沟通，尽量收治入院，需经腹腔镜或经腹卵巢肿瘤手术与人工终止妊娠同时进行，或先行卵巢肿瘤手术后再终止妊娠。

3. 终止妊娠过程中若发生卵巢肿瘤蒂扭转、卵巢肿瘤破裂等急腹症，需做好急诊手术等相关应急预案。

4. 除合并卵巢疾病外，合并内外科疾病的妊娠期女性，需请相关专科会诊，做好围手术期处理并知情同意[7, 20]。

（六）建议住院终止妊娠的情况

如有下述情况，建议住院终止妊娠。

1. 妊娠≥10周。

2. 中、重度贫血。

3. 既往不良孕产史（产科大出血、人流并发症等）。

4. 子宫颈暴露困难或子宫颈扩张困难，如合并巨大卵巢肿瘤。

5. 存在卵巢肿瘤的严重合并症。

6. 因卵巢肿瘤需终止妊娠的卵巢上皮性癌；早期妊娠合并非上皮性卵巢肿瘤需接受化疗者，酌情考虑终止妊娠后再参照非妊娠期保留生育功能的规范诊治[7]。

7. 合并较严重急慢性疾病或其他内外科疾病。

（七）术中监测

建议采用超声引导和/或子宫腔观察吸引手术系统（妊娠<10周），必要时备选腹腔镜、开腹探查[10, 13]。

二、术前风险评估及预案

（一）术中出血

备宫缩药、纱条或纱布、Foley 尿管。若高度可疑合并卵巢恶性肿瘤时，应与妇瘤科、麻醉科、放射科、介入科甚至普外科等相关科室等进行多学科会诊，商定终止妊娠策略。

（二）子宫颈暴露困难

评估卵巢肿瘤，若肿瘤过大造成生殖道梗阻而影响子宫颈暴露，可先行卵巢肿瘤手术后再终止妊娠；若为早期妊娠，则推荐选择药物终止妊娠并做好相应的应急预案。如选择手术终止妊娠，需备阴道拉钩和超声监护，并做好腹腔镜或开腹探查的准备。

（三）不全流产

特别是药物流产过程中，不全流产致大量出血，应具备紧急清宫的条件。告知经阴道终止妊娠困难时，有腹腔镜或开腹探查可能。

（四）合并原发疾病风险评估

患有心肺功能异常、甲状腺功能异常等全身系统性疾病，术前需请相关科室全面评估，制订预案，术中若病情变化可及时做出相应的处理。

（五）卵巢肿瘤破裂及扭转的应急预案

1. 卵巢肿瘤蒂扭转　卵巢肿瘤蒂扭转的风险与卵巢大小相关。确诊卵巢肿瘤蒂扭转后，建议进行急诊腹腔镜手术探查（推荐等级 B）[7]。

2. 卵巢肿瘤破裂　一旦提示卵巢肿瘤破裂，建议积极进行外科手术治疗（推荐等级 C）[7]。

（六）术中损伤

实施手术的医院应具备床旁超声检查、腹腔镜或开腹探查的条件，出现损伤时能及时补救处理。

（七）子宫颈扩张困难

终止妊娠前应进行子宫颈预处理。可采用药物性扩张或机械性扩张，必要时可两者联合应用。具体方法参照《子宫腔操作前子宫颈预处理专家共识》[21]。

三、早期妊娠合并卵巢肿瘤终止妊娠方式

早期妊娠合并卵巢肿瘤终止妊娠的常规方法包括药物流产、负压吸宫术及钳刮术。

（一）药物流产

1. 适应证　适用于妊娠<14周的早期妊娠。

2. 方法与技巧

（1）妊娠<8周：米非司酮可分4次口服，总量150～200mg（具体用法参照文献[20]）或顿服150～200mg（d1）；36～48h后，顿服或阴道穹隆放置米索前列醇600μg，或阴道穹隆放置卡前列甲酯1mg；间隔3～4h未排出胚囊则可追加1次。

（2）妊娠8～14周：米非司酮可分2次口服，总量为200mg（100mg/d，d1～d2）或顿服200mg（d1）；36～48h后，顿服或阴道穹隆放置米索前列醇400μg（间隔3h可重复给药，最多可追加4次）。用药期间，米非司酮存在胃肠道反应如恶心、呕吐等，米索前列醇存在低热、恶心、腹泻、肢端麻木等不良反应，极少数可发生严重过敏性休克[20]。

3. 注意事项

（1）首选因卵巢肿瘤过大，子宫变形、子宫颈暴露困难，超声引导或子宫腔直视下手术困难的宫内早期妊娠女性。

（2）临床上需要密切观察腹痛和阴道流血情况及药物不良反应。

（3）卵巢肿瘤过大致使子宫腔变形，流产不全、药物流产失败的风险明显增加，建议与患者充分沟通及制定替代方案。

（二）负压吸宫术

1. 适应证　适用于妊娠<10周的早期妊娠。

2. 方法与技巧

（1）需超声引导和/或子宫腔直视下手术，动作轻柔。

（2）器械进入子宫腔时，注意避免与子宫线成角，保持子宫颈管、子宫腔线于同一直线水平，必要时助手可用阴道拉钩协助子宫颈钳钳夹子宫颈前或后唇持续用力暴露子宫颈，并适当给予子宫复位[22]。

（3）如因过大卵巢肿瘤致使子宫腔操作困难，可先行手术

去除卵巢肿瘤后再行或同时行负压吸宫术。

3. 注意事项

（1）操作应由有经验的医师在超声引导下完成。

（2）术前建议进行子宫颈预处理，以降低操作难度[20-21]。

（三）钳刮术

1. 适应证　适用于妊娠10～14周或药流失败者。

2. 方法与技巧

（1）步骤前半部分基本同负压吸引术。

（2）如子宫腔压迫变形，器械无法直接到达子宫底，可先探及妊娠囊下极，小心破膜，待羊水缓慢流尽及子宫腔缩小后，再用卵圆钳沿子宫腔壁滑入子宫底，尽可能完整或大块钳取出胎盘，或先行钳夹子宫腔下段妊娠物，再通过牵引钳夹子宫腔上段组织。整个过程中务必动作轻柔，且保持胎儿纵位夹取胎体，以减少胎儿骨骼对子宫壁损伤[20, 22]。

3. 注意事项

（1）操作应由有经验的医师在超声引导下完成。

（2）术前建议进行子宫颈预处理，以降低操作难度[20-22]。

（四）早期妊娠合并卵巢肿瘤患者的处理原则

1. 早期妊娠合并生理性卵巢囊肿　可根据妊娠周数及患者意愿，选择以上任一合适的方式终止妊娠。生理性卵巢囊肿可终止妊娠后随访观察。

2. 早期妊娠合并卵巢良性肿瘤　可根据妊娠周数、医院条件及患者意愿，选择负压吸宫术或钳刮术终止妊娠；同时手术处理卵巢良性肿瘤（推荐腹腔镜手术）。也可选择以上任一合适的终止妊娠方式之后，再手术处理卵巢良性肿瘤（推荐腹腔镜手术）。

3. 早期妊娠合并卵巢恶性肿瘤　总体原则以处理卵巢恶性肿瘤为主。

（1）若高度可疑合并卵巢上皮性癌，建议尽快参照非妊娠期卵巢上皮性癌的规范诊治，行卵巢上皮性癌的规范分期手术。

（2）若合并卵巢交界性肿瘤，可根据妊娠周数及患者意愿，建议尽快选择合适的方式终止妊娠后进行满意的分期手术。如条件情况允许，可选择负压吸宫术或钳刮术终止妊娠，同时行卵巢交界性肿瘤的规范分期手术。

（3）若合并卵巢非上皮性恶性肿瘤（生殖细胞肿瘤或性索间质肿瘤），建议尽快选择合适的方式终止妊娠后进行满意的分期手术，术后依据分期决定是否进行辅助化疗。如条件情况允许，可选择负压吸宫术或钳刮术终止妊娠，同时行规范分期手术，根据病理、分期等决定是否进行辅助化疗。

四、中期妊娠合并卵巢肿瘤终止妊娠方式

中期妊娠合并卵巢肿瘤终止妊娠方式包括以下几种。

（一）依沙吖啶（利凡诺）羊膜腔内注射引产

1. 适应证　适用于妊娠 14~27^{+6} 周患者（首选）。
2. 方法与技巧　超声引导下避开胎盘及卵巢肿瘤行羊膜腔穿刺，注意应垂直子宫进针。
3. 注意事项

（1）在超声引导下进针注射药物，务必避开胎盘及卵巢肿瘤。

（2）术前建议进行子宫颈预处理，降低引产难度。

（3）注意甄别中期引产腹痛原因（如子宫破裂、感染、胎盘残留、药物误注等）。

（二）药物流产

1. 适应证　适用于妊娠 14~27^{+6} 周无法行依沙吖啶引产的患者（如依沙吖啶过敏或羊水极少者等）。
2. 方法与技巧

（1）妊娠 14~16 周：可参照早期妊娠（妊娠 8~14 周）药物流产方案；

（2）妊娠 16~27^{+6} 周：给药方案可参照 2017 年国际妇产科联盟（FIGO）更新的妇产科单独应用米索前列醇建议[23-24]，米索前列醇从小剂量开始试用，根据个体化反应逐步摸索有效剂量。

3. 注意事项

（1）引产过程需密切观察宫缩情况和不良药物反应，与妊娠期合并卵巢肿瘤并发急腹症的临床症状加以区别。

（2）做好相关应急预案及抢救措施。

（三）水囊引产

1. 适应证　适于肝肾功能损害、有药物引产禁忌者[11]。

2. 方法与技巧　参见《临床诊疗指南与技术操作规范：计划生育分册（2017修订版）》[20]。

3. 注意事项

（1）禁止将水囊引产用于瘢痕子宫患者[25]。

（2）产程过程需密切观察宫缩和阴道流血情况。

（四）剖宫取胎术

1. 适应证

（1）不能耐受阴道分娩或其他引产方法者。

（2）在引产过程中出现先兆子宫破裂、大出血等严重并发症时，必须立即结束分娩者[20, 25]。

（3）合并卵巢恶性肿瘤，要求终止妊娠同时行保留生育力手术者。

2. 方法与技巧　手术方法与步骤同剖宫产术。

3. 注意事项

（1）注意清理子宫腔和保护切口。

（2）对于良性卵巢肿瘤，建议术中同时行卵巢肿瘤剥除术，同时探查对侧卵巢情况，术中组织送冰冻病理检查。

（3）若术前高度可疑卵巢恶性肿瘤，应进行多学科会诊，手术治疗原则同非妊娠期患者[7]。

（五）中期妊娠合并卵巢肿瘤患者的处理原则

1. 中期妊娠合并生理性卵巢囊肿　可根据妊娠周数及患者意愿，选择以上任一合适的方式终止妊娠，生理性卵巢囊肿可终止妊娠后随访观察。

2. 中期妊娠合并卵巢良性肿瘤　可根据妊娠周数、医院条件及患者意愿，对于需选择剖宫取胎终止妊娠。同时，条件允许等情况下，可同时手术处理卵巢良性肿瘤；或选择合适的方式终止妊娠后，再手术处理卵巢良性肿瘤（推荐腹腔镜手术）。

3. 中期妊娠合并卵巢恶性肿瘤　总体原则是兼顾孕周、继续妊娠意愿和肿瘤的组织学类型。

（1）合并卵巢上皮性癌：可根据妊娠周数、医院条件及患者意愿，建议尽快选择合适的方式终止妊娠后，参照非妊娠期卵巢上皮性癌的规范诊治，个体化治疗；或在条件允许的情况下，选择剖宫取胎终止妊娠，同时行卵巢上皮性癌的规范分期手术，个体化治疗。

（2）合并卵巢交界性肿瘤：可根据妊娠周数及患者意愿，建议尽快选择合适的方式终止妊娠后，进行满意的分期手术，个体化治疗；或条件允许的情况下，选择剖宫取胎终止妊娠，同时行卵巢交界性肿瘤的规范分期手术，个体化治疗。

（3）合并卵巢非上皮性恶性肿瘤：如生殖细胞肿瘤或性索间质肿瘤，建议尽快选择合适的方式终止妊娠后，进行满意的分期手术，依据分期决定是否进行辅助化疗；或条件允许的情况下，选择剖宫取胎终止妊娠，同时行卵巢非上皮性肿瘤的规范分期手术，根据病理、分期等，决定是否术后辅助化疗。

五、终止妊娠过程中并发症的处理

终止妊娠术中及术后容易发生卵巢肿瘤蒂扭转、破裂和瘤内出血。故妊娠合并卵巢肿瘤终止妊娠过程中应重视急腹症的防治。

（一）卵巢肿瘤蒂扭转

妊娠期卵巢肿瘤蒂扭转的高危因素包括：①卵巢直径6～8cm；②妊娠10～17周；③终止妊娠过程中不当临床操作[26]。建议对育龄妇女尽快手术治疗。腹腔镜手术是卵巢肿瘤蒂扭转治疗的"金标准"，目前多项研究表明复位后肺栓塞发生概率仅为0.2%，可与患者充分沟通后，根据其生育意愿，尝试行蒂扭转复位（推荐等级B级[27-28]），不建议将输卵管-卵巢切除作为附件扭转的首选治疗（推荐等级C级[27-28]）。

（二）卵巢肿瘤破裂

避免负压吸宫、钳刮术的暴力操作、羊膜腔内注射引产过程中的盲目穿刺和产程中不当的子宫底部加压操作等。如卵巢肿瘤破裂，应立即行剖腹或腹腔镜手术探查。如为中期妊娠合并卵巢恶性肿瘤破裂，在胎儿取出后行全面分期手术；如为早期妊娠合并卵巢恶性肿瘤，则行负压吸引术或钳刮术同时行全面分期手术[7, 26-27]。早中期妊娠合并卵巢肿瘤终止妊娠的临床处理流程见图2-12-1。

12 早中期妊娠合并卵巢肿瘤终止妊娠的中国专家共识

```
早中期妊娠合并卵巢肿瘤终止妊娠
├── 临床症状（无）、体征
│     └── 超声、肿瘤标志物、CT
│         ├── 可疑恶性
│         │     └── MRI/会诊
│         │         └── 高度可疑恶性卵巢肿瘤
│         │             └── 根据患者年龄、孕周、生育要求、分级分期、病理性质等，多学科会诊，与患者充分沟通后，个体化治疗
│         └── 排除恶性
│             ├── 生理性卵巢囊肿
│             │     └── 终止妊娠后观察
│             ├── 良性卵巢肿瘤直径5~10cm
│             │     └── 终止妊娠后（或同时）手术
│             └── 出现严重并发症（如肾积水）、估计肿瘤会引起生殖道梗阻
│                   └── 先手术后终止妊娠，有条件者，可同时进行
└── 急腹症（卵巢肿瘤蒂扭转或破裂）
      └── 手术探查+术中/术后终止妊娠
```

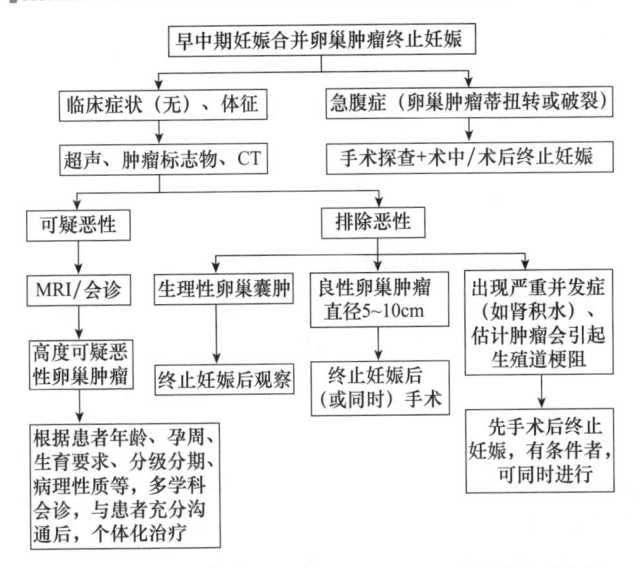

图 2-12-1 早中期妊娠合并卵巢肿瘤终止妊娠的临床处理流程

六、妊娠合并卵巢肿瘤终止妊娠后避孕方法的选择

1. 合并卵巢生理性囊肿或良性肿瘤的早中期妊娠，在终止妊娠后，一般而言，绝大部分避孕方法均可使用。其中，复方口服避孕药（combined oral contraceptive，COC）和宫内节育药具（intrauterine contraception，IUC）可作为避孕首选[29]。

2. 合并卵巢恶性肿瘤的早中期妊娠，在终止妊娠后，对于保留生育能力者，根据WHO第5版《避孕方法选用的医学标准》，目前国内可选择的有COC、皮下埋植剂、复方避孕针剂（combined injectable contraceptive，CIC）[29]。对卵巢上皮性癌，首选COC，等待治疗期间不推荐带铜宫内节育器（copper bearing IUD，Cu-IUD）及左炔诺孕酮宫内缓释节育系统（levonorgestrel-releasing intrauterine system，LNG-IUS）[29-32]。法国相关避孕指南对一些特殊类型的恶性卵巢肿瘤做了说明：①对于卵巢交界性肿瘤，绝大部分避孕方法均可使用；②对于卵巢恶性生殖细胞肿瘤，因其对激素不敏感，故COC及其他

激素类避孕药物可适用；③对于卵巢恶性性索间质肿瘤中的成人颗粒细胞瘤，应禁用含有雌激素的避孕药；④对于卵巢低级别浆液性腺癌和卵巢子宫内膜样腺癌，不推荐使用激素类避孕药[33]。

七、总结

本共识旨在为早中期妊娠合并卵巢肿瘤终止妊娠的规范化管理提出指导性意见，但并非唯一的实践指南，不排除其他共识、意见与建议的合理性。参与本共识制订与讨论的专家组成员郑重声明，专家间无利益冲突，本共识亦与任何商业团体无利益冲突。

执笔专家：汪利群（江西省妇幼保健院）、顾向应（天津医科大学总医院）、刘欣燕（中国医学科学院北京协和医院）、黄丽丽（浙江大学医学院附属妇产科医院）、杨清（中国医科大学附属盛京医院）、车焱（上海市生物医药技术研究院/国家卫生健康委员会计划生育药具重点实验室）、沈嵘（南京医科大学附属妇产医院）、张玉泉（南通大学附属医院）、谭文华（哈尔滨医科大学附属第二医院）、罗燕（江西省妇幼保健院）、郭晨（江西省妇幼保健院）

参与本共识制定与讨论的专家组成员（按姓氏拼音顺序）：常明秀（河南省人口和计划生育科学技术研究院）、常青（陆军军医大学第一附属医院）、陈勤芳（中国福利会国际和平妇幼保健院）、车焱（上海市生物医药技术研究院/国家卫生健康委员会计划生育药具重点实验室）、董白桦（山东大学齐鲁医院）、董晓静（重庆医科大学附属第二医院）、顾向应（天津医科大学总医院）、谷翊群（国家卫生健康委员会科学技术研究所）、郭晨（江西省妇幼保健院）、黄丽丽（浙江大学医学院附属妇产科医院）、黄薇（四川大学华西第二医院）、江静（河北医科大学第二医院）、李坚（首都医科大学附属北京妇产医院）、李红钢（华中科技大学同济医学院计划生育研究所）、林青（首都医科大学附属北京友谊医院）、林元（福建省妇幼保健院）、罗燕（江西省妇幼保健院）、刘欣燕（中国医学科学院北京协和医院）、刘庆（国家卫生健康委员会科学技术研究所）、刘伟信（四川省妇幼保健院）、钱志大（浙江大学医学院附属妇产科医院）、任琛琛（郑州大学第三附属医院）、单莉（西北妇女儿童医院）、沈嵘（南京医科大学附属妇产医院）、谭文华（哈尔滨医科大学附属第二医院）、唐运革（广东省计划生育专科医院）、王晓军（新疆维吾尔自治区妇幼保健院）、汪利群（江西省妇幼保健院）、魏占荣（天津市东丽区妇女儿童保健和计划生育服务中心）、熊承良（华中科技大学同济医学院）、杨清（中国医科大学附属盛京医院）、于晓兰（北京大学第一医院）、袁冬（天津市河东区妇产科医院）、曾俐琴（广东省妇幼保健院）、张林爱（山西省妇幼保健院）、张玉泉（南通大学附属医院）、章慧平（华中科技大学同济医学院）

致谢：感谢山东大学齐鲁医院张师前教授对本共识的审阅。

参考文献从略

（通信作者：顾向应）

（本文刊载于《中国实用妇科与产科杂志》2021年6月第37卷第6期第654-659页）

13 人工流产围手术期下生殖道感染筛查和诊治的中国专家共识（2022年版）

中华医学会计划生育学分会
中华医学会妇产科学分会感染性疾病协作组
中国优生优育协会生育健康与出生缺陷防控专业委员会

中国卫生健康年鉴数据显示，近年来，我国人工流产总数平均每年900余万例，约占全球的1/6[1]。人工流产围手术期下生殖道感染的发生率也越来越引起人们的重视。术前存在下生殖道感染不仅会延误最佳治疗时机，而且会增加手术并发症风险，不利于子宫恢复。下生殖道感染多无明显症状或缺乏特异性症状，若人工流产术前未及时发现并有效治疗，人工流产实施子宫腔侵入性操作过程中的下生殖道病原体上行感染，将会造成严重疾病及相关后遗症，如盆腔炎症性疾病（pelvic inflammatory disease，PID）、子宫颈和/或宫腔粘连、输卵管阻塞、慢性盆腔痛及继发不孕等，再次妊娠可能发生如异位妊娠、自然流产及早产等不良结局，严重损害女性生育能力及身心健康[2]。因此，为提高临床医师对人工流产术前下生殖道感染筛查的重视，以及规范生殖道感染的治疗，中华医学会计划生育学分会与中华医学会妇产科学分会感染性疾病协作组联合中国优生优育协会生育健康与出生缺陷防控专业委员会组织专家编写本共识，以供临床参考。

本共识的推荐强度由推荐级别及证据水平组成（表2-13-1）。

表2-13-1 专家共识的推荐级别及证据水平

推荐级别	
Ⅰ类	已证实和/或公认有效
Ⅱ类	有效性的证据尚有矛盾或有不同观点

续表

Ⅱa类	有关证据和/或观点倾向于有效
Ⅱb类	有关证据和/或观点尚不能充分说明有效
Ⅲ类	已证实和/或公认无效并在有些病例可能有害，不推荐应用
证据水平	
A	资料来源于多项随机临床试验或荟萃分析
B	资料来源于单项随机临床试验或多项非随机试验
C	专家共识和/或小型试验结果

常见的围手术期下生殖道感染主要分为外阴阴道炎和子宫颈炎，有症状的患者主诉多为阴道分泌物增多及其性状发生改变、外阴瘙痒或灼痛感。临床常见的外阴阴道炎包括阴道毛滴虫病（trichomonas vaginitis，TV）、细菌性阴道病（bacterial vaginosis，BV）、外阴阴道假丝酵母菌病（vulvovaginal candidiasis，VVC）、需氧菌性阴道炎（aerobic vaginitis，AV）等[3]；子宫颈炎多由淋病奈瑟菌等细菌、沙眼衣原体、生殖支原体等所致[4-5]。

一、术前管理

（一）普通人群

人工流产术前需常规行体格检查（包括体温、脉搏、血压及心肺听诊）、腹部检查及妇科检查。妇科检查包括了解有无外阴、阴道、子宫颈的充血等炎症表现；进行阴道分泌物检查，包括清洁度，以及有无VVC、BV、TV和AV等，检查结果阳性者给予规范化治疗（推荐强度ⅠA）[1]。对于未进行规范子宫颈癌筛查者，推荐终止妊娠后按要求筛查。

（二）性传播感染高风险人群

人工流产术前1个月内诊断为生殖道感染、性传播感染（sexually transmitted infection，STI）高风险人群（年龄≤25岁、新性伴侣或多性伴侣者、性伴侣患有非淋病奈瑟菌性尿道炎、子宫颈有黏液脓性分泌物者、PID病史者及STI患者）[6]，除常规筛查感染性疾病［乙肝抗原抗体、丙肝抗体、梅毒螺旋体抗体、人类免疫缺陷病毒（human immunodeficiency virus，

HIV）抗体等］外，还应筛查子宫颈沙眼衣原体、淋病奈瑟菌，有条件者还应筛查生殖支原体等，筛查结果阳性者应给予规范化治疗（推荐强度ⅠA）[7-9]。疑有下生殖道生殖器疱疹者应给予血清单纯疱疹病毒（herpes simplex virus, HSV）抗体检测。不常规进行解脲支原体和人型支原体检测。

二、术前针对下生殖道感染的个体化治疗

（一）原则

1. 人工流产术前建议给予预防性抗菌药物（推荐强度ⅠA）[1]。此外，如术前发现下生殖道感染，建议针对不同病原微生物个体化治疗，强调短疗程、高效、快速、规范治疗，单剂量最佳，以达到最大疗效的同时尽量减少不良反应和细菌耐药的风险[7]（推荐强度ⅠA）。

2. 规范治疗各种生殖道感染，治疗4d复查[8, 10]，临床症状、体征好转且实验室检测转阴后即可行人工流产术。术后可继续完成规范疗程。淋病奈瑟菌感染、沙眼衣原体感染等子宫颈感染者规范治疗4d后复查[8, 10]，若无明显临床症状、体征则可先行人工流产术。术后务必规范随访[10]。若症状、体征无明显改善，应继续进行规范治疗[8]。

（二）外阴阴道炎

1. 阴道毛滴虫病

（1）治疗方案：主要治疗药物为硝基咪唑类。TV常合并其他部位的毛滴虫感染，故不推荐局部用药（推荐强度ⅠA）[4]。

1）推荐方案：全身用药，甲硝唑2g，单次口服；或替硝唑2g，单次口服。

2）替代方案：全身用药，甲硝唑400mg，口服，2次/天，共7d。不能耐受药物口服或不适宜全身用药者，可选择阴道局部用药，但疗效低于口服用药[11-12]。

（2）注意事项

1）推荐对性伴侣同时进行治疗，并告知患者及性伴侣治愈前应避免无保护性交。

2）对硝基咪唑类药物过敏或不耐受者，可选择硝基咪唑类以外的药物治疗，但疗效较差。

3）哺乳期服用甲硝唑者，服药后12～24d避免哺乳；服用替硝唑者，服药后3d内避免哺乳[4]。

4）硝基咪唑类用药4d的有效率达75%～100%。建议治疗4d后复查[13-14]。如达到临床及病原学治愈，即可行人工流产术。术后完成规范治疗。

2. 细菌性阴道病　推荐选择抗厌氧菌药物，如硝基咪唑类药物（甲硝唑或替硝唑）、克林霉素，具体用药方案见表2-13-2。局部用药与口服用药疗效相似，治愈率约为80%（推荐强度ⅠA）。甲硝唑2g顿服的治愈率低，不推荐用于单纯性BV的治疗。

治疗4d后复查[10]，临床症状、体征好转及实验室检测转阴后即可行人工流产术。术后完成规范治疗。

表2-13-2　细菌性阴道病的具体用药方案[15-16]

方案	全身用药	局部用药
推荐方案	甲硝唑400mg，口服，2次/天，共7d	方案①：0.75%甲硝唑凝胶5g，阴道用药，1次/天，共5d 方案②：甲硝唑阴道栓（片）200mg，1次/天，共5～7d 方案③：2%克林霉素软膏5g，阴道用药，每晚1次，共7d
替代方案	方案①：替硝唑2g，口服，1次/天，共5d 方案②：替硝唑1g，口服，1次/天，共5d 方案③：克林霉素300mg，口服，2次/天，共5d	克林霉素阴道栓300mg，睡前阴道用药，共3d

3. 外阴阴道假丝酵母菌病

（1）治疗方案：推荐选择抗真菌类药物，包括阴道用药和口服用药2种（表2-13-3）（推荐强度ⅠA）。标准单剂量方案与长疗程方案疗效相似，考虑到人工流产手术时机选择，可优先考虑口服或阴道局部应用单剂量唑类药物（推荐强度ⅠA）[13]。

（2）注意事项：唑类药物用药4d的有效率达76%～90%。建议治疗4d后复查[8,13]。如达到临床及病原学治愈，即可行人工流产术。

表2-13-3 单纯性外阴阴道假丝酵母菌病用药推荐方案[17]

全身用药	局部用药
氟康唑150mg，顿服	方案①：克霉唑栓或克霉唑片500mg，单次用药 方案②：咪康唑软胶囊1200mg，单次用药 方案③：咪康唑栓或咪康唑软胶囊400mg，每晚1次，共3d 方案④：咪康唑栓200mg，每晚1次，共7d 方案⑤：克霉唑栓100mg，每晚1次，共7d 方案⑥：制霉菌素泡腾片10万U，每晚1次，共14d 方案⑦：制霉菌素片50万U，每晚1次，共14d

4. 需氧菌性阴道炎

（1）治疗方案：推荐选择经验性抗需氧菌药物如克林霉素（抗菌谱覆盖革兰氏阳性球菌）、头孢呋辛（抗菌谱覆盖革兰氏阳性球菌及革兰氏阴性杆菌）、喹诺酮类（抗菌谱覆盖部分革兰氏阳性和阴性菌）及卡那霉素（抗革兰氏阴性需氧杆菌及葡萄球菌属），包括阴道用药和口服用药2种（推荐强度ⅠA）。具体用药方案见表2-13-4。单纯性AV可优先考虑克林霉素软膏阴道用药（推荐强度ⅠC）[13]。

（2）注意事项：治疗4d后复查[10]，临床症状、体征消失及实验室检查转阴者即可行人工流产术，术后完成规范治疗。

表2-13-4 需氧菌性阴道炎推荐用药方案[18]

全身用药	局部用药
方案①：头孢呋辛酯250mg，口服，2次/天，共7d	方案①：2%克林霉素软膏5g，阴道用药，1次/天，共7～21d
方案②：左氧氟沙星200mg，口服，2次/天，共7d	方案②：卡那霉素阴道栓剂100mg，阴道用药，1次/天，共6d
方案③：莫西沙星400mg，口服，1次/天，共6d	

5. 混合性阴道炎

（1）治疗原则：针对不同病原体选择抗菌药物（推荐强度ⅠC）。

（2）治疗方案[19]

1）BV+VVC 或 TV+VVC：口服硝基咪唑类+局部抗真菌药物；局部联合给药[硝基咪唑类+抗真菌药物（如克霉唑等）]；联合口服给药[（硝基咪唑类+抗真菌药物（如氟康唑等）]。

2）BV+TV：可选择硝基咪唑类药物口服，疗程1周；或者单次口服+阴道给药。

3）AV相关混合感染：AV+BV 或 AV+TV，口服硝基咪唑类+抗需氧菌药物等；AV+VVC，口服或局部抗真菌药物+口服抗需氧菌药物等。治疗4d复查[10]，临床症状、体征好转且实验室检查阴性者即可行人工流产术，术后完成规范治疗。

（三）子宫颈炎

1. 淋病奈瑟球菌性子宫颈炎

（1）治疗原则：大剂量、单次给药。常用药物有第三代头孢菌素[20]。

（2）治疗方案：淋病奈瑟球菌性子宫颈炎的推荐方案包括：头孢曲松钠1g，单次肌内注射；大观霉素4g，单次肌内注射。替代方案包括头孢噻肟1g，单次肌内注射，或其他第三代头孢菌素[4,21]。不能排除衣原体感染者则同时给予多西环素100mg 口服，2次/天，共7d（推荐强度ⅠA）。

（3）注意事项

1）性伴侣应同时进行治疗，治疗期间应避免无保护性交。

2）开始治疗4d后复查[10]，无临床症状、体征者可先行人工流产术。建议术前应用能覆盖淋病奈瑟球菌的抗菌药物，手术后务必规范随访。

2. 沙眼衣原体性子宫颈炎

（1）治疗原则：及时、足量、规范地应用抗菌药物，有效消除沙眼衣原体，防止并发症，阻断性传播途径。

（2）治疗方案：推荐首选大环内酯类药物、四环素类或喹诺酮类药物。

1）推荐方案：阿奇霉素1g，单次顿服；多西环素100mg，

2次/天，口服，共7～10d。

2）替代方案：米诺环素100mg，2次/天，共10d；四环素500mg，4次/天，共2～3周；红霉素500mg，4次/天，共7d；罗红霉素150mg，2次/天，共10d；克拉霉素250mg，2次/天，共10d；氧氟沙星300mg，2次/天，共7d；左氧氟沙星500mg，1次/天，共7d[22]（推荐强度ⅠA）。

（3）注意事项

1）性伴侣应同时进行治疗，治疗期间应避免无保护性交。

2）治疗4d后复查[10]，无临床症状、体征者可先行人工流产术。建议术前应用能覆盖沙眼衣原体的抗菌药物，术后继续完成规范治疗及随访。

3. 支原体阳性的处理

（1）治疗原则：常见的与泌尿生殖道感染有关的支原体有解脲支原体（ureaplasma urealyticum，Uu）、人型支原体（mycoplasma hominis，Mh）及生殖支原体（mycoplasma genitalium，Mg）3种，其中Mg在生殖道感染中常见。Uu可正常定植阴道中，无泌尿生殖道感染的相关症状，仅Uu阳性，考虑为携带者，不必治疗（推荐强度ⅠC）。如发现确定需要治疗的支原体阳性（如生殖支原体），治疗4d后复查，无临床症状、体征者可先行人工流产术[8,10]。建议术前应用能覆盖支原体的抗菌药物，术后务必完成规范治疗及随访。

（2）治疗方案：推荐选择抑制蛋白合成的抗菌药物，如大环内酯类药物、四环素类或喹诺酮类药物（推荐强度ⅠC）。

如需要治疗，可从下列方案任选1种：①多西环素100mg，2次/天，共7d。②阿奇霉素1g，顿服；或250mg，1次/天，首剂加倍，共5～7d。③左氧氟沙星500mg，1次/天，口服，共7d。④莫西沙星400mg，1次/天，口服，共7～14d（已知大环内酯耐药或阿奇霉素治疗失败者治疗10d，合并PID者治疗14d）[23]。对于无法行药敏试验的生殖支原体感染，优先推荐口服多西环素100mg，2次/天，共7d；继之口服莫西沙星400mg，1次/天，共7d[4]（推荐强度ⅠA）。

（四）阴道微生态失衡的调节

阴道微生态平衡是维持阴道健康状态的基石，阴道感染性疾病的发生源于阴道微生态失衡。因此，调节阴道菌群，恢复微生态平衡是治疗的目标和关键。由于人工流产术操作需要进行严格消毒，也会对乳杆菌等阴道正常菌群造成影响，术前下生殖道感染的治疗则不强调恢复阴道微生态平衡。

三、术中管理

术时应严格消毒，注意无菌操作。手术当日的术前选用单次单一抗菌药物以预防感染，首选口服用药。《人工流产手术预防性抗菌药物应用的中国专家共识（2019）》规定，人工流产术预防性应用抗菌药物应选择能覆盖盆腔感染常见的需氧菌、厌氧菌及性传播感染微生物（如淋病奈瑟菌和沙眼衣原体）的抗菌药物[1]。如为术前疑有淋病奈瑟菌、沙眼衣原体、需治疗的支原体感染，且只有症状、体征改善而未出检测结果的患者，建议务必术前应用能覆盖相关微生物的抗菌药物，并继续完成治疗疗程。手术后务必规范随访。

四、术后管理

（一）人工流产术前诊断下生殖道感染患者的管理

1. 术前诊断为非复杂性下生殖道感染者 此类患者经术前规范治疗后，术后无症状者无须随访。如患有复发性阴道炎，则继续完成巩固治疗方案，减少下生殖道感染的反复发作。术后出现发热、异常阴道流血、腹痛等感染征象应及时复诊。对于术前有阴道微生态异常者，术后酌情积极恢复阴道菌群等处理。具体如下。

（1）复发性BV：人工流产术后继续针对复发性BV进行巩固治疗。目前尚无最佳治疗方案。针对BV反复发作者，可参考的方案包括，在甲硝唑400mg，口服，2次/天，连用7d的基础上，延长用药时间至14d[13]（推荐强度ⅡA）。

（2）复发性VVC：人工流产术后继续针对复发性VVC进行巩固治疗。目前尚无最佳治疗方案。每个月规律性发作1次者，建议在每次发作前预防用药1次，连续6个月；无规律发作者，可采用每周用药1次，预防发作，连续6个月（推荐强度ⅠA）。建议随访同时进行阴道分泌物真菌培养，长期应用抗真菌药物者应检测肝、肾功能[17]。

（3）复发性混合性阴道炎：混合性阴道炎易于复发，治疗存在一定的不确定性。对存在包含 BV 的多次复发的混合性阴道炎患者，人工流产术后需要巩固治疗。初次复发仍可采取与前次相同的治疗方案；多次复发的患者可选择不同的治疗方案，具体方案可参考复发性 BV 治疗方案；对于包含 VVC 复发或再发的混合性阴道炎患者，推荐应用抗真菌药物（如克霉唑等）短疗程方案强化后半年内定期巩固的治疗方案[19]。微生态制剂（如局部补充益生菌等）应在术后阴道无出血后使用，对于预防混合性阴道炎复发具有一定的效果[24-27]（推荐强度ⅠC）。

2. 淋病奈瑟菌感染、沙眼衣原体感染及生殖支原体感染等性传播感染者　此类患者务必按不同检测方法的要求在规定时间随访。对 STI 相关微生物检测应根据检测方法决定复查时间，如子宫颈淋病奈瑟菌培养宜在治疗结束 5d 后进行，支原体检测培养法宜在治疗结束 2 周后进行，应用核酸扩增试验则宜在治疗结束后 4 周后进行。对症状再次出现者应及时进行检查及再次治疗，必要时更换治疗方案。

（二）人工流产术后新发的生殖道感染

人工流产术后新发的下生殖道感染应按规范治疗。人工流产术引发的生殖道感染主要为上生殖道感染[9]，而加强对下生殖道感染及性传播感染的筛查和治疗、术后严格无菌操作等对降低人工流产术后的上生殖道感染发病率有着重要意义[28-30]。

（三）术后宣教

注意个人卫生，禁性生活及盆浴 1 个月；坚持安全性行为，避免和降低生殖道感染/性传播感染的发生；未进行子宫颈癌筛查的女性应进行 HPV 检测及液基薄层细胞学检查（thin-prep cytology test，TCT）。

五、总结

积极防治下生殖道感染，对于预防人工流产围手术期的生殖道感染及维护生殖健康具有重要意义。应常规检查阴道分泌物。重视识别高危因素，必要时进行相关 STI 病原微生物筛查。应在规范治疗后手术，建议针对不同病原体进行个体化治疗，强调短疗程、高效、快速、规范药物治疗。术中严格无菌操作。若术后出现生殖道感染，及时进行抗菌药物治疗。

执笔专家：刘朝晖（首都医科大学附属北京妇产医院）、张林爱（山西省妇幼保健院）、张师前（山东大学齐鲁医院）、顾向应（天津医科大学总医院）、廖秦平（清华大学附属北京清华长庚医院）

中华医学会计划生育学分会及中国优生优育协会生育健康与出生缺陷防控专业委员会人员名单（按姓氏拼音排列）：常明秀（河南省人口和计划生育科学技术研究院）、车焱（上海市生物医药技术研究院/国家卫生健康委员会计划生育药具重点实验室）、陈勤芳（中国福利会国际和平妇幼保健院）、董白桦（山东大学齐鲁医院）、谷翊群（国家卫生健康委员会科学技术研究所）、顾向应（天津医科大学总医院）、黄丽丽（浙江大学医学院附属妇产科医院）、黄薇（四川大学华西第二医院）、李红钢（华中科技大学同济医学院计划生育研究所）、李坚（首都医科大学附属北京妇产医院）、林青（首都医科大学附属北京友谊医院）、林元（福建省妇幼保健院）、刘欣燕（中国医学科学院北京协和医院）、刘庆（国家卫生健康委员会科学技术研究所）、刘伟信（四川省妇幼保健院）、吕若婵（山西省妇幼保健院）、单莉（西北妇女儿童医院）、沈嵘（南京医科大学附属妇产医院）、谭文华（哈尔滨医科大学附属第二医院）、唐运革（广东省计划生育专科医院）、王晓军（新疆维吾尔自治区妇幼保健院）、熊承良（华中科技大学同济医学院）、杨清（中国医科大学附属盛京医院）、于晓兰（北京大学第一医院）、袁冬（天津市河东区妇产科医院）、曾俐琴（广东省妇幼保健院）、张林爱（山西省妇幼保健院）、张师前（山东大学齐鲁医院）、张玉泉（南通大学附属医院）、章慧平（华中科技大学同济医学院）、赵雨慧（山西省妇幼保健院）

中华医学会妇产科学分会感染性疾病协作组成员名单（按姓氏拼音排序）：安瑞芳（西安交通大学第一附属医院）、崔满华（吉林大学第二医院）、狄文（上海交通大学医学院附属仁济医院）、丁岩（新疆医科大学第一附属医院）、樊尚荣（北京大学深圳医院）、耿力（北京大学第三医院）、郝敏（山西医科大学第二医院）、洪颖（南京大学医学院附属鼓楼医院）、胡丽娜（重庆医科大学附属第二医院）、李萍（南京医科大学附属妇产医院)、李淑霞(天津市中心妇产科医院)、梁旭东(北京大学人民医院)、廖秦平(清华大学附属北京清华长庚医院)、刘朝晖(首都医科大学附属北京妇产医院)、刘宏图(中国疾病预防控制中心病毒病预防控制所)、刘宏伟(四川大学华西第二医院)、刘建华(上海交通大学医学院附属第九人民医院)、罗新(暨南大学附属第一医院)、宋静慧(内蒙古医科大学附属第一医院)、宋磊(解放军总医院)、隋龙(复旦大学附属妇产科医院)、王惠兰(河北医科大学第二医院)、熊正爱(重庆医科大学附属第二医院)、薛凤霞(天津医科大学总医院)、薛敏(中南大学湘雅三医院)、杨慧霞(北京大学第一医院)、杨兴升(山东大学齐鲁医院)、杨毅(中国医学科学院北京协和医院)、张岱(北京大学第一医院)、张帝开(深圳大学第三附属医院/罗湖医院)、张淑兰(中国医科大学盛京医院)、郑波(北京大学第一医院)、郑建华(哈尔滨医科大学附属第一医院)、周坚红(浙江大学医学院附属妇产科医院)

参考文献从略

(通信作者:顾向应)
(本文刊载于《中国实用妇科与产科杂志》
2022年10月第38卷第10期第996-1000页)

14 早期妊娠手术流产围术期女性生育力保护中国专家共识（2023年版）

中华医学会计划生育学分会
中国优生优育协会生育健康与出生缺陷防控专业委员会

女性生育力是指女性产生卵母细胞、卵细胞并孕育胎儿的能力[1]，与性激素和子宫内环境密切相关。早期妊娠手术流产（负压吸引术）是终止早期非意愿妊娠和病理妊娠的主要方法，是一种安全、操作简便、效果良好的终止妊娠的方法，若未发生手术并发症，则对随后的生育力影响较小[2]；若出现近、远期手术并发症，则可能导致女性内分泌及子宫内环境的改变，危害女性生育力[3]。因此，采取有效措施减少手术流产的并发症，从而保护女性生育力，具有重要的临床和社会意义。手术流产围手术期生育力保护涉及诸多方面，目前国内外尚无广泛认可的操作标准。中华医学会计划生育学分会联合中国优生优育协会生育健康与出生缺陷防控专业委员会，结合术前、术中及术后生育力保护经验及临床研究结果，形成我国早期妊娠手术流产围手术期女性生育力保护的专家共识，供临床参考。本共识推荐级别及其代表意义见表2-14-1。

表2-14-1　本共识推荐级别及其代表意义

推荐级别	代表意义
1类	基于高级别临床研究证据，专家意见高度一致
2A类	基于高级别临床研究证据，专家意见基本一致；或基于低级别临床研究证据，专家意见高度一致
2B类	基于低级别临床研究证据，专家意见基本一致
3类	不论基于何种级别临床研究证据，专家意见明显分歧

一、早期妊娠手术流产后生育力下降的常见原因

(一)子宫内膜损伤及宫腔粘连

终止早期妊娠可引起女性性激素水平的下降,以及子宫内膜雌、孕激素受体改变,导致内膜修复障碍,发生宫腔粘连。一项系统综述显示,在稽留流产行刮宫术的女性中,2次及以上刮宫者宫腔粘连发生风险较1次者增加2倍[4],其机制可能与手术对子宫内膜基底膜的直接损伤有关。手术流产后宫腔粘连,以及薄型子宫内膜形成、子宫内膜瘢痕愈合等均与生育力损害有关,尤其是多次手术流产、流产后宫腔内感染、不全流产后的重复刮宫等。再次妊娠可引起流产、前置胎盘、胎盘粘连(植入)、子宫破裂等严重并发症,损害女性生育力[4]。

(二)感染

生殖道感染是手术流产的近期并发症之一。有文献报道,手术流产后感染的发生率为0.1%～4.0%[5]。感染常导致不同程度的宫颈宫腔粘连、子宫内膜炎、盆腔炎性疾病(pelvic inflammatory disease,PID)的发生。有研究表明,感染发生风险与手术流产次数呈正相关[6],异位妊娠的发生也与既往手术流产史高度相关[7]。

(三)子宫内膜异位症和子宫腺肌病

子宫内膜异位症的炎症因素导致的盆腔环境异常及子宫内膜容受性下降与不孕相关[8]。手术流产增加子宫内膜异位症及子宫腺肌病的发生风险。有研究发现,行人工流产负压吸引术的女性术中经阴道后穹隆穿刺得到的腹腔液中,有18.9%发现蜕膜细胞,提示负压吸引术能导致子宫腔蜕膜细胞反流至腹腔,可能与盆腔子宫内膜异位症有关[9]。此外,手术流产可能会引起子宫内膜-肌层交界区组织损伤,从而导致子宫内膜内陷浸润肌层,引起子宫腺肌病。

(四)其他因素

手术流产中扩宫棒及吸引管反复进出子宫颈管,可能引起子宫颈功能不全,造成早产、胎膜早破,从而损害女性生育力。子宫腔妊娠物残留可引起子宫内膜炎和粘连等,影响子宫腔内环境,进而导致不孕[10]。

二、术前保护生育力

（一）术前仔细评估

手术流产术前应进行详细的病史询问、全身及专科检查、识别高危因素、排除禁忌证，制定相关手术方案，规范阴道分泌物检查。

1. 常规术前阴道分泌物检查　普通人群常规术前阴道分泌物检查包括清洁度，以及外阴阴道假丝酵母菌病（VVC）、细菌性阴道病（BV）、阴道毛滴虫病（TV）和需氧菌性阴道炎（AV）等筛查，检查结果阳性者给予规范化治疗后，复查临床症状、体征好转及实验室检查转阴再行手术。对于术后有发生上生殖道感染的高危人群，例如，术前1个月内诊断的生殖道感染者、性传播疾病高风险人群（年龄≤25岁、新性伴侣或多性伴侣者、性伴侣患有非淋病奈瑟菌性尿道炎、子宫颈有黏液脓性分泌物者、PID病史者及性传播感染疾病患者），建议在常规阴道分泌物检查的基础上，增加子宫颈沙眼衣原体、淋病奈瑟菌的筛查，有条件者增加生殖支原体等的筛查，检测结果阳性者给予规范化治疗后再行手术[11]。

2. 超声检查

（1）明确胎囊种植部位，及时发现异常部位妊娠，如子宫角妊娠、剖宫产瘢痕妊娠、子宫颈妊娠等。

（2）及时发现子宫异常，如子宫畸形、子宫肌瘤等。

（二）术前子宫颈预处理

手术流产时，若子宫颈扩张不充分，可能引发子宫颈裂伤、子宫穿孔等严重并发症。因此，需要预处理子宫颈。世界卫生组织（World Health Organization，WHO）、英国皇家妇产科医师学院（Royal College of Obstetricians and Gynaecologists，RCOG）及我国的专家共识均推荐手术流产前常规行子宫颈准备，尤其推荐用于存在子宫颈损伤、子宫穿孔等并发症的高风险人群（如子宫颈畸形、既往子宫颈手术史、≤17岁青少年或妊娠10~14周）[12-14]。子宫颈预处理的常用药物包括米非司酮、米索前列醇、卡前列甲酯、间苯三酚[15-16]。具体使用方法见表2-14-2。

表 2-14-2　早期妊娠手术流产前子宫颈预处理方法

药物	妊娠周数	用法
米非司酮	<12周	术前24~48h,100~150mg,口服
米索前列醇	<12周	术前3~4h,400μg,阴道内使用;术前2~3h,400μg,舌下含服
卡前列甲酯	<10周	术前1~2h,0.5~1.0mg,阴道内使用
间苯三酚	≤14周	术前10~15min,80mg,静脉滴注
机械性扩张	12~14周	术前6~24h,子宫颈管放置海藻棒;术前3~4h,子宫颈管放置合成扩宫棒

（三）围手术期预防性应用抗菌药物

未接受预防性使用抗菌药物的女性，人工流产术后上生殖道感染的发生率为5%~20%[17]，且随着人工流产手术次数的增加，生殖道感染的发生率也相应增加[18]。预防性应用抗菌药物后感染发生率为0.01%~2.44%[19]。国内外相关学会及协会均建议，所有手术流产的女性均应在术前使用抗生素[12,20-21]。结合我国医疗现状，根据《抗菌药物临床应用指导原则（2015版）》，参考《人工流产手术预防性抗菌药物应用的中国专家共识》[22]，建议在手术流产术前预防性应用抗菌药物。抗菌药物的选择需覆盖需氧菌、厌氧菌及性传播病菌。抗菌药物的有效覆盖时间应涵盖整个手术过程和手术结束后4h，总的预防用药时间为24h，必要时延长至48h。术前选用单次单一抗菌药物预防感染，首选口服给药，可酌情静脉给药，口服给药时机为术前1.0~2.0h，静脉给药时机为术前0.5~2.0h。药物可选择多西环素200mg，或米诺环素200mg，或阿奇霉素500mg，或甲硝唑1g；或者第一、二代头孢菌素，或头孢曲松或头孢噻肟+甲硝唑；如均过敏，可应用喹诺酮类抗生素，如左氧氟沙星500mg+甲硝唑1g或莫西沙星400mg，静脉滴注或口服。

专家共识：对于上生殖道感染高危人群，建议术前增加子宫颈沙眼衣原体、淋病奈瑟菌及生殖支原体检查；术前规范治疗生殖道感染（推荐级别2A类）。钳刮术前应进行子宫颈预处理（推荐级别1类），对可能出现子宫颈损伤、子宫穿孔等高风险人群建议术前进行子宫颈预处理（推荐级别2A类）。推荐围手术期预防性使用抗菌药物（推荐级别1类）。

三、术中保护生育力

（一）规范手术操作

规范手术操作及诊疗流程，减少手术流产并发症的发生，有利于保护女性生育力。

1. 严格无菌操作

（1）严格按照手术范围及顺序消毒外阴：0.5%碘伏依次消毒两侧大阴唇—两侧小阴唇—阴阜—大阴唇外侧—大腿上1/3、内侧中上2/3（由近及远）—大腿上1/3、内侧下方1/3（由远及近）—肛周（环形由外向内）。

（2）阴道扩张器扩开阴道，暴露子宫颈，0.5%碘伏依次从子宫颈—穹隆部—阴道环形由内外消毒。

（3）器械进出子宫颈管时，应注意不要碰触阴道壁。

（4）消毒前后注意手卫生，消毒完成后应更换无菌手套。

2. 充分扩张子宫颈，合理选择吸管 根据子宫颈方向轻柔放入子宫颈扩张器，扩张子宫颈管时用力应均匀，使用子宫颈扩张器从小号到大号顺序扩张子宫颈。根据妊娠周数及子宫腔深度，选择5~8号吸管，吸管连接管软硬适中。

3. 合理控制负压及适度吸刮 负压吸引术建议负压为400~500mmHg（1mmHg=0.133kPa）。进出子宫颈口时，应折叠吸管连接管，避免负压形成，以减少子宫颈管损伤和粘连。术中应尽可能减少子宫腔内吸引次数，建议顺时针或逆时针方向顺序吸刮子宫腔1~2圈。

专家共识：严格按照手术操作规范进行手术（推荐级别1类）。

（二）加强术中辅助监测

在人工流产术中使用超声及子宫腔观察吸引手术系统，可实时监视操作过程，减少并发症的发生。所有行高危人工流产术者均适用，包括：①年龄≤20岁或≥50岁；②流产次数≥3次（包括异位妊娠、药物流产、人工流产、自然流产和引产）；③半年内有分娩或流产、1年内流产2次以上或累计3次以上的重复流产；④哺乳期或剖宫产1年内再次妊娠；⑤孕囊偏向或位于子宫角部,子宫颈妊娠及剖宫产瘢痕妊娠等特殊部位妊娠的子宫腔操作;⑥生殖器畸形(如子宫纵隔、双角子宫、双子宫等);⑦既往人工流产手术困难或出现严重并发症;⑧合并盆腔肿瘤;⑨带环妊娠;⑩稽留流产、可疑滋养细胞疾病;⑪既往妊娠有胎盘粘连出血史;⑫子宫位置过度倾屈,子宫颈暴露困难者等。

1. 超声引导监护下实施手术流产　可连续动态观察手术过程,减少子宫穿孔、人工流产不全等并发症的发生[23]。对于合并高危因素的手术流产,例如,早孕合并子宫瘢痕、早孕合并子宫肌瘤、哺乳期妊娠等,术中实时超声监视在减少术中、术后风险方面有明显优势[24]。

2. 子宫腔观察吸引手术系统监视下行负压吸宫术　子宫腔观察吸引手术系统具有高清、直视、广角、去血污等优点,由于其直观定位孕囊所在,可实现精准人工流产,定点搔刮,减少对子宫内膜损伤。与负压吸引术及超声引导下的负压吸引术相比,子宫腔观察吸引手术系统在手术流产术中可减少子宫穿孔、人工流产不全、出血等术中和术后并发症的发生[25-26]。

专家共识:术中超声辅助监测可有效减少手术流产并发症(推荐级别2A类);有条件者,可使用子宫腔观察吸引手术系统减少手术流产并发症的发生(推荐级别2B类)。

(三)术中、术后应用宫缩剂

术中子宫收缩乏力影响术者对子宫腔的判断(手感),容易导致人工流产不全及子宫穿孔,也是术中、术后出血的主要原因。出血量多常导致贫血,同时增加术后感染的风险,造成女性生育力损害。术中、术后积极应用促宫缩药物可增加手术中术者的手感,减少子宫穿孔并预防出血的发生。对于存在手术流产术中、术后出血高危因素的女性(如凝血功能障碍、稽留流产、哺乳期妊娠、剖宫产后妊娠、子宫腺肌病、子宫畸形等)及术中子宫收缩乏力者,应及时使用缩宫素;对于使用缩宫素后效果欠佳或出血较多者,可酌情加用马来酸麦角新碱、卡前列甲酯、米索前列醇、益母草注射液等宫缩剂[27-28]。

常用促宫缩药物剂量如下:缩宫素5~10U,子宫颈、肌内注射或静脉滴注;马来酸麦角新碱0.2mg,肌内、子宫颈或子宫体注射;米索前列醇200~400μg,口服或经直肠给药;

卡前列甲酯 1mg，直肠给药；益母草注射液 2ml，肌内注射。

专家共识：对于有术中和术后出血风险，以及术中、术后发生出血的人群，建议及时使用缩宫素（推荐级别 2A 类）。因宫缩乏力导致术中、术后出血的人群，酌情使用其他宫缩剂（推荐等级 2B 类）。

（四）术中预防宫颈宫腔粘连

预防手术流产术后宫颈宫腔粘连是避免继发性不孕的重要措施。对于人工流产术后预防宫颈宫腔粘连的相关研究较少。国内外多个随机对照试验表明，手术流产后，子宫腔内注射交联透明质酸凝胶可有效降低人工流产术后宫腔粘连的发生率，尤其是中至重度宫腔粘连的发生[29]。术后发生宫腔粘连的高危人群包括：①稽留流产；② 1 年内流产 2 次以上或累计 3 次以上的重复流产；③特殊部位妊娠（如子宫颈妊娠、剖宫产瘢痕妊娠、孕囊偏向或位于子宫角部等）；④生殖器畸形（如子宫纵隔、双角子宫、双子宫等）；⑤既往人工流产手术困难或出现严重并发症；⑥既往妊娠有胎盘粘连出血史等。

1. 宫内节育器　适用于有避孕需求，无宫内节育器放置禁忌证者。人工流产术后立即放置。宫内节育器种类主要为含铜宫内节育器。

2. 交联透明质酸钠凝胶　适用于有生育要求，以及稽留流产、多次刮宫的患者。术后将交联透明质酸钠凝胶 2~3ml 缓慢注入子宫腔底部，患者平卧 30min 以上。目前，对子宫腔用交联透明质酸钠凝胶的研究文献较多。研究提示，刮宫术中子宫腔使用交联透明质酸钠凝胶能降低早期、中期妊娠稽留流产，以及人工流产术后宫腔的粘连发生率[30]。

专家共识：有长期避孕需求者，推荐人工流产术后立即放置宫内节育器（推荐级别 2A 类）；存在宫腔粘连高风险因素者，手术流产后子宫腔内可注入交联透明质酸钠凝胶（推荐级别 2B 类）。

四、手术流产后促进子宫内膜修复

对于有子宫内膜损伤高危因素的人群，如重复流产、稽留流产、不全流产等，建议于手术流产后进行促进子宫内膜修复治疗。具体方案参考《人工流产术后促进子宫内膜修复专家共识》[31]。

术后及时采用雌激素或雌、孕激素序贯人工周期治疗，可促进子宫内膜修复和月经恢复，减少并发症。尤其对于稽留流产患者，可预防宫腔粘连，促进术后月经恢复。有研究表明，人工流产术后单用低剂量雌激素治疗，可增加术后子宫内膜厚度，减少术后出血量[32]。对于近期有生育需求且无雌、孕激素使用禁忌证者，建议采用单雌激素或雌孕激素序贯疗法。

单用雌激素的用法：术后第1天开始单用低剂量雌激素，连续用药1个月为1个周期，推荐用药1个周期。雌、孕激素序贯疗法为，术后第1天开始应用小剂量雌激素，后半周期加用孕激素，推荐使用1~3个周期。有雌、孕激素禁忌证者，可使用中药或物理方法促进子宫内膜修复。

（一）复方口服避孕药

COC是人工流产术后高效的避孕方法。服用COC不仅能避孕，还能调节月经周期，减少月经量，并有一定的促进子宫内膜修复的作用。

（二）中药

目前，临床上应用于人工流产术后促进子宫内膜修复的中药研究较少，主要集中在促进子宫收缩、减少出血等，如宫血宁、益母草、补肾益气中药等。

（三）物理治疗

有研究显示，一些物理方法（如仿生物电刺激治疗，）可促进子宫内膜及子宫肌层血液流动，从而促进子宫内膜组织修复及其生理功能恢复[33]，其最佳治疗方案和疗效有待高等级证据进一步验证。

专家共识：对于有生育需求，且为宫腔粘连的高危人群，建议术后促进子宫内膜修复。无雌、孕激素使用禁忌证者，推荐选用单雌激素或雌、孕激素复合制剂；有避孕需求者推荐使用COC（推荐级别2B类）；有雌、孕激素使用禁忌证者，可选用中药或物理治疗（推荐级别3类）。

五、术后即刻落实高效、长效避孕措施

重复流产会增加宫腔粘连机会。为防止手术流产后再次发生非意愿妊娠，导致重复人工流产次数增加，增加手术机会，手术流产后应立即落实高效、长效的避孕措施，以保护女性生

育力。此外，激素类避孕药物（如COC、避孕针）还可部分或完全抑制排卵，降低子宫内膜癌、卵巢癌的风险；缓解功能性或结构性生殖系统异常导致的出血或疼痛等症状，以及降低盆腔炎性疾病的发生风险[34]，从而直接或间接保护女性生育力。

手术流产后，建议首选长效避孕措施，如宫内节育器及皮下埋植剂[35-36]。对于有近期生育需求者，可使用COC及避孕针等高效避孕措施。

六、总结

由于部分临床研究质量等级较低，本共识还存在一些不足和缺陷，供临床参考。同时我们会根据新的研究证据进行补充、完善和更新。

执笔专家：董晓静（重庆医科大学附属第二医院）、刘欣燕（中国医学科学院北京协和医院）、于晓兰（北京大学第一医院）、黄丽丽（浙江大学医学院附属妇产科医院）、杨清（中国医科大学附属盛京医院）、车焱（上海市生物医药技术研究院/国家卫健委计划生育药具重点实验室）、漆洪波（重庆医科大学附属妇女儿童医院）、顾向应（天津医科大学总医院）

参与本共识制定与讨论的专家组成员（按姓氏汉语拼音顺序）：车焱（上海市生物医药技术研究院/国家卫健委计划生育药具重点实验室）、陈慧（贵州医科大学附属医院）、崔保霞（山东大学齐鲁医院）、董晓静（重庆医科大学附属第二医院）、顾向应（天津医科大学总医院）、郭钰铮（兰州大学第二医院）、黄丽丽（浙江大学医学院附属妇产科医院）、黄薇（四川大学华西第二医院）、江静（河北医科大学第二医院）、刘欣燕（中国医学科学院北京协和医院）、刘兴会（四川大学华西二院）、刘庆（国家卫健委计划生育科研所）、卢伟英（海南省妇女儿童中心）、马俊旗（新疆医科大学第一附属医院）、孟昱时（昆明医科大学第二附属医院）、倪亚莉（甘肃省妇幼保健院）、漆洪波（重庆医科大学附属妇女儿童医院）、任琛琛（郑州大学第三附属医院）、沈嵘（南京医科大学附属妇产医院）、单莉（西北妇女儿童医院）、谭文华（哈尔滨医科大学第二医院）、王晓军（新疆维吾尔自治区妇幼保健院）、汪利群（江西省妇幼保健院)、杨清(中国医科大学附属盛京医院)、于晓兰(北京大学第一医院)、袁冬(天津市河东区妇产科医院)、曾俐琴(广东省妇幼保健院)、章慧平(华中科技大学同济医学院)、赵仁峰(广西壮族自治区人民医院)、周欣(中国医科大学附属盛京医院)、周建政(山西医科大学第二医院)

参考文献从略

(通信作者:顾向应)
(本文刊载于《中国实用妇科与产科杂志》2023年4月第39卷第4期第440-444页)

15 终止合并常见自身免疫性疾病的早中期妊娠中国专家共识（2023年版）

中华医学会计划生育学分会
中国优生优育协会生育健康与出生缺陷防控专业委员会

自身免疫性疾病（autoimmune diseases，AID）是一组以包括B细胞和T细胞在内的淋巴细胞激活，产生自身抗体或自体反应性T细胞，并因此进一步导致组织、器官损伤为特征的疾病[1]。全球范围内患AID的患者数量约占10%，并且还在增加[2]。AID高发人群为育龄期女性，男女比例为1∶2～1∶9[3-4]。患有AID的孕妇不良妊娠结局（如流产、胎儿宫内死亡、早产等）风险明显增高[5-6]。系统性红斑狼疮（systemic lupus erythematosus，SLE）、抗磷脂综合征（antiphospholipid syndrome，APS）、类风湿关节炎（rheumatoid arthritis，RA）、干燥综合征（Sjögren's syndrome，SS）等风湿免疫疾病和自身免疫性甲状腺病（autoimmune thyroid disease，AITD）是AID的代表性疾病。AID的发病机制复杂，常导致多器官、系统损害，其症状表现常涉及多个临床学科。妊娠期性激素水平的变化可能会加重病情[7-9]，导致发病率增加或疾病活动[10-11]。妊娠、感染、手术，以及糖皮质激素或免疫抑制剂的不规范使用等均可能导致AID病情复发或加重[12-13]。此外，终止妊娠手术是一种复杂的创伤应激，AID孕妇终止妊娠时围手术期感染、代谢紊乱和大出血等风险明显增加，需多学科协同管理才能尽可能保证孕产妇安全。中华医学会计划生育学分会联合中国优生优育协会生育健康与出生缺陷防控专业委员会组织相关学科专家，参考国内外文献，结合临床实践经验，共同商讨，特制定本专家共识，以期对临床工作提供指导与参考。本共识推荐级别及其代表意义见表2-15-1。

表 2-15-1 本共识推荐级别及其代表意义

推荐级别	代表意义
1 类	基于高级别临床研究证据，专家意见高度一致
2A 类	基于高级别证据，专家意见基本一致；或基于低级别临床研究证据，专家意见高度一致
2B 类	基于低级别临床研究证据，专家意见基本一致
3 类	不论基于何种级别临床证据，专家意见明显分歧

一、终止妊娠的适应证及时机

（一）适应证

1. 非意愿妊娠。

2. 因医学原因，包括 AID 等母体严重疾病及胎儿发育异常，经相关科室评估，不宜继续妊娠者。

（二）终止时机

1. 病情控制良好的患者应尽早终止妊娠（推荐级别 2A 类）。

2. 病情不稳定，重要器官严重受损的患者，经多学科综合评估、积极治疗，病情改善后把握时机，及时终止妊娠（推荐级别 2A 类）。

二、终止妊娠前准备

（一）评估疾病现状

多器官、多系统损害是 SLE、RA 等风湿免疫疾病的重要临床特征，重要器官功能的损害会严重影响终止妊娠手术患者的预后。手术前，应以了解器官损害情况为目标进行手术相关风险评价，并制定相应的处理方案。目前，SLE 以外的其他风湿免疫疾病患者合并妊娠相关的研究报道相对较少，此类患者的手术风险评价可参照 SLE 患者进行。

1. 系统性红斑狼疮 临床上通常采用 SLE 疾病活动度指数（SLEDAI-2K）评分系统，以 10d 内的临床症状和检验结果对 SLE 患者病情活动度进行评价，并结合医师对病情总体评估判断患者状况[12]（表 2-15-2）。出现以下情况建议尽早终止妊娠[12, 14]。

（1）早期妊娠 SLE 病情明显活动者。

（2）SLE 病情严重，危及母体安全。

（3）妊娠期监测发现胎盘功能低下，危及胎儿健康，经产科与风湿免疫科治疗后无好转者。

（4）出现以下并发症时：重度妊娠高血压、神经和/或精神异常、脑血管意外、弥漫性肺部疾病伴呼吸衰竭、重度肺动脉高压、24h 尿蛋白定量≥3g（推荐级别 2A 类）。

表 2-15-2 SLEDAI-2K 评分系统

评分（分）	描述	定义
8	癫痫发作	最近开始发作，除外代谢、感染、药物所致
8	精神症状	由于对现实感知严重障碍所导致正常功能改变，包括幻觉、思维不连贯、思维松弛、思维内容贫乏、思维逻辑性显著下降，以及行为奇异、无条理性、呆板，除外尿毒症、药物影响
8	器质性脑病	智力改变伴定向力、记忆力或其他智力功能损害，发病迅速且临床症状反复不定，并至少同时伴有以下 2 种情况：①感觉紊乱、松散不连贯的语言、失眠或白天瞌睡、精神活动增多或减少；②除外代谢、感染、药物因素
8	视觉障碍	SLE 视网膜病变，包括细胞样体、视网膜出血、脉络膜严重渗出或出血、视神经炎，除外高血压、感染、药物因素
8	脑神经异常	累及脑神经的新出现的感觉、运动神经病变
8	狼疮性头痛	严重的持续性头痛，麻醉性镇痛药无效
8	脑血管意外	新出现的脑血管意外，应除外动脉硬化
8	脉管炎	溃疡、坏疽、痛性结节、甲周碎片状梗死、出血，或经血管造影证实
4	关节痛	22 个关节痛和炎性体征（压痛、肿胀、渗出）
4	肌炎	近端肌痛或无力，伴肌酸激酶/醛缩酶升高，或经肌电图或活检证实
4	管型尿	颗粒管型或红细胞管型
4	血尿	尿红细胞>5 个/HP，除外结石、感染及其他原因

续表

评分（分）	描述	定义
2	皮疹	炎症性皮疹
2	脱发	异常、斑片状或弥散性脱发
2	黏膜溃疡	口腔或鼻黏膜溃疡
2	胸膜炎	胸膜炎性胸痛伴胸膜摩擦音、渗出或胸膜肥厚
2	心包炎	心包炎性疼痛伴以下至少1项：心包摩擦音、渗出或经心电图/超声证实
2	低补体血症	CH50、C3或C4低于正常值下限

注：轻度活动：≤6分，中度活动：7～12分，重度活动：>12分。SLE. 系统性红斑狼疮。

2. 抗磷脂综合征　APS是一种以反复血管性血栓事件、自发性流产、血小板减少等为主要临床表现，伴有抗磷脂抗体中度或高度阳性的非炎症性自身免疫疾病。APS可继发于SLE，不良妊娠结局是其重要的临床表现。抗磷脂抗体阳性者妊娠期发生静脉血栓的风险显著高于其他人群[15-16]。全面APS评分（GAPSS）可作为预测APS患者发生血栓风险的工具[17-18]。目前对于APS患者终止妊娠指征的证据有限，可参照SLE相关建议进行评估。

3. 其他常见风湿病的病情评价　关于RA患者妊娠的影响，一项回顾性分析显示，有32%的RA患者妊娠后病情缓解，46%的患者妊娠后病情加重[19]。可通过常用的DAS28评分来评价RA患者在妊娠期间的临床状态[20-21]。原发干燥综合征（primary SS，pSS）患者的疾病活动度在妊娠期是否增加目前尚无大规模研究，孕妇的病情评价可参照欧洲抗风湿病联盟pSS疾病活动度评分系统（ESSDAI）进行评价[22]。也可参照SLE患者妊娠期管理原则进行[23]。

（二）围手术期特殊用药调整

1. 糖皮质激素的使用　手术应激反应是肾上腺危象的诱发因素。术前应详细了解患者服用糖皮质激素的情况，包括维持时间、药物剂量等[24-25]。长期服用糖皮质激素的AID患者在围手术期不应停药，因为骤然停药可能导致肾上腺功能不全或危象，还可能导致原发病复发或恶化。根据需要及时调整糖皮质激素的剂量及给药途径，提高机体的应激能力，避免肾上腺危象的发生[25]。AID妊娠患者围手术期糖皮质激素的剂量调整可参考SLE患者的相关调整建议。SLE合并妊娠者，如病情稳定，每天口服糖皮质激素剂量相当于泼尼松5mg/d者，终止妊娠时无须额外增加激素的剂量[25]。对于每天口服糖皮质激素在泼尼松5mg/d（或相当剂量）以上者，应在围手术期调整糖皮质激素的使用剂量：人工流产、中期引产的患者，在原使用糖皮质激素的基础上，在终止妊娠当日，于产程启动时或手术前0.5h静脉注射氢化可的松50mg，术后第1天恢复原口服剂量即可。进行剖宫取胎手术者，在原糖皮质激素剂量的基础上，在终止妊娠当日静脉输注氢化可的松100mg；术后第1天起，根据患者情况，改为静脉注射氢化可的松50～100mg，术后第3天恢复至术前用量。术中和术后注意监测患者血压、心率、体温、意识及一般情况，警惕肾上腺危象并及时处理。对于AID患者糖皮质激素使用剂量较大［每天口服糖皮质激素在泼尼松30mg/d（或相当剂量）以上者］，或者AID患者病情严重、活动或器官损害严重的患者，应根据专科医师建议，在原糖皮质激素剂量的基础上，根据患者术前激素应用剂量和手术方案等，给予个体化调整[24-26]。

2. 抗凝药物的使用　应重视围手术期凝血功能相关监测。终止妊娠前1周停用阿司匹林，改用低分子量肝素（low molecular weight heparin，LMWH）[14,27-28]。终止妊娠前12～24h停用LMWH[12]。华法林是妊娠期应避免使用的抗凝药物，对于在终止妊娠前仍服用华法林的患者，建议在终止妊娠前5天停药，改用LMWH，手术当日复查国际标准化比值（international normalized ratio，INR），若INR<1.5则可进行择期手术，否则静脉给予维生素K 1mg。对于需急症手术的患者，术前使用LMWH者可应用鱼精蛋白进行拮抗，0.5～1.0mg鱼精蛋白可拮抗1.0mg依诺肝素。使用华法林的患者可静脉输注维生素K 1～10mg。其他方法还包括：①静脉输注凝血酶原复合物，剂量为25～50U/kg；②给予新鲜冰冻血浆10～15ml/kg。对于需长期抗凝治疗的APS患者，术后在确认止血彻底

的前提下，并结合手术出血风险评估，在24~72h后恢复抗凝治疗。HAS-BLED评分量表可用于手术相关出血风险的评估[29]（表2-15-3）。

表2-15-3 HAS-BLED评分表

疾病种类	评分[1]
高血压（H）	1
肝、肾功能不全（A）	各1分
脑卒中（S）	1
出血（B）	1
异常INR值（L）[2]	1
年龄>65岁（E）	1
药物或饮酒（D）	各1分

注：1）评分0分为低危，≥3分提示高出血风险；2）INR. 国际标准比值。

3. 自身免疫性甲状腺病用药

（1）仅甲状腺自身抗体（TPOAb、TgAb、TRAb）阳性而甲状腺功能正常者，术前无须特殊处理。但术后6周应复查甲状腺功能和甲状腺抗体，并推荐到内分泌科门诊继续治疗。

（2）甲状腺功能亢进（简称"甲亢"）危象或甲亢危象前兆者禁止手术，并尽快请内分泌科会诊。甲亢患者使用抗甲状腺药物，甲状腺功能控制理想者（FT_3和FT_4位于妊娠期正常范围），围手术期可维持原药物剂量；甲亢患者，甲状腺功能控制不理想者（FT_3和/或FT_4仍高于妊娠期正常范围），手术导致甲状腺危象的概率明显增高，可增加抗甲状腺药物剂量和/或使用复方碘溶液和/或使用β-受体阻断剂和/或使用糖皮质激素治疗[30-31]，使FT_3和FT_4降至正常范围，再行手术治疗。术中和术后注意监测血压、心率、体温和一般情况，术后注意复查甲状腺功能，并推荐到内分泌科门诊继续治疗。

（3）甲状腺功能减退（简称"甲减"）危象患者禁止手术，尽快请内分泌科会诊。甲减患者，甲状腺功能控制理想者（FT_3和FT_4位于妊娠期正常范围），围手术期维持原用药剂量。其中左甲状腺素片的半衰期为7d，故手术当日不服药，对患者影响较小[32]；甲状腺功能控制不理想者（FT_3和/或FT_4低于妊娠期正常范围），可增加左甲状腺素片剂量使FT_3和FT_4升至正常范围，再行手术治疗。甲减患者终止妊娠后，左甲状腺素片剂量恢复至妊娠前水平，妊娠期诊断的亚临床甲减患者终止妊娠后可以停用左甲状腺素片，但均需在终止妊娠后6周复查甲状腺功能及甲状腺自身抗体等各项指标[33]，并推荐到内分泌科门诊继续治疗。

推荐意见：长期服用糖皮质激素的AID患者，围手术期不停药，应根据需要调整用药。接受抗凝治疗的AID患者，需监测凝血功能。术前1周停用阿司匹林，改用LMWH；术前12~24h停用LMWH，妊娠结束24~72h后酌情恢复抗凝治疗。甲亢和甲减患者，甲状腺功能控制理想者围手术期可维持原用药剂量（推荐级别2A类）。

三、终止妊娠方法的选择

（一）早期妊娠流产

1. 药物流产　早期妊娠可采用药物流产。需注意的是，AID患者肾上腺皮质功能减退时禁忌使用米非司酮与米索前列醇，应用抗凝药物者慎重使用米非司酮[34-35]。

2. 手术流产　包括负压吸引术和钳刮术。可使用海藻棒或合成类扩宫棒进行子宫颈预处理[36]，如无禁忌也可使用米非司酮、前列腺素制剂。建议在超声引导或应用子宫腔观察吸引手术系统下手术，以准确吸取或钳夹妊娠组织，缩短手术时间，提高手术安全性。

（二）中期妊娠引产

根据AID病情严重程度和妊娠周数，经多学科评估，决定采用经阴道终止妊娠或剖宫取胎。

1. 药物引产术　米非司酮配伍米索前列醇用于妊娠16周以内中期妊娠的引产安全有效[35]。妊娠16~26周，不能采用其他方法引产（如依沙吖啶过敏或胎膜早破等）时，米非司酮配伍米索前列醇引产的使用建议参照国际指南[37]。药物使用的禁忌证如前述，有米非司酮使用禁忌者可谨慎单用米索前列醇引产[38]。

2. 依沙吖啶羊膜腔内注射引产术　该方法操作简单，安全有效,且不良反应少[39],但肝肾功能不全者禁忌使用依沙吖啶。

3. 水囊引产术 适用于不能进行药物引产术和依沙吖啶羊膜腔内注射引产术的患者。使用糖皮质激素类药物会增加宫内感染概率,此类孕妇则不建议采用水囊引产术。

4. 剖宫取胎术 适用于病情危重、不能耐受阴道分娩(如重度肺动脉高压、心力衰竭等)或有药物禁忌者。

推荐意见:终止AID患者的早期妊娠可采用药物或手术流产,药物流产时注意使用禁忌证。终止中期妊娠需根据病情和妊娠周数决定引产方式,病情危重或有药物禁忌者行剖宫取胎术,其他选择阴道分娩包括药物引产术、依沙吖啶羊膜腔内注射引产术或水囊引产术(推荐级别2A类)。

四、术中及术后注意事项

(一)感染

AID患者免疫功能受损,感染风险增大,要特别注意预防感染。术中应严格执行无菌操作,尽量缩短手术时间,同时应用抗生素预防感染[40]。

(二)出血

应用抗凝治疗的AID患者,在尽快清除妊娠组织后,可给予缩宫制剂促进子宫收缩,预防与减少出血。但需注意合并肺动脉高压患者慎用缩宫制剂[41-42],因为后者会收缩肺血管、加大肺动脉压力。也可应用水囊、子宫腔填塞纱条止血,术后24~48h取出[43],或子宫动脉栓塞止血。

(三)子宫穿孔

一旦穿孔应立即停止操作,观察有无出血及脏器损伤的表现。单纯性子宫穿孔可采用非手术治疗,酌情给予缩宫制剂及抗生素;复杂性子宫穿孔应尽早行腹腔镜探查或开腹探查术。

(四)其他

围手术期应严密监护,谨防肾上腺危象、甲亢危象和甲减危象的发生。注意患者保暖,SS患者易出现雷诺综合征,造成指(趾)端循环障碍[43]。长期糖皮质激素治疗容易导致骨质疏松,RA和SS麻醉及手术过程中谨慎移动患者,妥善固定好肢体。

推荐意见:AID患者终止妊娠围术期要特别注意预防感

染，减少出血，缩短手术时间，尽快清除妊娠组织。严密监护，谨防发生肾上腺危象、甲亢危象和甲减危象等（推荐级别2A类）。

五、麻醉管理

妊娠合并 AID 患者病情复杂，需请麻醉科会诊，进行风险评估和预案，做好术中抢救及术后转重症监护病房的准备。

（一）风险评估

了解患者用药及综合评估器官受损情况，着重了解心肺功能、是否存在肾上腺皮质功能受损、是否存在凝血功能异常、是否合并甲状腺功能损害等，评估麻醉风险，并制定抢救预案。

（二）麻醉方式

根据患者病情及终止妊娠方案选择麻醉方式。

1. 负压吸引术或钳刮术　负压吸引或钳刮术创伤小且时间相对短，可采用静脉复合或子宫旁阻滞麻醉。

2. 剖宫取胎术　主要麻醉方法为全身麻醉或椎管内麻醉。目前何种麻醉最佳尚无明确定论，需视患者情况而定。全身麻醉可通过调节麻醉深度维持血流动力学稳定，故对于有凝血功能异常、心肺功能情况明显不稳定、甲亢性心脏病、重度心力衰竭、术中出现肺动脉高压危象可能性大的患者可采取全身麻醉[44-45]，以保证充分供氧，利于心肺功能恢复。椎管内麻醉能减少麻醉和镇痛药物对母体的影响，且能完善术后镇痛，减少疼痛应激，因此，如无凝血功能障碍、脊髓或脊神经根病变等椎管内麻醉禁忌，可优先考虑椎管内麻醉。术中管理原则应同剖宫产术。妊娠合并重度肺动脉高压患者如无禁忌建议首选硬膜外麻醉[44-46]，给药时应遵循少量、分次、缓慢的原则[45, 47]。

（三）其他术中注意事项

1. 密切监测生命体征，病情严重者需同时行有创动静脉穿刺置管；监测血气分析，对于出现心力衰竭或血氧饱和度低下者，给予强心、利尿等纠正心力衰竭。对于合并肺动脉高压患者，合理应用血管活性药物，维持外周血管阻力，防止血压下降，适当强心以应对胎儿胎盘娩出后回心血量的增加、防止肺血管阻力升高[46,48]。

2. SLE患者常伴有多器官损害，故麻醉过程中应选用对心、肝、肾损害及抑制肾上腺皮质功能较弱的麻醉药物。肾上腺皮质功能减退患者可能出现顽固性低血压，应用糖皮质激素有利于维持血管张力，减少低血压的发生，防止术后SLE恶化。

3. 甲减患者对药物的代谢速度减慢，麻醉期间应用对呼吸有抑制作用的镇静和麻醉药物有可能加重其呼吸系统的衰竭，应避免或者减少术前镇静药物的使用[32]。

4. SS患者应避免采用莨菪碱等抗胆碱能药物，因为此类药物可减少气道的分泌，增加气管插管时气道黏膜损伤[43]。

推荐意见： 终止妊娠前需请麻醉科联合风湿免疫科、内分泌科、重症医学科等专家会诊，权衡利弊，选择适宜麻醉方法，做好风险预案。负压吸引或钳刮术可考虑静脉复合或子宫旁阻滞麻醉，剖宫取胎术可选择全身麻醉或椎管内麻醉。术中密切监测生命体征，选用对心、肝、肾损害及抑制肾上腺皮质功能较弱的麻醉药物（推荐级别2A类）。

六、术后随访与避孕

（一）术后随访

1. 告知患者至风湿免疫科或其他相关科室继续治疗，结合患者病情及相关实验室检查结果，评估调整治疗药物和用药剂量，并按照要求定期随访。

2. 术后1~2周及1个月后复查，若出现发热、腹痛，阴道出血多于月经量等情况，随时就诊。

（二）术后避孕方法选择

应充分考虑自身疾病与避孕方法之间的相互影响和禁忌，为AID患者制定个体化的避孕策略[49-50]（图2-15-1）。

推荐意见： 术后告知患者至风湿免疫科或其他相关科室继续治疗。终止妊娠后1~2周及1个月后复查，了解身体及月经恢复情况，评估避孕方法使用情况，必要时提供后续避孕服务。具体避孕方法如激素类避孕或宫内节育器等需依据病情个体化选择（推荐级别2A类）。

情况	COC	CIC	DMPA NET-EN		LNG/ETG 皮下埋植剂	Cu-IUD		LNG-IUD	
			I	C		I	C	I	C
			I=开始，C=继续						
系统性红斑狼疮									
（1）抗磷脂抗体阳性（或不知）	4级	4级	3级	3级	3级	1级	1级	3级	3级
（2）严重的血小板减少症	2级	2级	3级	2级	2级	3级	2级	2级	2级
（3）免疫抑制治疗	2级	2级	2级	2级	2级	2级	1级	2级	2级
（4）无上述各项	2级	2级	2级	2级	2级	1级	1级	2级	2级
类风湿关节炎						I	C	I	C
（1）使用免疫抑制剂	2级	2级	2或3级		1级	2级	1级	2级	1级
（2）未使用免疫抑制剂	2级	2级	2级		1级	1级	1级	1级	1级
甲状腺疾病									
（1）甲状腺功能亢进	1级	1级	1级		1级	1级		1级	
（2）甲状腺功能减退	1级	1级	1级		1级	1级		1级	

图 2-15-1 常见自身免疫疾病女性的避孕方法选择

分级说明：1级，在任何情况下均可使用此方法；2级，使用此方法的益处通常大于（理论上或已证实的）风险；3级，使用此方法的（理论上或已证实的）风险大于益处；4级，使用此方法会带来不可接受的健康风险

英文缩写：COC. 复方口服避孕药；CIC. 复方避孕针；DMPA. 醋酸甲羟孕酮；NET-EN. 炔诺酮庚酸酯；LNG/ETG. 左炔诺孕烯/依托孕烯；Cu-IUD. 带铜宫内节育器；LNG-IUD. 左炔诺孕酮宫内缓释系统。

执笔专家：江静（河北医科大学第二医院）、吕星（天津医科大学总医院）、李东晓（河北医科大学第二医院）、李红叶（河北医科大学第二医院）、黄丽丽（浙江大学医学院附属妇产科医院）、杨清（中国医科大学附属盛京医院）、车焱（上海市生物医药技术研究院）、何庆（天津医科大学总医院）、于泳浩（天津医科大学总医院）、魏蔚（天津医科大学总医院）、刘欣燕（中国医学科学院北京协和医院）、顾向应（天津医科大学总医院）

参与本共识制定与讨论专家（按姓氏拼音顺序）：车焱（上海市生物医药技术研究院）、董白桦（山东大学齐鲁医院）、顾向应（天津医科大学总医院）、何庆（天津医科大学总医院）、黄丽丽（浙江大学医学院附属妇产科医院）、黄薇（四川大学华西第二医院）、江静（河北医科大学第二医院）、江秀秀（浙江大学医学院附属妇产科医院）、李东晓（河北医科大学第二医院）、李红钢（华中科技大学同济医学院计划生育研究所）、李红叶（河北医科大学第二医院）、林青（首都医科大学附属北京友谊医院）、刘庆（国家卫生健康委科学技术研究所）、刘伟信（四川省妇幼保健院）、刘欣燕（中国医学科学院北京协和医院）、吕星（天津医科大学总医院）、彭萍（中国医学科学院北京协和医院）、钱志大（中国福利会国际和平妇幼保健院）、任琛琛（郑州大学第三附属医院）、单莉（西北妇女儿童医院）、沈嵘（南京医科大学附属妇产医院）、孙艳（天津医科大学总医院）、谭文华（哈尔滨医科大学附属第二医院）、唐运革（广东省计划生育专科医院）、王晓军（新疆维吾尔自治区妇幼保健院）、魏蔚（天津医科大学总医院）、谢熙（福建省妇幼保健院）、熊承良（武汉华科生殖专科医院）、杨清（中国医科大学附属盛京医院）、于晓兰（北京大学第一医院）、于泳浩（天津医科大学总医院）、袁冬（天津市河东区妇产科医院）、曾俐琴（广东省妇幼保健院）、张林爱（山西省妇幼保健院）、张玉泉（南通大学附属医院）、章慧平（华中科技大学同济医学院计划生育研究所）

参考文献从略

（通信作者：顾向应、魏蔚、刘欣燕）
（本文刊载于《中国实用妇科与产科杂志》2023年10月第39卷第10期第1003-1008页）

第三篇 异常妊娠/流产篇

1 不全流产保守治疗专家共识

中华医学会计划生育学分会

不全流产（incomplete abortion）作为流产（人工流产负压吸宫术、药物流产术、自然流产、钳刮术）后常见并发症，是指妊娠产物已部分排出体外，尚有部分残留于宫腔内。由于宫腔内有胚胎组织或部分蜕膜、胎盘组织等胚胎附属物残留，影响子宫收缩，以致阴道出血较多，甚至因出血过多而发生失血性休克。阴道出血时间较长，易发生感染、贫血、月经改变、继发不孕及由此产生的畏惧、烦躁等心理变化[1]。通常尿液人绒毛膜促性腺激素（hCG）或血 β-hCG 阳性，B 超检查宫腔内无完整的孕囊结构，代之以强回声或混合性回声，周边伴或不伴血流信号，则可以确诊[2-3]。目前针对不全流产的治疗手段主要包括清宫术和药物保守治疗、期待治疗，清宫术有效率较高，但是作为一种有创操作，可能对患者身心造成一定的创伤，如子宫内膜损伤、子宫穿孔、宫腔粘连、感染甚至继发不孕等，增加患者痛苦[4]。近年研究显示[5]，药物治疗不全流产尤其是宫腔内残留物较小时（直径≤2.5cm），疗效较明显，依从性好，不仅能减少清宫术相关的手术并发症，并且增加患者满意度。但目前尚未达成共识，为了规范不全流产保守治疗，经综述国内外文献及中华医学会计划生育学分会专家共同讨论，编写了不全流产保守治疗（药物治疗和期待疗法）专家共识。

一、药物保守治疗

药物保守治疗适应证：①妊娠残留时间较短（阴道出血时间≤14d）；② B 超提示宫腔内存在混合样结构或稍强回声伴或不伴血流信号，宫腔内残留组织直径较小（直径≤2.5cm）；

③血β-hCG阳性（水平较低）。药物保守治疗禁忌证：①阴道出血多于平时月经量；②存在潜在感染风险需行手术治疗；③心、肝、肾等重要脏器功能损害以及存在药物过敏或禁忌证，尤其是米索前列醇类似物过敏可引起喉头水肿，严重时可引起过敏性休克；④疑似异位妊娠者；⑤不能除外妊娠滋养细胞疾病；⑥不愿接受药物保守治疗的患者；⑦没有随访条件者。妊娠残留组织直径＞2.5cm[1, 3, 6]，血β-hCG水平较高时（多数认为＞400U/L），药物治疗不全流产失败的可能性较大，应与患者充分沟通。药物治疗主要包括前列腺素类药物、联合米非司酮及中药等。

（一）前列腺素类药物

1. 米索前列醇　米索前列醇作为合成前列腺素E1的一种衍生物，在药理活性方面与E1前列腺素相似，通过促进胶原酶和弹性蛋白酶的释放，从而引起子宫平滑肌的收缩，能够软化宫颈，增强子宫张力，提高宫内压，子宫在妊娠早期对米索前列醇的敏感性较高，促进宫腔残留物排出，可以获得满意疗效[7-8]。米索前列醇的治疗方案主要包括：①米索前列醇单独应用，单剂量（米索前列醇400μg阴道/舌下或600μg口服）或重复剂量（米索前列醇400μg阴道/舌下，4h重复1次，共2次），两者临床效果相当，但重复剂量容易引起腹泻，推荐单剂量；②米索前列醇与缩宫素联合运用（米索前列醇600μg口服单次联合缩宫素10U qd连用3d），能够活化电压-依赖性Ca^{2+}通道，使细胞外Ca^{2+}进入细胞内，使磷酸肌醇水解，肌醇1，4，5-三磷酸盐生成，释放细胞内Ca^{2+}，促进蜕膜合成内源性的前列腺素E1类似物使子宫收缩，排出宫腔残留物，提高完全流产率，缩短出血时间，达到治疗目的[9]。阴道内用药的优势为避免口服引起的胃肠道反应，用于阴道出血不多者，给药剂量400～600μg[10-11]，一般为单剂量给药。在不全流产早期（药流后10～15d）予米索前列醇治疗效果优于晚期用药（药流后16～21d）。

2. 卡前列甲酯栓（卡孕栓）　卡前列甲酯栓为天然前列腺素PGF2α的衍生物，天然前列腺素F2α广泛存在于人体各组织与体液中，能增加子宫平滑肌的收缩频率和收缩幅度，能抑制内源性黄体激素的分泌，降低血孕酮水平，终止妊娠，具有较强的抗生育作用。有研究报道[12]，卡前列甲酯栓 1mg 阴道用药配伍米非司酮治疗不全流产疗效同清宫术，并能够减少出血量、缩短阴道出血时间及月经复潮时间、降低并发症发生率。用法：米非司酮 25mg bid，连用 3d，或米非司酮 200mg，顿服 1 次；第 3 或第 4 日阴道后穹隆放置卡前列甲酯栓 1~2 粒（0.5~1mg），卧床休息 2h，观察阴道出血、腹痛及其他相关不良反应情况。

（二）米非司酮

米非司酮是抗孕激素受体拮抗剂，主要作用于子宫蜕膜，竞争性结合孕酮受体，使血管充血水肿，促进滋养细胞变性，使血清 β-hCG 水平下降，黄体溶解，蜕膜变性；同时，由于内膜坏死释放内源性前列腺素，还可以有效促使宫颈软化以及宫缩。2018 年 12 月 WHO 发布《流产的医学管理指南》[7]中不建议米非司酮用于不全流产，但国内外均有研究报道，米非司酮用于终止早期妊娠、不全流产及稽留流产等治疗中取得了较好的效果[13-16]，其有效率范围为 61.6%~100%[17]。米非司酮的常用治疗方案主要包括①米非司酮联合米索前列醇：小剂量米非司酮 25~50mg，qd/bid，连续应用 2~3d，总量不超过 200mg，联合米索前列醇 600~800μg 单次口服[10]；②米非司酮联合缩宫素：米非司酮 25mg，bid；或者米非司酮 50mg，qd+缩宫素 10U，qd，连用 3d；③米非司酮与中药联合应用，米非司酮 25mg，bid，连用 3d+五加生化胶囊 2.4g，bid，连用 14d。

（三）中药

中药治疗不全流产具有其独特的优势，不良反应小，疗效显著。现代药理研究证实活血化瘀中药可增强子宫平滑肌的收缩，促使宫腔残留组织的排出，促进子宫内膜的修复和子宫的复原，缩短阴道流血时间和流血量。临床常用的中成药及剂量如下：①五加生化胶囊 2.4g，每日 2 次，连用 14d；②口服桂枝茯苓胶囊 3 粒 tid，连用 14d；③新生化颗粒；④益母草膏；⑤辨证施治，自制汤药等。

二、期待疗法

对于阴道出血不多，彩超监测宫腔残留物较小（直径＜

2.0cm）且无血流信号的患者也可采取期待疗法，观察7～14d，并可等待下次月经来潮排出宫腔残留物。2013年Cochrane的Meta分析表明[18]，宫腔残留物较小（直径＜2.0cm）的情况使用米索前列醇与期待治疗相比，并不增加妊娠组织物的排出率。

三、保守治疗注意事项

（一）复诊

对于不全流产患者，一旦采取保守治疗，需要2周内复诊，以便给予相应处理。

（二）充分告知利弊

保守治疗不全流产疗程长，治疗前应充分告知有大出血、继发感染、失败可能，需密切随访。按患者要求可以随时转为手术治疗。

（三）知情同意

米非司酮用于不全流产属于超剂量超说明书用药，临床使用要签署知情同意书。

（四）不良反应

使用米索前列醇或卡前列甲酯栓可能出现严重不良反应，比如喉头水肿、过敏性休克、剧烈腹痛等，建议使用米索前列醇及卡前列甲酯栓时应该注意：①除外过敏体质；②充分知情并签署知情同意书；③留院观察3h。

（五）阴道流血情况

保守治疗期间除了每周进行超声监测宫腔内残留组织大小和血清β-hCG水平外，还需观察阴道出血、腹痛及药物过敏反应等情况，治疗后期注意月经复潮时间及月经量等。

（六）改行清宫术

若保守治疗过程中出现以下情况需改行清宫术：①阴道出血多于平时月经量；②存在感染风险；③如果药物治疗2周后不能除外绒毛残留或月经来潮后彩色超声提示仍有宫腔残留病灶；④药物过敏反应严重。

（七）改行宫腔镜手术

出现以下几种情况时可行宫腔镜手术：①药物保守治疗时间长、组织物持续残留；②清宫术后仍有组织残留，并机化；③宫腔残留组织部位隐蔽如组织宫角处残留或隐匿的边缘性剖宫产切口妊娠残留；④清宫术很难完全清除干净[19]，术后仍有残留或大量出血的可能。宫腔镜可以精准、有效地去除宫腔内残留组织[20]，避免损伤正常子宫内膜，同时对宫腔形态以及是否存在宫腔粘连等做出判断[21-22]，从而可以根据患者生育要求给出恰当的指导。诊治流程见图3-1-1。

```
人工流产负吸宫术后、药物流产术后、自然流产后、钳刮术后
            ↓
妊娠产物已部分排出体外，尚有部分残留于子宫腔内
            ↓
        不全流产
       ↙        ↘
阴道出血多于月经量；         阴道出血量少于月经量，出血时间
存在感染风险；药物禁忌         ≤14d；彩色超声提示宫腔内残留
证或严重合并症；超声          组织直径较小（直径≤2.5cm），
显示宫腔内残留组织           有或无血流信号
＞2.5cm，如果药物治疗              ↓
2周后不能除外绒毛             药物保守治疗
残留或月经来潮后彩色           期待治疗
超声提示仍有宫腔残留病灶          ↓
    ↓                 保守治疗效果差，组织物持续
  清宫术               残留；清宫术后仍有组织残留，
                    并机化；宫腔残留组织部位隐
                    蔽如组织宫角处残留或隐匿的
                    边缘性剖宫产切口妊娠残留；       治愈
                    清宫术很难完全清除干净，
                    术后仍有残留或大量出血的
                    可能
 治愈   清宫术后仍有残           ↓
       留，组织机化
            ↓
       宫腔镜治疗，清除
           残留物
```

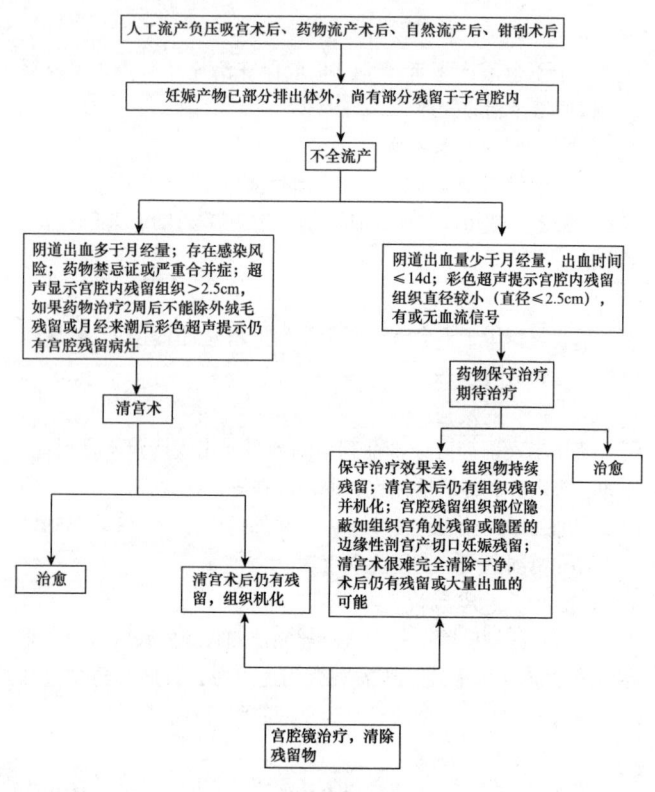

图 3-1-1 不全流产诊治流程

参加编写人员名单（按姓氏拼音排序）：常明秀（河南省人口和计划生育科学技术研究院）、车焱（上海市计划生育科学研究所）、陈勤芳（中国福利会国际和平妇幼保健院）、董白桦（山东大学齐鲁医院）、谷翊群（国家卫生计生委科学技术研究所）、顾向应（天津医科大学总医院）、黄丽丽（浙江大学

医学院附属妇产科医院)、黄薇(四川大学华西第二医院)、康丽荣(山西省妇幼保健院)、李坚(首都医科大学附属北京妇产医院)、林青(首都医科大学附属北京友谊医院)、林元(福建省妇幼保健院)、刘欣燕(中国医学科学院北京协和医院)、刘伟信(四川省妇幼保健院)、单莉(西北妇女儿童医院)、唐运革(广东省计划生育专科医院)、王晓军(新疆维吾尔自治区妇幼保健院)、熊承良(华中科技大学同济医学院)、杨清(中国医科大学附属盛京医院)、于晓兰(北京大学第一医院)、张林爱(山西省妇幼保健院)、郑峥(深圳市妇幼保健院)

参考文献从略

(通信作者:顾向应)

(本文刊载于《中华生殖与避孕杂志》2019年5月第39卷第5期第800-803页)

2 中医药治疗不全流产专家共识

中华医学会计划生育学分会第八届委员会中西医结合学组

不全流产是妇科常见病证之一，临床中多采用手术治疗，对于中医治疗的优势尚未充分发挥。2012年中华中医药学会妇科分会发布《中医妇科常见病诊疗指南》，其中未对不全流产作相应描述。临床治疗不全流产中医药应用虽较为广泛，但用药分散不成系统影响疗效，为了更好地发挥中医药特色，有必要形成统一的规范，以满足临床和科研的需要。

中华医学会计划生育学分会第八届委员会中西医结合学组于2018年4月26日在天津牵头成立中医药治疗不全流产专家共识意见起草小组。小组成员依据循证医学原理，广泛搜集循证资料，并先后组织国内妇产科专家就不全流产的定义、病因病机、诊断依据、辨证治疗等一系列关键问题进行总结讨论，形成本共识意见初稿。其后以调查问卷形式进行专家投票，调查问卷选择：①完全不同意；②不同意，但有保留；③同意，但有较大保留；④同意，但有一定保留；⑤完全同意。如果>2/3的人数选择⑤，或>85%的人数选择④+⑤，则作为条款通过。2018年9月22日在汕头召开中华医学会计划生育学分会第九届委员会常委会，召开本共识的最后专家定稿会议完成本共识意见的制定。现将全文公布如下，供国内外同道参考，并冀在应用中不断完善。

一、总述

（一）定义

流产是指妊娠不足28周、胎儿体质量不足1000g而终止者；12周之内为早期流产，相当于中医的"堕胎"，12～28周为晚期流产，相当于中医的"小产"。而不全流产是指部分妊娠物排出宫腔，还有部分残留于宫腔内或嵌顿于宫颈口处，或胎儿排出后胎盘滞留宫腔或嵌顿于宫颈口，影响子宫收缩，导致大量出血，甚至休克。属于中医"堕胎""小产"等范畴。《医宗金鉴·妇科心法要诀》谓："五、七月已成形象者，名为小产，三月未成形象者，谓之堕胎。"

（二）历史沿革

在汉代《金匮要略》即载有半产之名，堕胎则见于晋代《脉经》，该书"卷九"云："妇人怀躯六月七月，暴下斗余水，其胎必倚而堕"。北齐徐之才"逐月养胎说"告诫医家"怀孕者，不可灸刺其经，必堕胎"。至隋代《诸病源候论》有"妊娠堕胎后血出不止候"专论，指出"堕胎损经脉，故血不止也，泻血多者，便致烦闷，乃至死也"。此时古人已认识到堕胎后流血不止的危重性。唐代《经效产宝》中提出应根据母病在前或胎病在先予以分辨治疗，确立了流产的治疗原则。宋代陈自明《妇人良方大全·妊娠门胎动不安方论》中，对本病的发生进行了广泛的探讨，"或饮食起居，或冲任风寒，或跌扑击触，或怒伤肝火，或脾气虚弱……轻者转动不安，重者必致伤堕"。补充了外伤、饮邪，以及肾、肝、脾等伤损而堕胎之理。元代朱丹溪著《格致余论·胎自堕论》时，主张"血气虚损不足养荣，其胎自堕，或劳怒伤坠，内火便动，亦能堕胎"。侧重于"虚损"、"内火"为因。明代万全《广嗣纪要》谓："男子贪淫情纵，女子好欲性偏，兼以好食酸热物，暴损冲任，故有堕胎之患"，首次明确提出，孕期房劳伤损冲任为堕胎之因。武之望所著《济阴纲目胎堕后为半产》中论半产"盖由妊妇冲任气虚，不能滋养于胎，胎气不固"。从病位上明确了冲任，病机上突出了冲任不足与胎气不固的要点。《校注妇人良方》强调了"小产重于大产，盖大产如瓜熟自脱，小产如生采，断其根蒂"。尔后《景岳全书·妇人规·妊娠卒然下血》认为："凡此皆动血之最者也。不速为调理，必致堕胎""腹痛血多腰酸下坠，势有难留……助其血而落之，最为妥当"。继之，清代吴谦等编著《医宗金鉴·妇科心法要诀·胎前诸门》时，除总括其病因病机外，又列加味圣愈汤、加味佛手散、十圣散、芎劳汤、益母丸等方治胎动不安，恐发生堕胎小产。《傅青主女科》集前贤之高见,立"妊娠多怒堕胎""行房小产""跌闪小产""大便干结小产""胃寒腹痛小产""大怒小产"等条详加论述。特别是傅青主强调"火盛本于水亏""气旺则胎牢,气衰则胎堕"之理,所组六首方剂,充分体现了不论何种原因导致堕胎小产,均以补血益气为基础,并创立"未小产与已小产治各不同,未小产而胎不安者,宜顾其胎而不可专去其血;已小产而血大崩,宜散其瘀而不可重伤其气"的施治原则。

二、诊断

参照《中医妇科学》[1]诊断标准。

（一）病史

有停经史,早孕反应,或曾有胎漏、胎动不安病史,或有妊娠期热病史、外伤史。

（二）临床表现

阴道流血不止,出血量多于正常月经量;伴或不伴下腹痛,伴或不伴妊娠组织及胎儿排出。

（三）辅助检查

1. 实验室　尿 hCG 或血 hCG 阳性。

2. 超声[2]　子宫小于孕周,子宫腔内未见正常妊娠囊,而见不均质斑片状、团块状高回声,或见少许液性暗区;子宫腔内不均质高回声无血流信号,但相邻部肌层内见丰富血流信号,为低阻力血流频谱。

（四）妇科检查

阴道流血,见子宫颈口已扩张,子宫颈口有妊娠物堵塞及持续性血液流出,子宫大小小于停经周数。

三、病因病机

堕胎、小产的发病机制主要是冲任损伤,胎结不实,胎元不固,而致胚胎、胎儿自然殒堕离宫而下。不全流产为胎殒已堕,堕而未尽,瘀阻胞宫,胞脉受阻,不通则痛,血不归经则阴道流血不止;终至气血不足、瘀血内停[1]。朱丹溪曰:"血气虚,不足荣养,其胎自堕。"此论气血虚弱而致流产;万全谓:"孕而多堕者,男子贪淫情纵,女子好欲性偏,兼以好食辛酸热物,暴损冲任,故为堕胎之患。"此论房室不慎,饮食失节,损伤冲任而致流产。王冰曰："冲为血海，任主胞胎，二者相资，故能有子。"妇人妊娠之后，胎元以血养之，赖气护之，肾以系之，脾以载之。若饮食失节，郁怒伤肝，房劳损肾，误服热药，热病疫毒，跌仆闪挫等，皆能导致脾虚无力载胎，肾亏胎无所系，冲任不足，胎元失养而发生流产。《女科精要》曰："譬之枝枯则果落，藤萎则花坠。有因七情太过，五火内炎，火能消物而堕者；有因劳力闪挫，伤动其胎而堕者；有因怒动肝火，疏泄用事而堕者；有因过于房事，盗泄胎元而堕者。正如风撼其树，而根本为动摇也。"王海藏曰："堕胎皆由气血虚损，不能荣养胎元而堕或七情太甚，内火发动，火能消物而堕，或过伤劳役饥饱，动胎而堕。或过于房事，触动其胎而堕。或劳力跌仆闪挫，伤动其胎而堕。或大怒悲哀，伤动心肝之血而堕。然小产重于大产，由于胎脏损伤，胞系腐烂故也。治宜补虚生肌肉，养脏气，生新血，去瘀血为主。或素有堕胎之患者，宜按证治之。"常见病因有肾气虚弱、气血不足、热病伤胎和跌仆伤胎。

（一）肾气虚弱

禀赋素弱，肾气不盛，或孕后房事不节，耗伤肾气，肾虚冲任亏虚，胎元不固，以致堕胎、小产。《广嗣纪要》："孕而多堕者，男子贪淫情纵，女子好欲性偏，兼以好食辛酸热物，暴损冲任，故为堕胎之患。"戴景元曰："妇人觉有娠，男即不宜与接。若不忌，主半产。盖女与男接，欲动情胜，亦必有所输泄，而子宫不闭，固多致半产"。

（二）气血不足

素体虚弱，气血亏虚，或饮食劳倦损伤脾胃，气血化源不足，或大病久病，损伤气血，以致气血两虚，冲任不足，无以载胎养胎，胎元不固，而发堕胎、小产。朱丹溪《格致余论》："血气虚，不足荣养，其胎自堕。"《傅青主女科》："人之所以坐胎者，受父母先天之真火也。先天之真火，即先天之真气以成之。故胎成于气，亦摄于气，气旺则胎牢，气衰则胎堕，胎日加长，而气日加衰，安得不堕哉！"《女科经纶》曰："妇人血气调和，胎乃乃安。若血气亏损，子宫为风冷所乘，致荣亏卫弱，不能荣养其胎而堕。"《女科精要》曰："血气虚损不以荣养其胎，则自堕矣。"

（三）热病伤胎

摄生不慎，感受时疫邪毒或热病温疟，热邪入里，扰动冲任血海，损伤胎元，以致堕胎、小产。朱丹溪《格致余论》："戴劳怒伤情，内火便动，亦能堕胎。推其原本，皆因于热。"《傅青主女科》云："妇人有怀妊之后，未至成形，或已成形，其胎必堕，人皆曰气血衰微，不能固胎也，谁知是性急怒多，肝火大动而不静乎！夫肝本藏血；肝怒则不藏，不藏则血难固。"《温病条辨》曰："每殒胎必三月者，肝虚而热，古人主以桑寄生汤。"《女科经纶》曰："或劳怒伤情，内火便动，亦能堕胎。"

（四）跌仆伤胎

孕后不慎，劳力过度，跌仆闪挫，致使气血紊乱，冲任损伤，或瘀阻子宫，胎失所养；甚或直接损伤胎元，而发生堕胎、小产。《傅青主女科》云："妊妇有跌仆闪挫，遂致小产，血流紫块，昏晕欲绝者。人皆曰瘀血作祟也，谁知是血室损伤乎！夫血室与胞胎相连，如唇齿之相依。胞胎有伤，则血室亦损，唇亡齿寒，理有必然也。"

四、处理原则

本病的治疗原则以下胎益母为主，兼补气血。《女科经纶》指出：妊娠堕胎先补脾胃，"于产后须多服养气血之剂，以固胎元而补其虚"。在本病发生的过程中，严密观察殒堕经过，正确判断胚胎是否完全排出，一经确定不全流产，应尽快终止妊娠，速去其胎，或于严密观察中辨证用药下胎，或在严格消毒下行吸宫术或钳刮术，以防发生大出血。

五、中医药治疗

（一）辨证论治[1]

根据治疗原则以脱花煎为主方，随证加减用药。

脱花煎（《景岳全书》）：当归，川芎，肉桂，牛膝，红花，车前子。当归、川芎、红花活血化瘀，催生下胎；肉桂温通血脉，增强行血之功；牛膝活血行血，引血下行；车前子滑利泄降。全方配伍具有活血化瘀、趋于下胎之效。

1. 肾虚型　主要证候：阴道流血量少，色淡黯，腰酸、腹痛、下坠，头晕耳鸣，夜尿多，眼眶黯黑或有面部黯斑。舌淡黯，苔白，脉沉细弱。治法：补肾健脾益气。方药：脱花煎＋桑寄生，续断，杜仲，淫羊藿，旱莲草，女贞子。分析：桑寄生、续断、杜仲补肝肾、益精血；淫羊藿温补肾阳、益气养血；旱莲草、女贞子补益肝肾、滋阴止血。

2. **气血虚弱型** 主要证候：阴道流血不止，色淡红、质稀薄、无血块、无臭气，小腹空坠、腰酸，神倦乏力，少气懒言，面色㿠白。舌质淡，苔薄白，脉细弱。治法：补气养血。方药：脱花煎＋黄芪，党参，白术，升麻，熟地黄，白芍，天冬，山萸肉。分析：黄芪、升麻益气升提；党参、白术甘温益气，健脾调中；熟地黄、白芍养血补血，天冬、山萸肉滋阴以生气血。

3. **血热型** 主要证候：出血量较多，色鲜红，质黏稠，面色潮红，口苦咽干，心烦不安，便结溺黄。舌质红，苔黄，脉滑数。治法：清热凉血。方药：脱花煎＋白芍，黄芩，白术，马齿苋，丹参，生地黄。分析：白芍养血柔肝，缓急止痛；生地黄、黄芩、白术坚阴清热，健脾除湿；马齿苋、丹参、生地黄清热凉血止血。

4. **血瘀型** 主要证候：出血淋漓、涩滞不爽，量少，色紫暗，有血块，少腹疼痛拒按。舌紫暗有瘀斑，脉弦涩沉而有力。治法：活血化瘀。方药：脱花煎＋桃仁，益母草，三棱，莪术，土鳖虫，水蛭，五灵脂，蒲黄。分析：桃仁、益母草活血化瘀；三棱、莪术、土鳖虫、水蛭破血逐瘀；五灵脂、蒲黄祛瘀止痛。

5. **热毒型** 主要证候：出血量或少，出血时间较长，少量血块，有臭气，面红口干，心烦易怒，发热，腹痛拒按。舌质红，苔黄，脉数。治法：清热解毒。方药：脱花煎＋金银花，连翘，蒲公英，败酱草。分析：金银花、连翘、蒲公英清热解毒排脓；败酱草祛瘀解毒排脓。

(二) 中成药

1. **桂枝茯苓胶囊**[3-4] 主要功效为活血化瘀消癥。方中桂枝温通血脉；茯苓渗利下行，益心脾之气，既有助于化瘀血，又有利于清瘀热。宿有包块，郁久多能化热，故又配伍丹皮、赤芍、桃仁以化瘀血、清瘀热。《济阴纲目》将本方改汤剂，易名催生汤，有催生之力，可促进子宫收缩，利于残留组织排出。

2. 生化丸[5]　生化丸主要成分是当归、川芎、桃仁、干姜（炒炭）、甘草，功效是化瘀生新，温经止痛。方中重用当归补血活血，化瘀生新为主药；川芎活血行气，桃仁活血祛瘀共为辅药；姜炭温经散寒止痛为佐药；甘草调和诸药为使药。药仅5味，但配伍得当，共奏化瘀生新，温经止痛之功[6]。

3. 益母草颗粒[7]　益母草颗粒的有效成分为益母草，其具有兴奋子宫、促进子宫收缩、排出瘀血、改善微循环障碍、改善血液流动性、抗血栓形成、调经止血、散瘀止痛等功效。

（三）其他治法

1. 针刺[8]　主穴：三阴交、合谷、至阴。配穴：足三里。气虚者加太溪；胸胁胀痛、呕吐者加次髎、昆仑；烦躁不安者加神门、太冲、内关。针刺手法：泻三阴交、补合谷[9]，参照王富春主编《刺法灸法学》[10]之提插补泻法，先针合谷，针下得气后，先浅后深，重插轻提，提插幅度小，频率慢，以下插用力为主1min，留针30min，留针期间，每隔5min行上述补法1min。起针后针三阴交，采取重提轻插之泻法，余同前法。

《铜人腧穴针灸图经》记载："泻足三阴交，补手阳明合谷，应针而落，果如文伯之言，故妊娠不可刺也。"《针灸大成·考正穴法》云："盖三阴交，肾肝脾三脉之交会，主阴血，血当补不当泻；合谷为大肠之原，大肠为肺之腑，主气，当泻不当补，泻三阴交，以补合谷是血衰气旺也。"补合谷、泻三阴交通过影响气血、冲任、脏腑功能从而导致下胎[9]。同时针刺合谷穴和三阴交具有增强子宫收缩、扩张宫颈口的作用；至阴穴具有调经理气、矫正胎位的作用，又能收缩胞宫、排出胞衣，治疗胎盘滞留，为催产之经验要穴[8]。配穴足三里不仅对气虚患者有补气扶正之效，还有明显的止痛作用，且其止痛作用不会拮抗宫缩。治疗中若气虚汗出，脉象虚弱者，还可配穴太溪；胁肋胀痛、恶心呕吐者配穴次髎（治疗骨盆内脏，主要是生殖器官疾病的重要穴，有消瘀止痛、引上逆之气下行的功效）、昆仑；烦躁不安者配神门、太冲、内关（调心安神、行气止痛）[8]。

2. 耳穴贴压法[11]　取穴：子宫、肝、内分泌、皮质下、神门、大肠。出血量多者加脾，有血瘀者加心。操作方法：把医用胶布裁剪成0.5cm×0.5cm大小方型块，将王不留行籽置于胶布中央，贴于患者一侧上述耳穴中，以手指按压耳穴，使局部有痛、麻、胀感为宜。每次按压2～3min，每天按压15次以上。两耳交替治疗，隔天1次。

子宫、肝、皮质下、脾、心、大肠可益气统血，制血妄行；神门、内分泌可防治宫内感染、止痛。诸耳穴合用，能调理冲任，促进胎膜残留组织排出，具有类似催产素的作用。

六、急症处理

若堕胎、小产不全者，见有阴道大量出血不止、腹痛加剧、面色苍白、呼吸短促、甚或神志昏迷、四肢厥冷、大汗淋漓、目合口开、唇舌淡白、脉微欲绝等症状，此为阴血暴亡气随血脱之危候。当急以益气回阳固脱之法，给予独参汤（《十药神书》）或参附汤（《校注妇人良方》），并在配合输血、补液、抗休克等急救措施的情况下，尽快采用吸宫术或钳刮术，清除宫腔内容物。术后预防感染，配合中医药促进康复，以温经活血祛瘀生新、补益气血为原则，应用生化汤（《傅青主女科》）加减，并注意调摄（详见"预防调摄"）。

七、预防调摄

不全流产一旦发生，应立即到医院就诊，以防大出血造成失血性休克。

流产后要注意避风寒、畅情志、慎起居、适劳逸、禁房事，寒温适宜、情志舒畅、五味调和、劳逸适度，进而达到气血调和、免生疾患。

（一）寒温适宜

流产后身体处于"血不足，气亦虚"的状态，宜温不宜凉，尤其是夏季不要贪凉，穿衣要合宜，舒适保暖适中。

（二）情志舒畅

流产后因有不同程度的失血导致神失所养，应注意调理心神，避免外界刺激导致情志失调，从而导致气机郁滞而不利于流产后身体的恢复。

（三）五味调和

流产后根据膳食与个体体质差异的原则，使得五味调和，五脏得养，从而达到调补气血的目的，可参考《素问·脏气法时论》"五谷为养，五果为助，五畜为益，五菜为充，气味合而服之"的饮食方案。饮食宜温热易于消化，少食多餐，免生积滞，忌寒凉，忌服辛热动血食物，如椒、姜、艾、酒、咖啡、羊肉、韭菜、萝卜、栗子、葵花籽、桂圆等；血止后可服用补气血的食物，如大枣、桑葚、黑米、黑豆、红糖、猪肝、乌鸡等。

（四）劳逸结合

根据个人情况适量活动，逐渐增加运动量，避免长时间的站立、蹲位及手提重物。

（五）其他

药浴、足浴促进身体恢复。通过药物及水液的温热作用可起到温通经脉、调和气血，消除疲劳、提高睡眠质量，促进血液循环，更新代谢的作用。足浴方：当归30g，川芎30g，黄芪30g，桂枝10g，浮小麦15g，红花20g，鸡血藤30g[12]。

八、诊治流程

诊治流程见图3-2-1。

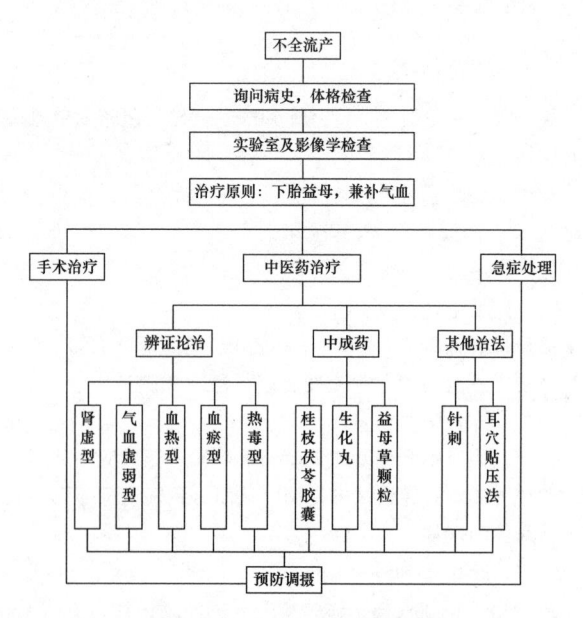

图3-2-1 不全流产诊治流程图

2 中医药治疗不全流产专家共识

项目负责人：顾向应（天津医科大学总医院）

共识意见执笔人：张英杰（山东中医药大学）、杨一华（广西医科大学第一附属医院）、路芳（淄博市中西医结合医院）

参与共识意见专家（按姓氏笔画排序）：马玉兰（新疆维吾尔自治区人民医院）、王玉霞（暨南大学附属第一医院）、王哲（山东中医药大学附属医院）、王惠津（天津中医药大学第一附属医院）、田永红（浙江大学医学院附属妇产科医院）、师伟（山东中医药大学附属医院）、朱虹丽（陕西中医药大学附属医院）、刘金星（山东中医药大学附属医院）、刘新红（新疆维吾尔自治区妇幼保健院）、闫颖（天津中医药大学第一附属医院）、李燕（贵阳中医学院第一附属医院）、杨一华（广西医科大学第一附属医院）、吴春林（武汉市中西医结合医院）、吴桂强（沈阳安联妇婴医院）、何燕南（天津中医药大学第一附属医院）、宋殿荣（天津中医药大学第二附属医院）、张宁（山东中医药大学附属医院）、张英（安徽医科大学第一附属医院）、张英杰（淄博市中西医结合医院）、张建伟（山东中医药大学附属医院）、张萌（广西中医药大学）、陈耀平（宁夏医科大学总医院）、欧建平（中山大学附属第三医院生殖医学中心）、郑连文（吉林大学第二医院）、赵志梅（天津中医药大学第一附属医院）、侯莉莉（南京医科大学附属妇产医院）、高玉青（河南省周口市中心医院）、黄元华（海南医学院）、黄翔（山西省妇幼保健院）、植枝福（广西医科大学第一附属医院）

共识顾问专家（按姓氏笔画排序）：于晓兰（北京大学第一医院）、王晓军（新疆维吾尔自治区妇幼保健院）、车焱（上海市计划生育科学研究所）、刘伟信（四川省妇幼保健院）、刘欣燕（中国医学科学院北京协和医院）、李坚（首都医科大学附属北京妇产医院）、杨清（中国医科大学附属盛京医院）、谷翊群（国家卫生计生委科学技术研究所）、张林爱（山西省妇幼保健院）、陈勤芳（中国福利会国际和平妇幼保健院）、林元（福建省妇幼保健院）、林青（首都医科大学附属北京友谊医院）、单莉（西北妇女儿童医院）、唐运革（广东省计划生育专科医院）、黄丽丽（浙江大学医学院附属妇产科医院）、黄薇（四川大学华西第二医院）、常明秀（河南省人口和计划生育科学技术研究院）、董白桦（山东大学齐鲁医院）、熊承良（华中科技

大学同济医学院）

参考文献从略

（通信作者：张英杰）
（本文刊载于《中华中医药杂志（原中国医药学报）》2019年8月第34卷第8期第3625-3629页）

3 早期妊娠稽留流产治疗专家共识

中华医学会计划生育学分会

早期妊娠稽留流产（missed early miscarriage）是指妊娠≤12周，胚胎或胎儿已死亡并滞留在子宫腔内，未能及时自然排出。流产发生时，虽然胚胎已经停止发育，但是胎盘滋养层细胞可以继续释放绒毛膜促性腺激素等激素，胚胎及组织物未排出，孕妇有或无流血、腹痛等临床症状，妇科检查时宫颈口未开。早期妊娠稽留流产常常在超声检查时被发现。

临床医师在处理稽留流产时常常有许多困惑，为此中华医学会计划生育学分会组织专家编写了《早期妊娠稽留流产治疗专家共识》，介绍了各种治疗方法的选择指征和注意事项，希望对临床工作有所帮助。

一、早期妊娠稽留流产的诊断标准

胚胎或胎儿的妊娠周数可以通过末次月经时间、妇科检查子宫大小、超声诊断等方法进行推算。随着超声技术的发展和普及，超声检查已经成为精确测量妊娠周数的常用方法。早期妊娠可以通过腹部或阴道超声检查以确定是否宫内妊娠及妊娠周数，妊娠5周时，超声检查宫腔内可见妊娠囊；妊娠6周以上，超声检查可见胎芽和原始心管搏动。

早期妊娠稽留流产的超声诊断标准[1-3]：①超声检查头臀长≥7mm，未见胎心搏动；②宫腔内妊娠囊平均直径≥25mm，未见胚胎；③宫腔内妊娠未见卵黄囊，2周后仍然未见胚胎和胎心搏动；④宫腔内妊娠可见卵黄囊，11d后仍然未见胎心搏动。

二、早期妊娠稽留流产的治疗

目前，早期妊娠稽留流产的主要治疗方式有3种，期待治疗、药物治疗和手术治疗。早期妊娠稽留流产患者的停经时间常常与胚胎大小不一致，超声检查可以发现胚胎停止发育，推测停止发育的大致妊娠周数，临床上以超声诊断的妊娠周数作为推算妊娠时间及诊治的判断依据。

（一）期待治疗（expectant management）

早期妊娠稽留流产，一旦确诊可以采取期待治疗，患者可以等待妊娠物自然排出。期待时间为7~14d，每周进行超声检查1次。观察超过14d妊娠物未排出，需要选择其他治疗方式。

早期妊娠稽留流产的期待治疗成功率近80%[2,4]。期待治疗期间，如果出现阴道流血大于"月经"峰值量、严重腹痛及疑似感染时需及时就诊。有研究显示，接受期待治疗的妇女仅有大约10%发生不全流产，需要手术治疗；另有约10%妇女不愿意等待而最终选择了手术治疗[5]。与手术治疗相比，选择期待治疗的患者发生盆腔感染机会较低[6]。

1. 期待治疗的禁忌证

（1）子宫手术史、产前产后大出血史、胎盘残留/植入史、多次宫腔操作史等。

（2）已知或疑似异位妊娠及带器妊娠者。

（3）存在感染、中重度贫血、凝血功能异常、肝肾功能不全、心肺功能不全等严重器质性疾病。

2. 期待治疗期间注意事项

（1）提供期待治疗的医疗机构需要具备药物治疗、手术治疗及不全流产监测等医疗资质和医疗条件，以备转换治疗方式及临床观察[7]。

（2）向患者说明不同治疗方式的特点和利弊，介绍期待治疗的注意事项，并安排复诊时间、紧急联系方式及就诊地点[7]。

（3）患者见到妊娠物排出后，建议及时返回医院就诊，鉴别是否排出完整；如果医师鉴别困难，需行病理检查。无法存留妊娠物者，需告知不排除异位妊娠风险。

（4）贫血（Hb<100g/L）患者，谨慎选择期待治疗。

（5）第一次复诊时间不能超过14d。通过观察阴道流血、腹痛、是否有组织物排出等临床症状及超声检查，判断组织物是否已经完全排出。妊娠囊已排除者3周后需检测尿hCG，如果结果仍显示阳性需尽快就诊；阴性，可待恢复月经后复诊；判断已经完全流产后，大于40d未转经或转经时出血过多，需复诊。

（6）在期待治疗期间，如果没有出现阴道流血或腹痛，需再行超声检查。如果确定妊娠囊未排出，医患双方充分沟通，权衡利弊后可转为手术治疗或药物治疗。

（7）期待治疗期间出现阴道流血多于平日月经量（例如，需要0.5~1.0h换一次卫生巾），需尽快就诊，转为手术处理。

（8）期待治疗期间出现感染征象，体温持续24h超过38.5℃，或者有剧烈下腹疼痛者，需尽快就诊。

（二）药物治疗（medical abortion）

药物治疗是使用药物模拟自然流产过程，可以避免手术创伤。药物治疗所需时间从数小时至数天，需要多次到医院复诊[8]。患者可能出现阴道流血、下腹痉挛性疼痛，伴恶心、呕吐等不适，并有药物过敏甚至严重过敏报道。在药物治疗前，需告知药物治疗的有效性、治疗经过和可能发生的不良反应，介绍观察时间、流血时间及留院观察时间等。需签署知情同意书，排除米非司酮、前列腺素类药物等过敏史，需在院服用米索前列醇类药物并留院观察3~6h（妊娠9周以上建议全程在医院进行），同时告知需急诊、随诊情况及复诊时间。

1. 首选药物治疗的情况[8]

（1）手术治疗操作困难：子宫畸形（残角子宫除外）；严重骨盆畸形，平躺或膀胱截石位困难；子宫极度倾屈、宫颈发育不良/宫颈坚韧、宫颈手术史等。

（2）不愿选择手术流产者。

2. 药物流产禁忌证[9]

（1）对前列腺素类药物过敏，有使用禁忌者：心脏病、哮喘、癫痫、青光眼和严重胃肠功能紊乱。

（2）对米非司酮过敏，有使用米非司酮禁忌者：肾上腺疾病、糖尿病等内分泌疾病。哺乳期使用米非司酮，建议用药终止后停止哺乳3d。

（3）心、肝、肾疾病患者及肾上腺功能不全者；高血压（收缩压＞140mmHg 和 / 或舒张压＞90mmHg），低血压（收缩压＜90mmHg 和 / 或舒张压＜60mmHg）。

（4）血液病、遗传性卟啉病。

（5）贫血（血红蛋白＜80g/L）。

（6）已知或疑似异位妊娠，带器妊娠者。

（7）居住地远离医疗服务机构或交通不便，不能及时就诊及随访者。

3. 需要谨慎和临床判断的情况[8]　长期使用糖皮质激素治疗者，患出血性疾病者，血红蛋白为 80～90g/L 者需住院治疗，既往有心脏病或有心血管疾病高危因素，曾经或者近期进行过子宫相关手术者。

4. 药物种类

（1）前列腺素类似物：主要包括米索前列醇和卡前列甲酯。用前列腺素类似物治疗早期妊娠稽留流产的成功率达 72%～93%[6]。

注意事项：①为了防止出现过敏性休克及多量出血等严重并发症，建议用药时留院观察 3～6h。②离院后阴道流血时间长或量多（连续 2h，≥2 片卫生巾 /h；持续发热＞24h；出现全身不适＞24h 等情况，需要尽快返院复诊。妊娠超过 63d 的药物治疗应全程在医院进行，以便出现并发症时及时处理。③药物治疗不必常规预防性使用抗生素[8]。④如果药物治疗后 24h 仍然无阴道流血，需要提供进一步个体化治疗，可改用手术治疗[8-9]。⑤治疗过程中下腹剧烈疼痛可以口服非甾体类抗炎药，呕吐明显可以服用止吐剂。⑥哺乳期间仅使用米索前列醇，不需要停止哺乳，对母乳及新生儿没有影响[6,8]。⑦带器妊娠时，如果是有尾丝的宫内节育器，药物治疗前可牵拉尾丝取出宫内节育器。取环困难者，无尾丝的宫内节育器或需宫腔操作取器的带器妊娠者，建议手术治疗，行清宫术同时行取环术[6,8]。

（2）米非司酮（mifepristone）：米非司酮是孕激素受体拮抗剂，可以增加子宫肌层和子宫颈对前列腺素的敏感性。米非司酮配伍米索前列醇用于早期妊娠药物流产有较高的成功率[11]。稽留流产患者的胚胎已经停止发育，米非司酮竞争性结合孕激素受体的作用是否可以增加流产的成功率结论不一。有研究表明，米非司酮与米索前列醇联合用药与单独使用米索前列醇相比较，没有增加排空率，也没有减少并发症，在治疗稽留流产或不全流产时没有明显优势[12-13]，所以不推荐米非司酮用于治疗稽留流产，建议单独使用前列腺素类似物进行药物治疗[7-8]。但是最新研究成果却得出相反结论，2018年在新英格兰医学杂志发表的论文显示，米非司酮联合米索前列醇，较单独使用米索前列醇更高效[14]。

（3）药物使用方法：见表3-3-1。

表3-3-1 早期稽留流产药物治疗方法

药物类型	用药方法
单用前列腺素类似物	米索前列醇：600μg，阴道用药；或400μg，舌下含服 卡前列甲酯：1mg[10]，阴道用药 如果无妊娠物排出，可以间隔3h（口服）～6h（阴道用药）内重复用药1次；服用方法：口服方法：舌下含服米索前列醇400μg；阴道用药方法：米索前列醇400μg或卡前列甲酯栓1mg[1, 8, 10]
加用米非司酮	口服米非司酮200mg，24～48h后开始使用前列腺素类似物，用法见上

（4）随访：药物治疗的随访是观察流产是否成功的关键。随访期间需要向患者提供24h联系方式，如电话、信息、网络等[6]。

药物治疗的复诊时间及观察内容：①未见妊娠囊排出者：用药后1周复诊，检查项目包括：超声检查和血清β-hCG水平等。如果超声检查仍可见妊娠囊，建议转为手术治疗。②妊娠囊已经排出者：3～4周后自测尿妊娠试验。如果呈阳性，需复诊，排除不全流产。③妊娠囊完全排出，但40d后未转经或转经时出血量大于月经量时，需及时就诊。④观察见妊娠物排出后，鉴别是否可见绒毛或妊娠囊；如果鉴别困难，需行病理检查。对于无法存留妊娠物的患者，需告知不排除异位妊娠风险。⑤当复诊时出现下述情况时，需要进一步干预[8]。阴道大量出血时，需急诊行手术治疗；宫腔内组织物持续存在，或转经后宫腔内仍有残留物；出现严重药物过敏反应；药物治疗观察时间较长，存在感染风险。

（三）手术治疗

手术方式包括负压吸引术（妊娠10周内）和钳刮术（妊娠10～12周）。

1. 手术治疗的适应证
(1) 有药物流产禁忌证。
(2) 要求尽快结束妊娠者。

2. 手术治疗的禁忌证
(1) 急性或亚急性生殖道感染未治疗者。
(2) 生命体征异常或者全身身体状况不良不能耐受手术者。
(3) 术前2次体温（间隔4h）超过37.5℃暂缓手术[9]。

3. **手术治疗方法** 稽留流产手术治疗的成功率达99%，需要在有相关资质的医院由有相关资质的医师操作[15]。带器妊娠者术中同时取出宫内节育器。手术治疗并发症的发生率较低，主要是出血和感染（<5%）。

术前根据宫颈条件可行宫颈预处理，以减少手术并发症的风险。宫颈准备方式有药物方法和物理方法。药物方法主要是使用米索前列醇或卡前列甲酯栓。米索前列醇400～600μg，术前3～4h放入阴道内；卡前列甲酯栓1mg，术前1～2h放入阴道内。用药期间可能出现腹痛、腹泻、阴道流血、呕吐等；需排除相关药物过敏史，签署书面知情同意书，同时留院观察，警惕出现过敏性休克等严重并发症。

常用的物理方法有两类，一类是亲水性宫颈扩张棒（包括海藻棒、人造聚乙烯乙醇聚合物、中药怀牛膝和干脐带等），使用安全有效，一直是重要的宫颈准备方法，如海藻宫颈扩张棒，已在很多国家广泛使用[16-17]；另一类是通过机械性扩张宫颈，如导尿管、金属扩张器等，对子宫下段及宫颈组织产生机械性作用，诱发生化改变，间接促进宫颈成熟。

传统上，手术治疗术前常口服雌激素类药物3～5d，以期提高子宫肌层对缩宫素的敏感性，但目前缺乏相关的证据。对于反复流产或可疑凝血功能异常者，使用大剂量雌激素会增加血栓风险，需要谨慎使用。对存在凝血功能异常者，应予纠正，并尽早手术。

术中镇痛包括镇痛药物、宫旁阻滞麻醉、全身麻醉。镇痛药物有非甾体抗炎药（NSAID），如布洛芬400～800mg；抗焦虑药/镇静药（如地西泮 5～10mg）。宫旁阻滞麻醉是在宫颈旁注射利多卡因，通常使用 0.5%～1.0% 利多卡因 10～20ml。全身麻醉需要由专业麻醉医师实施，并对受术者进行术中全程监护，做好心肺复苏准备。推荐应用丙泊酚等静脉麻醉，不推荐吸入麻醉[9]。

手术方式推荐采用负压吸宫术，避免用刮匙反复搔刮宫腔[8]。稽留流产患者常使用孕激素等激素类药物保胎治疗，胚胎组织与子宫壁粘连紧密，致使手术困难。有条件的医院可在超声监视下手术，或者在宫腔观察吸引手术系统监视下行负压吸宫术。术后需检查是否可见绒毛或妊娠囊等组织物，肉眼无法分辨时需将组织物送病理检查；同时可根据患者意愿和临床需要决定是否送胚胎绒毛染色体检查[2]。如果检查组织物未见妊娠囊，立即复查超声及检测血 β-hCG，术后 24～48h 复查 β-hCG，如果下降超过 50%，不需要连续检查；否则，需要进一步排除异位妊娠[16]。

ACOG 指南建议，手术治疗前应预防性使用抗生素，推荐术前 1h 内服用多西环素 200mg 为一线预防感染用药[18]。研究发现，可降低术后 41% 的感染率。

4. 术后随访

（1）术后流血超过 2 周需要就诊。

（2）术后出现发热、剧烈腹痛、阴道大量流血等情况，需要尽快复诊。

（3）如果没有生育要求，可以术中同时放置宫内节育器等长效可逆避孕装置。

（4）术后 40d 后未转经或转经时出血量大于月经量或者明显减少时及时就诊。

（四）三种治疗方式比较

稽留流产的期待治疗、药物治疗和手术治疗，各有其优缺点。手术治疗是治疗早期妊娠稽留流产的传统方法，操作快捷，术后即可知组织物是否已经清除，疗效达 99%。但手术治疗为有创治疗，可发生各种近期和远期并发症；药物治疗为非侵入治疗，但出血时间长，需要反复就诊，有失败及宫腔残留可能，也有出现严重药物过敏反应的报道；期待治疗的成功率接近 80%，合并症风险较小，但存在计划外手术治疗及大出血等风险，鉴于我国目前实际情况，不作为一线推荐方式，需要与患者充分沟通，知情并谨慎选择。见表3-3-2。

表3-3-2　3种方法治疗早期妊娠稽留流产的比较

方法	优势	缺点	疗效/%
期待治疗	避免药物及手术治疗相关不良反应及并发症；避免器械刺激宫腔	观察时间无法预测；一旦失败，需要行手术治疗	16～75
药物治疗	避免器械刺激宫腔	与手术治疗相比，流血更多，需要随访；前列腺素制剂引起的不良反应	61～100
手术治疗	操作快捷	为侵入性有创操作	96～100

早期妊娠稽留流产无论采取何种治疗方式，都需要重视随访。稽留流产治疗后大约2周恢复排卵，需要提供避孕咨询服务，帮助选择最合适的避孕方法。如果存在缺铁性贫血，需要提供铁剂。如果已经发生2次以上稽留流产，建议再孕前进一步评估。

执笔专家：郑峥（深圳市妇幼保健院）、顾向应（天津医科大学总医院）、刘欣燕（中国医学科学院北京协和医院）、黄丽丽（浙江大学医学院附属妇产科医院）、杨清（中国医科大学附属盛京医院）、张林爱（山西省妇幼保健院）

参与本共识制定与讨论的专家组成员（按姓氏拼音顺序）：常明秀（河南省人口和计划生育科学技术研究院）、陈勤芳（上海交通大学国际和平妇幼保健院）、车焱（上海市计划生育科学研究所）、董白桦（山东大学齐鲁医院）、顾向应（天津医科大学总医院）、谷翊群（国家卫健委科学技术研究所）、黄丽丽（浙江大学医学院附属妇产科医院）、黄薇（四川大学华西第二医院）、李坚（首都医科大学附属北京妇产医院）、林青（首都医科大学附属北京友谊医院）、林元（福建省妇幼保健院）、刘欣燕（中国医学科学院北京协和医院）、李红钢（华中科技大学同济医学院计划生育研究所）、刘伟信（四川省妇幼保健院）、单莉（西北妇女儿童医院）、唐运革（广东省计划生育专科医院)、王晓军(新疆维吾尔自治区妇幼保健院)、魏占荣(天津市东丽区妇女儿童保健与计划生育服务中心)、熊承良(华中科技大学同济医学院)、杨清(中国医科大学附属盛京医院)、于晓兰(北京大学第一医院)、袁冬(天津市河东区妇产科医院)、张林爱(山西省妇幼保健院)、章慧平(华中科技大学同济医学院)、郑峥(深圳市妇幼保健院)

参考文献从略

(通信作者：顾向应)
(本文刊载于《中国实用妇科与产科杂志》2020年第36卷第1期第70-73页)

4 早期妊娠稽留流产围手术期检查及优生检查建议专家共识

中华医学会计划生育学分会

一般认为妊娠12周前，超声检查判定的宫内妊娠囊或胚胎停止生长，或胎心消失且妊娠组织未排出者，被称为早期妊娠稽留流产（missed early miscarriage，MEM）。MEM病因复杂多样，往往给患者带来沉重的心理负担，尤其是反复出现胚胎停止发育者。此外，MEM终止妊娠时，并发症的发生风险明显高于正常妊娠；反复MEM的患者，术中、术后出现并发症的风险更高。因此，MEM后实施全面、系统的检查及适当治疗，对避免MEM反复发生非常重要。本专家共识参考国际相关指南，结合我国临床工作中的实际情况，旨在为管理早期MEM患者终止妊娠时进行围手术期检查、术后避孕指导及再次备孕前优生相关检查提供参考。

MEM相关检查，除终止妊娠前的常规检查外，还应包括有助于分析MEM病因的优生检查，以便患者再次妊娠时获得良好的妊娠结局。此外，尽管影响胚胎发育的因素具有多样性，但并不是所有针对性治疗均能有效改善妊娠结局，故建议选择性检查。父源性因素相关检查不在本共识关注范围。

一、术前常规检查

为保证手术安全，降低术中、术后并发症风险，MEM终止妊娠术前应按照中华医学会计划生育学分会发布的《临床诊疗指南与技术规范计划生育分册》进行术前检查，包括阴道分泌物检查、血常规、肝炎病毒、艾滋病、梅毒、妇科超声、心电图等，麻醉患者应行胸部正侧位平片检查。对于MEM患者，考虑术中出血风险，术前应增加凝血功能检查，包括活化的部分凝血活酶时间（APTT）、凝血酶原时间（PT）、纤维蛋白原（Fg）和纤维蛋白（原）降解产物（FDP）及D-二聚体。其中D-二聚体能够识别隐匿的高凝状态，其值持续升高时一定代表凝血的活化，可以指导进一步的血栓前状态的检查。

二、生殖道感染的检查

外阴炎、阴道炎及宫颈炎症均有可能增加术中、术后感染风险，尤其是MEM患者组织机化坏死，术后发生宫内感染时会进一步导致宫腔粘连的风险增加，因此必须重视术前阴道环境的检查。任何急性的感染都可能引起流产，慢性子宫内膜炎可能是导致孕早期稽留流产的高危因素。各种病原体感染宫腔时，可导致孕卵停止发育、自然流产等[1-4]。鉴于生殖道感染与MEM的相关性，应扩大术前阴道分泌物检查的范围，常见外阴及阴道炎症包括滴虫性阴道炎、假丝酵母菌病、细菌性阴道病。子宫颈炎症常见病原体包括性传播病原体（淋病奈瑟菌、沙眼衣原体）和内源性病原体（生殖支原体、细菌性阴道病病原体）等。人工流产术前所有MEM患者均应行阴道清洁度、滴虫、假丝酵母菌病、细菌性阴道病检查。存在如下情况时，建议做淋病奈瑟菌、衣原体和生殖支原体的检查：①复发性MEM患者；②多个性伴侣者；③既往反复阴道或宫颈炎症发作者；④既往有人工流产或药物流产史；⑤不明原因的慢性下腹痛者。MEM患者术前不建议常规筛查TORCH。

三、子宫解剖学异常相关检查

子宫解剖学异常包括子宫畸形和获得性子宫解剖异常。许多类型的子宫解剖学异常与MEM相关，其中子宫肌瘤、米勒管发育异常及子宫粘连最为常见。肌壁间肌瘤及黏膜下肌瘤可能降低活产率，增加稽留流产率。米勒管发育异常者发生胚胎停止发育的风险增加，纵隔子宫患者中约20%存在生育困难。子宫粘连可导致不孕，并增加胚胎停止发育及流产风险。MEM患者终止妊娠前应将经阴道三维超声检查作为子宫畸形或获得性子宫异常的初筛手段，存在如下情况时，行经阴道三维超声检查：①术前常规检查时可疑宫腔畸形；②既往有2次及以上人工流产手术史或有宫腔粘连病史；③可疑压迫宫腔的子宫肌瘤或腺肌瘤；④既往有2次及以上不明原因的自然流产史或稽留流产史。薄型子宫内膜也是导致MEM的原因，可能与内膜基底层血流动力学及内膜容受性改变相关。因此超声检查时，除解剖学异常外还应关注内膜基底层血流动力学及内膜容受性的改变。彩超疑诊宫腔粘连或宫腔形态异常时应首选宫腔镜检查并建议宫腔镜下终止妊娠，术中必要时联合腹腔镜监护。疑诊妇科肿瘤需判断肿瘤侵犯范围及与周围结构的关系时首选MRI检查。子宫输卵管碘油造影（HSG）也是诊断宫腔异常的有效方法，且创伤较小，但不能明确宫腔外情况，且需要在终止妊娠后进行。目前不同指南观点不一，如法国国家妇产科医生协会（CNGOF）指南明确不推荐HSG用于宫腔形态的评价。

四、血栓前状态相关检查

血栓前状态是一种止凝血多系统功能失衡的病理性促凝过程，包括获得性血栓前状态和遗传性血栓前状态，涉及血管内皮细胞损伤或功能紊乱、血小板活化、凝血因子含量增高和/或活性增强、抗凝血蛋白活性和含量减低、纤溶蛋白活性减弱或调控异常、血液黏度增高或血流速度减慢等。血栓前状态导致流产的机制是由于子宫胎盘部位形成局部微血栓甚至引起胎盘梗死，胎盘组织血液供应下降，胚胎因缺血缺氧、发育不良而流产。血栓前状态的形成机制复杂，涉及大量功能试验、生物标志物、遗传基因和表观遗传学领域的检测指标，对于MEM的术前血栓前状态相关检查，重点不在于确定诊断，而主要用于风险筛查、疾病求因、术后避孕指导等方面。

获得性血栓前状态主要包括抗磷脂综合征（APS）、获得性高半胱氨酸血症、获得性抗凝血蛋白缺乏以及其他原因引起血液高凝状态的疾病[5]。存在如下情况时，建议行完整的APS相关自身抗体检测，至少包括抗心磷脂抗体、抗$β_2$糖蛋白1抗体和狼疮抗凝物[6]：①病理妊娠合并自身免疫性疾病的患者［包括系统性红斑狼疮（SLE）、类风湿关节炎、自身免疫性血小板减少症和自身免疫性溶血性贫血等］。②复发性早期稽留流产。如条件允许，还可结合患者临床情况（血栓病史和家族史）酌情进行蛋白C活性、蛋白S活性（或游离蛋白S抗原含量)、抗凝血酶、血管性血友病因子抗原含量及同型半胱氨酸、叶酸的检测,对于应用肝素类药物过程中出现血小板减少的患者,在临床评估的基础上检测肝素诱导的血小板减少症抗体以排除诊断或辅助诊断[6]。

遗传性血栓前状态的病因有高度异质性,亚洲人群和高加索人群在血栓遗传学特征上有明显种族差异[7]。对于遗传性易栓症患者,没有高级别证据(有安慰剂组的随机对照研究)证明任何治疗可以有效预防流产发生(包括低剂量的阿司匹林或预防剂量的肝素类药物),因此不推荐对无明确指征的早孕期流产患者进行遗传性血栓前状态检测[8]。患者有明确家族史或静脉血栓形成伴反复(稽留)流产史可进行遗传性血栓前状态的检查。

五、终止妊娠后组织检查

1. 染色体检查 停止发育的胚胎绒毛细胞染色体异常率可达40%。染色体异常包括数目异常和结构异常：数目异常即染色体非整倍体,是常见原因；结构异常指染色体平衡易位、倒位等。遗传学检测常用方法包括G显带染色体核型分析、荧光原位杂交检测技术(FISH)以及高通量测序技术等。复发性MEM患者,建议终止妊娠术后夫妇双方做染色体核型分析。有条件者术后取妊娠产物进行胚胎染色体的检查,妊娠产物的核型分析标本是组织,存在母体组织污染、检查失败等可能[9],因此,不建议采用绒毛培养法进行染色体核型分析。妊娠产物的染色体检查主要是采用高通量测序方法、多重连接探针扩增技术(MLPA)方法进行染色体拷贝数变异检查。

2. 病理检查 对于MEM终止妊娠的患者,术后检查绒毛组织,时常见到绒毛水泡状变性,病理检查见到滋养层细胞不同程度增生、血管消失具有葡萄胎的某些特征。这是由于稽留流产患者因母体子宫胎盘血流减少,引起滋养细胞增生及滋养细胞基底膜增厚,形成类似葡萄胎的组织结构,但并非典型的葡萄胎且不具备葡萄胎患者的临床特点。因此对于MEM患者,存在如下情况时应行绒毛病理检查：①绒毛表面呈水泡样改变；②血hCG>100 000mU/mL；③既往有滋养叶细胞疾病史。必要时可对组织进行免疫组化检查 P57 蛋白表达进行鉴别诊断。

六、术后优生检查建议

对于反复 MEM 患者，手术前应对患者做好宣教，建议患者术后进一步进行优生相关检查。

1. **生殖激素检查** 内分泌因素相关检查建议在术后月经复潮后进行。对于反复早期稽留流产患者，建议进行生殖激素水平检测，包括催乳素（PRL）、卵泡刺激素（FSH）、黄体生成素（LH）、雌激素、雄激素及孕激素水平。PRL 升高可引起排卵功能障碍，但 PRL 升高与胚胎发育的联系较弱，目前尚存在争议，此外，多囊卵巢综合征（PCOS）是否与 MEM 相关目前同样存在争议。尽管如此，对于年龄大于 40 岁者建议检查卵巢储备功能，包括窦卵泡数、抗米勒管激素（AMH）和抑制素 B 等。

2. **代谢相关内分泌因素相关检查** 甲状腺激素是妊娠期胎儿生长、神经系统发育非常重要的内分泌激素，甲状腺功能减退，甚至亚临床甲状腺功能减退与胚胎发育相关。MEM 患者再次备孕前，除进行必要的甲状腺功能检查［包括三碘甲状腺原氨酸（T_3）、甲状腺素（T_4）、促甲状腺激素（TSH）］外，还建议亚临床甲减相关检查，如甲状腺过氧化物酶抗体（anti-TPO）、抗甲状腺球蛋白抗体（anti-Tg）测定等。控制不良的糖尿病是胚胎停止发育的高风险因素，再次备孕前必须检查空腹血糖，孕期检测空腹血糖、餐后血糖、糖耐量、胰岛素，有异常者进一步检查糖化血红蛋白和 C 肽等。

3. **免疫因素检查建议** 约 50% 的复发性 MEM 无法查明原因。在不明原因的复发性流产中，亦有相当一部分是由免疫因素导致，而人工流产或自然流产也被认为是形成免疫性不孕的病因之一。因此，对于未查明病因的反复 MEM 患者，再次妊娠前建议行免疫因素检查，自身免疫、同种免疫及母体免疫失衡均可能导致 MEM，自身免疫除前述最常见的 APS 外，常见检查包括抗精子抗体、抗子宫内膜抗体，同种免疫常见检查为封闭抗体，母体免疫失衡常见检查为自然杀伤细胞及免疫调节相关的细胞因子等。

七、术后避孕指导

多数 MEM 患者终止妊娠后有生育计划,但应至少避孕半年。应考虑避孕措施对生育的影响,优先选择短效高效避孕措施。对于无相关禁忌证者,落实复方口服避孕药(COC)避孕至计划妊娠前 1 个月。对于伴有血栓前状态的稽留流产患者,流产后使用 COC 的安全性值得关注,因其增加血栓前状态患者深静脉血栓的发生率[10]。在使用 COC 的前 6 个月,具有先天性血栓形成倾向患者深静脉血栓发生率增加 19 倍,使用第 1 年增加 11 倍[11]。同时,对于抗磷脂抗体及狼疮抗凝物阳性患者,也不推荐采用 COC 避孕[12]。由于深静脉血栓致死率不高,有研究显示,对 100 万例口服避孕药使用者进行凝血功能筛查,最多仅能避免 2 例避孕药相关死亡,因此,美国疾病控制与预防中心并未推荐对 COC 使用者常规进行凝血检测。然而,对于流产后希望采用 COC 的稽留流产妇女,尤其是重复流产患者,必须十分谨慎,宜进行相关检测。存在如下情况时不建议选用 COC 避孕:①先天性或获得性血栓前状态包括 SLE 及抗磷脂抗体阳性(包括抗心磷脂抗体、抗 β_2 糖蛋白 1 抗体)者;②年龄≥35 岁的吸烟患者;③糖尿病病程≥20 年,或合并肾脏、视网膜、神经病变或其他血管病变。年龄≥40 岁或 BMI≥30 时,COC 应用级别为 2 级。无论甲状腺功能亢进或减退,COC 应用级别均为 1 级。不宜使用 COC 避孕的情况下,建议患者采用外用避孕法,首选避孕套避孕。

对于终止妊娠后没有生育计划者,建议落实长效可逆避孕方法(LARC)避孕,可根据患者个体情况有无禁忌选择宫内节育器(IUD)/宫内节育系统(IUS)或皮下埋植剂。对于任何原因引起的宫腔变形以及妊娠组织稽留时间长的患者,可疑宫内感染时不宜立即落实宫内节育方法。对于仅含孕激素的 IUS 及皮下埋植剂,仅有罹患乳腺癌是单孕激素的应用禁忌,急性血栓性疾病、SLE 及抗磷脂抗体阳性时,应用级别均为 3 级,即其他方法不能提供或不能使用时方推荐此种避孕方法。围术期及优生相关检查总结见表 3-4-1,术后避孕指导建议见表 3-4-2。

表 3-4-1 围手术期及优生相关检查

检查时间	检查目的	检查内容	证据级别	检查指征
终止妊娠前检查	术前常规检查	妇科超声		所有手术患者
		阴道及宫颈分泌物检查（滴虫、假丝酵母菌、细菌性阴道病）		
		淋病奈瑟球菌、沙眼衣原体、生殖支原体		复发性 MEM 患者；多个性伴侣者；既往反复阴道或宫颈炎症发作者；既往有人工流产或药物流产史；不明原因的慢性下腹痛者
		血常规		所有手术患者
		肝炎病毒、艾滋病、梅毒		
		心电图		
		胸部正侧位平片		麻醉患者
	凝血功能检查	APTT 和 PT	GB	所有患者
		Fg 和 FDP	GB	
		D-二聚体	GB	

续表

检查时间	检查目的	检查内容	证据级别	检查指征
终止妊娠前检查	子宫解剖异常检查	经阴道三维超声	GB	术前可疑宫腔畸形；既往有 2 次及以上人工流产术史或有宫腔粘连病史；可疑压迫宫腔的子宫肌瘤或腺肌瘤；既往有 2 次及以上不明原因的自然流产史或稽留流产史
		宫腔镜（或联合腹腔镜）	GA	
		MRI	GC	
	血栓前状态相关检查	抗心磷脂抗体	GA	病理妊娠合并自身免疫性疾病的患者；复发性早期稽留流产
		抗 β$_2$ 糖蛋白 1 抗体	GA	
		狼疮抗凝物	GA	
		蛋白 C 活性、蛋白 S 活性（或游离蛋白 S 抗原含量）、抗凝血酶、血管性血友病因子抗原含量及同型半胱氨酸、叶酸	GC	结合患者血栓病史或家族史酌情检测
终止妊娠后检查	内分泌因素检查	T$_3$、T$_4$、TSH	GA	再次备孕前及孕期
		anti-TPO、anti-Tg	GA	可疑亚临床甲减，再次备孕前及孕期
		空腹血糖、餐后血糖、糖耐量、胰岛素	GA	再次备孕前及孕期
		PRL、FSH、LH、雌二醇、雄激素及孕酮	GC	再次备孕前
		窦卵泡数、AMH、抑制素 B	GB	>40 岁

续表

检查时间	检查目的	检查内容	证据级别	检查指征
终止妊娠后检查	免疫因素检查	抗精子抗体、抗子宫内膜抗体、封闭抗体	GC	未查明病因的反复 MEM 患者
		自然杀伤细胞及免疫调节相关的细胞因子	GC	

注：证据分级为，A 级证据（GA）：确定的科学证据（LE1）；B 级证据（GB）：科学假设（LE2）；C 级证据（GC）：基于低水平证据（LE3 或 LE4）。

APTT. 活化部分凝血活酶时间；PT. 凝血酶原时间；Fg. 纤维蛋白原；FDP. 纤维蛋白（原）降解产物；MRI. 磁共振成像；T₃. 三碘甲状腺原氨酸；T₄. 甲状腺素；TSH. 促甲状腺素；anti-TPO. 甲状腺过氧化物酶抗体；anti-Tg. 抗甲状腺球蛋白抗体；PRL. 催乳素；LH. 黄体生成素；AMH. 抗米勒管激素。

4 早期妊娠稽留流产围手术期检查及优生检查建议专家共识

表 3-4-2　术后避孕指导建议（根据病因推荐不同避孕方法）

病因	术后避孕建议
解剖学因素	COC 皮下埋植剂
遗传学因素	COC IUD/IUS 皮下埋植剂
易栓倾向	避孕套 IUD
感染	COC 皮下埋植剂
免疫因素	避孕套 IUD
内分泌因素	COC（糖尿病病程＞20年伴血管病变时不能应用） IUD IUS

注：COC. 复方口服避孕药；IUD. 宫内节育器；IUS. 宫内节育系统。

执笔专家：王玉（中国医科大学附属盛京医院）、李晓翠（上海第一妇婴保健院）、门剑龙（天津医科大学总医院）、顾向应（天津医科大学总医院）、张颖（天津医科大学总医院）、刘欣燕（中国医学科学院北京协和医院）、黄丽丽（浙江医科大学附属妇产科医院）、杨清（中国医科大学附属盛京医院）

参与本共识制定与讨论的专家组成员（按姓氏拼音顺序）：常明秀（河南省人口和计划生育科学技术研究院）、陈勤芳（中国福利会国际和平妇幼保健院）、车焱（上海市计划生育科学研究所）、董白桦（山东大学齐鲁医院）、顾向应（天津医科大学总医院）、谷翊群（国家卫健委科学技术研究所）、黄丽丽（浙江大学医学院附属妇产科医院）、黄薇（华西第二附属医院）、李坚（首都医科大学附属北京妇产医院）、李红钢（华中科技大学同济医学院计划生育研究所）、李晓翠（上海市第一妇婴保健院）、林青（首都医科大学附属北京友谊医院）、林元（福建省妇幼保健院）、刘欣燕（中国医学科学院北京协和医院）、刘伟信（四川省妇幼保健院）、单莉（西北妇女儿童医院）、唐运革（广东省计划生育专科医院）、王晓军（新疆维吾尔自治区妇幼保健院）、王玉（中国医科大学附属盛京医院）、魏占荣（天津市东丽区妇女儿童保健和计划生育服务中心）、熊承良（华中科技大学同济医学院）、杨清（中国医科大学附属盛京医院）、于晓兰（北京大学第一医院）、袁冬（天津市河东区妇产科医院）、张林爱（山西省妇幼保健院）、张颖（天津医科大学总医院）、章慧平（华中科技大学同济医学院）

特约执笔及通信作者：门剑龙（天津医科大学总医院）

参考文献从略

（通信作者：顾向应　门剑龙）
（本文刊载于《中华实用妇科与产科杂志》2020年第36卷第12期第1168-1171页）

5 宫角妊娠诊治专家共识

中华医学会计划生育学分会

正常妊娠时,受精卵着床在子宫体腔内。宫角妊娠是指胚胎种植在接近子宫与输卵管开口交界处的宫角部的子宫腔内妊娠,是子宫特殊部位妊娠,是"异位妊娠"的一种。研究报道宫角妊娠占所有妊娠的1/76 000[1],占异位妊娠的2%～3%[2]。宫角妊娠有3种结局:第一种情况为胚胎发育不良,自然流产;第二种情况为孕囊向宫腔生长,妊娠或可延至晚期甚至自然分娩;而第三种情况是则是孕囊向宫腔外扩展生长,使宫角膨胀外凸,宫角部肌层组织逐渐变薄,最终导致血供丰富的宫角部肌层破裂,发生致命的大出血,孕产妇病死率可以高达2%～2.5%[3]。宫角妊娠是一种严重危及孕产妇生命安全的疾病,但是其发病机制尚不清楚且定义较模糊,国内外尚无明确的诊疗规范。中华医学会计划生育学分会结合对宫角妊娠诊治的经验积累及临床研究结果,达成了我国关于宫角妊娠诊治的中国专家共识,以期规范和指导临床诊疗行为。本共识所讨论的宫角妊娠仅针对于正常形态子宫发生宫角妊娠,畸形子宫不在该共识讨论范围内。

一、高危因素

宫角妊娠的发生可能受到多因素影响,目前研究发现,流产史、盆腔手术史、剖宫产史、辅助生殖技术的开展,以及输卵管病理改变、子宫内膜异位症、黄体功能不足等均是相关危险因素[4-5],而大部分情况下,宫角妊娠发生的确切原因无明确证据支持[5-6]。

二、分型

按照孕囊生长趋势,宫角妊娠可以分成 2 种类型[7-8]。Ⅰ型:孕囊绝大部分在宫腔内生长,宫角部外凸不明显,子宫角部肌层破裂风险低,妊娠或可至中晚期。Ⅱ型:孕囊主要向宫角外生长,宫角部有明显外凸,子宫角部肌层破裂和大出血风险高。

三、临床表现

宫角妊娠患者临床表现有停经、伴有或不伴有阴道流血,宫角破裂时可出现剧烈腹痛及休克症状。因其部位近宫腔,空间相对较大,肌层较厚,其妊娠可以维持较长时间,肌层破裂大出血时间较输卵管间质部妊娠晚[9],对孕产妇生命威胁更大。输卵管间质部妊娠破裂平均时间为妊娠 12~16 周[2],宫角妊娠破裂时间可达孕中晚期甚至孕晚期[10]。

(一)症状

宫角妊娠患者临床表现有停经、伴有或不伴有阴道流血,宫角破裂时可出现剧烈腹痛及休克症状如下。

1. 停经 多有停经史,还有少部分患者无停经史,将阴道的不规则流血误认为月经,或者由于月经过期仅数日而不认为是停经。

2. 腹痛 宫角妊娠发生流产或破裂之前,由于胚胎在宫角部逐渐增大,常表现为一侧下腹部隐痛或酸胀感,当发生破裂时,突感一侧下腹部撕裂样疼痛,常伴有恶心、呕吐;若血液局限于病变区,主要表现为下腹部疼痛,当血液积聚于直肠子宫陷凹时,可出现肛门坠胀感。随着血液由下腹部流向全腹,疼痛可由下腹部向全腹扩散,或者血液刺激膈肌,可引起肩胛部放射性疼痛及胸部疼痛。

3. 阴道流血 胚胎发育不良时常有阴道少量流血,色暗红或深褐,量少呈点滴状,一般不超过月经量,少数患者阴道流血量较多,类似月经。

4. 晕厥与休克 由于腹腔内出血及剧烈腹痛,会出现与阴道流血量不成正比的晕厥或出血性休克的表现。腹腔内出血量越多越快,症状出现越迅速越严重。

(二)体征

1. 一般情况 当腹腔内出血不多时,血压可代偿性轻度升高;当腹腔出血较多时,可出现面色苍白、脉搏快而细弱、心率增快和血压下降等休克表现。通常体温正常,休克时体温略低,腹腔内血液吸收时体温略升高,但不超过38℃。

2. 腹部检查 宫角妊娠破裂时下腹有明显压痛及反跳痛,尤以患侧为著。出血较多时,腹部可叩及移动性浊音。

3. 妇科检查 阴道内可有少许血液。宫角妊娠未发生破裂时,仔细检查可发现子宫大小与停经月份基本符合,Ⅱ型宫角妊娠可触及子宫不对称,一侧宫角明显突出;宫角妊娠破裂时,阴道后穹隆饱满,有触痛;宫颈可有举痛或摇摆痛,患者可迅速出现休克症状。

四、诊断

（一）影像学检查

宫角妊娠诊断首选盆腔超声检查,经阴道超声较经腹部超声准确性高,必要时可行三维超声检查或MRI。

1. 超声检查

（1）Ⅰ型宫角妊娠典型的影像学表现为:①孕囊位于一侧宫角内,周围可见环绕血流。②孕囊大部分位于宫腔并有蜕膜包绕,小部分被宫角肌层包绕且宫角最薄处肌层厚度大于5mm[11-12]。该侧宫角没有明显外凸。③可见正常输卵管间质部结构。

（2）Ⅱ型宫角妊娠典型的影像学表现为:①孕囊位于一侧宫角内,周围可见环绕血流。②孕囊小部分位于宫腔并有蜕膜包绕,大部分被宫角肌层包绕且宫角肌层厚度仍大于5mm[11-12]。该侧宫角明显外凸,严重者患侧宫角向外膨隆极明显,似与宫体分离[5]。③输卵管间质部可见,但不具备输卵管间质线征(interstitial line sign),即从子宫内膜外侧角穿过肌层到达异位孕囊或出血性肿块的细回声线,被认为是代表输卵管近端管腔,是输卵管间质部妊娠罕见但相对特异的影像学表现[13-14]。因宫角妊娠包绕孕囊的宫角肌层通常菲薄,终止妊娠前难以确认是否伴有胎盘植入。二维超声诊断胎盘植入的准确率为73.9%[15]。

2. 实时三维彩色多普勒超声检查(三维超声) 重建宫腔

及病灶的立体图像，多角度、多平面分析，尤其是特有的子宫冠状面三维成像直接显示宫底外观形态及宫腔内结构，能准确地显示胚胎着床部位与宫腔的关系，判断两者是否相通及孕囊周围肌壁情况，诊断准确率91.7%[16]。

3. MRI　MRI对软组织的分辨率高，可清晰显示宫角是否外凸、妊娠囊与圆韧带的关系、包绕孕囊的宫角肌层厚度，以及是否有胎盘植入、宫角部子宫浆膜层是否完整等。

如何鉴别Ⅱ型宫角妊娠与输卵管间质部妊娠仍是一个让临床医师困惑的问题。三维超声和MRI可将子宫输卵管连接处、圆韧带、间质线征直观地呈现出来。Ⅱ型宫角妊娠时，孕囊仍有部分与宫腔相通，且种植在子宫输卵管交界处及圆韧带内侧的子宫宫角内；而输卵管间质部妊娠时孕囊完全与宫腔不相通，且种植在子宫输卵管交界处及圆韧带外侧，这些信息有助于鉴别Ⅱ型宫角妊娠与输卵管间质部妊娠。

（二）β-hCG测定

根据血清β-hCG水平无法判断胚胎着床部位，应结合患者的病史、临床表现和超声检查以协助诊断[17-18]。

（三）经阴道后穹隆穿刺

经阴道后穹隆穿刺是一种简单可靠的诊断方法，适用于疑有腹腔内出血的患者。当无内出血、内出血量很少或直肠子宫陷凹有粘连时阴道后穹隆穿刺阴性。

（四）腹腔镜检查

Ⅱ型宫角妊娠时，腹腔镜检查可见子宫外形不对称增大，患侧宫角处明显外凸，血管丰富，孕囊种植在子宫输卵管交界处及圆韧带内侧的宫角处。腹腔镜不仅可以明确诊断，同时还可以进行治疗。多在下列情况下使用：①清宫时器械到达患侧宫角，仍旧无法完全清除或难以触及妊娠组织，有宫角穿孔的可能时，可以在腹腔镜监视下清宫，发生穿孔时及时修补。②明确为Ⅱ型宫角妊娠，大部分妊娠组织不在宫腔内，宫角明显外凸时，可行腹腔镜下病灶切除及宫角修补手术。

五、鉴别诊断

宫角妊娠需要与宫内妊娠、输卵管间质部妊娠相鉴别。

宫内妊娠时，孕5周时阴道超声可以发现孕囊，孕囊直径通常为2~3mm，全部孕囊被蜕膜包绕。

输卵管间质部妊娠与宫角妊娠鉴别困难。需要三维超声和MRI将妊娠组织是否与宫腔相通，子宫输卵管连接处、圆韧带、间质线征直观地呈现出来。

宫角妊娠的影像学特点：①孕囊种植在子宫输卵管交界处及圆韧带内侧的宫角内，与宫腔相通；②孕囊部分被蜕膜包绕，部分被肌层包绕，肌层厚度大于5mm；③间质线征阴性。

输卵管间质部妊娠的影像学特点：①孕囊种植在子宫输卵管交界处及圆韧带外侧，与宫腔不相通；②全部孕囊均无子宫内膜包绕，孕囊与宫腔之间可见1~9mm间质线[19]；③孕囊靠近浆膜层且肌层不完整，厚度多小于5mm（图3-5-1）。

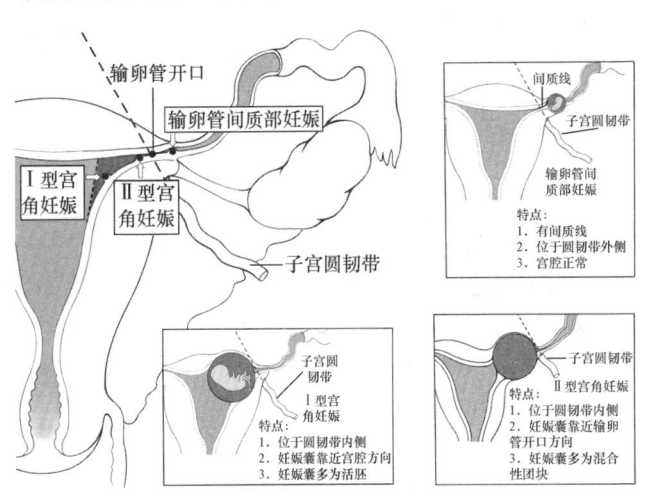

图3-5-1 宫角妊娠的诊断

六、治疗

（一）Ⅰ型宫角妊娠

Ⅰ型宫角妊娠时，部分患者或可妊娠至足月并经阴道分娩，但部分患者仍有较高的流产风险和子宫破裂的风险[10]。

Ⅰ型宫角妊娠的患者要求继续妊娠时，应详细告知患者及家属妊娠期间可能发生的风险，并严密监测孕囊生长趋势，注意宫角处肌层的厚度及宫角膨隆外凸的情况，注意是否存在胎盘植入或早剥等，必要时可尽早终止妊娠。

Ⅰ型宫角妊娠的患者要求终止妊娠时，由于妊娠囊大部分在宫腔内，可以采用负压吸引术或药物流产。终止宫角妊娠建议由有经验的医师，在超声或宫内可视系统监视下行"定点清除式"负压吸宫术，必要时在腹腔镜监视下清宫。清宫术中如果发现妊娠组织仍有较多在宫腔外，无法清除；或者发生宫角穿孔、大出血时可行腹腔镜下病灶清除和宫角修补术。宫腔镜多用于Ⅰ型宫角妊娠清宫术后部分胚胎组织残留或伴有部分胎盘植入时。如Ⅰ型宫角妊娠清宫术后残留组织少（最大径线≤10mm）[20]，血清β-hCG较低并呈进行性下降，可等待残留组织自然吸收或排出。

（二）Ⅱ型宫角妊娠

Ⅱ型宫角妊娠时，只有少部分孕囊在宫腔内，绝大部分妊娠组织不能通过负压吸宫术清除，而且Ⅱ型宫角妊娠时，常常伴有胎盘植入，子宫破裂大出血风险高，需宫腔镜或腹腔镜辅助；必要时开腹止血。

Ⅱ型宫角妊娠早期，孕囊较小时，可在超声或宫内可视系统监视下试行"定点清除式"负压吸宫术，必要时在腹腔镜监视下清宫。残留胚胎组织通常位于宫角近输卵管开口处，如患者无明显腹痛且阴道出血不多，病情稳定，超声未提示有明显的腹腔内出血，残留胚胎组织肿块平均直径不超过30mm，血清β-hCG水平<1000~2000U/L[21]，在患者知情同意的情况下，可按照输卵管异位妊娠进行保守治疗。

腹腔镜手术治疗宫角妊娠多见于以下情况：①妊娠囊造成宫角明显凸起，难以经阴道及宫腔内处理，可采用腹腔镜下宫角切开取胚术；但妊娠12周以上的宫角妊娠患者，因大出血风险大，建议行开腹手术。②腹腔镜监护下行负压吸宫术或宫腔镜手术，一旦术中出现宫角处穿孔，立即行手术修补。

宫腔镜在诊治宫角妊娠胚胎组织残留中具有较大优势，可在超声监护下或腹腔镜监护下行宫腔镜下胚胎组织电切术[22]。由于宫角处肌层较薄，易发生穿孔，手术操作应由高年资医师完成。建议在患者hCG下降至正常或接近正常后进行，可降低对子宫的损伤并明显减少术中及术后并发症的发生。

不论开腹手术或腹腔镜手术均要切开宫角，清除妊娠组织，再缝合修复宫角肌层，宫角部位瘢痕形成，可能出现输卵管间质部完全或不完全梗阻，造成再次异位妊娠甚至继发不孕。手术者可根据患者的病灶情况选择合适的手术途径。开腹手术也是宫角妊娠破裂的急诊术式之一。

七、治疗后的生育管理

宫角妊娠治疗后，患者有高于正常人群的再次异位妊娠风险[23]。建议无生育要求的妇女使用长效避孕方法。推荐使用宫内节育器、皮下埋植剂等。建议有生育要求的妇女再次妊娠时，尽早行超声检查明确胚胎着床位置。宫角妊娠行宫角切开或切除的患者应严格避孕2年后再妊娠，行药物流产或负压吸宫的患者应避孕半年后再妊娠。

参与本共识制定与讨论的专家组成员(按姓氏拼音顺序)：常明秀（河南省人口和计划生育科学技术研究院）、陈勤芳（中国福利会国际和平妇幼保健院）、陈雁南（郑州大学第三附属医院）、车焱（上海市计划生育科学研究所）、董白桦（山东大学齐鲁医院）、董海伟（天津医科大学总医院）、顾向应（天津医科大学总医院）、谷翊群（国家卫健委科学技术研究所）、黄丽丽（浙江大学医学院附属妇产科医院）、黄薇（四川大学华西第二医院）、李坚（首都医科大学附属北京妇产医院）、李红钢（华中科技大学同济医学院计划生育研究所）、林青（首都医科大学附属北京友谊医院）、林元（福建省妇幼保健院）、刘欣燕（中国医学科学院北京协和医院）、刘伟信（四川省妇幼保健院）、任琛琛（郑州大学第三附属医院）、单莉（西北妇女儿童医院）、唐运革（广东省计划生育专科医院）、王晓军（新疆维吾尔自治区妇幼保健院）、魏占荣（天津市东丽区妇女儿童保健和计划生育服务中心）、熊承良（华中科技大学同济医学院）、杨清（中国医科大学附属盛京医院）、于晓兰（北京大学第一医院）、袁冬（天津市河东区妇产科医院）、张林爱（山西省妇幼保健院）、章慧平（华中科技大学同济医学院）

参考文献从略

（通信作者：顾向应）

（本文刊载于《中国实用妇科与产科杂志》2020年第36卷第4期第329-332页）

6 妊娠早期胎盘绒毛植入诊治专家指导意见

中华医学会计划生育学分会

妊娠早期胎盘绒毛植入（除外已命名如剖宫产瘢痕部位等特殊部位的植入）是一种较少见但具有严重不良后果的妊娠早期并发症。由于其发病机制尚不清楚且定义较模糊，临床表现无特异性，容易漏诊，而造成较高的子宫切除率。目前国内外尚无规范的诊治标准。中华医学会计划生育学分会主要成员结合对妊娠早期胎盘绒毛植入诊治的经验积累及临床研究结果，提出我国关于妊娠早期胎盘绒毛植入诊治的专家指导意见，以期探讨并规范和指导临床诊疗行为。

一、定义

妊娠早期（妊娠<14周）绒毛与子宫肌壁附着较深或过深并植入子宫肌层。胎盘尚未完整形成时发生的植入称为绒毛植入，胎盘形成完整后发生的植入称为胎盘植入。

二、病因及高危因素

妊娠早期胎盘绒毛植入的确切病因尚不清楚，有学者认为与子宫底蜕膜破坏、屏障作用减弱有关[1]。生理情况下蜕膜形成是为了抑制滋养细胞进一步的浸润，当各种原因引起子宫内膜间质蜕膜损伤、缺乏或出现缺陷，间质细胞不能充分蜕膜化：一方面屏障作用消失，不能阻止滋养细胞的浸润；另一方面胚胎绒毛在蜕膜化不良的组织中难以得到良好的血液供应而植入子宫肌层。

高危因素包括人工流产术、过度刮宫、子宫黏膜下肌瘤剔除术、手取胎盘术、子宫内膜切除术、子宫内膜炎、子宫腺肌病、双角子宫、高龄、体外受精等[2-4]。

三、影响及结局

妊娠早期胎盘绒毛植入常导致忽略性人工流产或清宫术中难以控制的大出血，术后不规则阴道流血，期待过程中自发性子宫破裂等不良结局。有文献报道，39例早期胎盘绒毛植入患者中10例期待治疗，终止妊娠时间为16～40^{+5}周，术中均同时行子宫切除术[5]。因此，对于妊娠早期发现胎盘绒毛植入，无论期待至何时、妊娠结局如何，均面临极高的子宫切除风险。

四、临床表现

妊娠早期胎盘绒毛植入无特异性临床表现。常表现为各种情况下的流血，且出血严重程度与胎盘绒毛植入的部位、范围、深度相关。人工流产及清宫术中发生难以控制的大出血，或者术后发生不规则阴道流血，结合超声等影像学检查，要高度警惕早期胎盘绒毛植入。

（一）停经后阴道出血

绒毛滋养细胞浸润子宫肌层，常可使局部血管破坏而发生阴道出血，与先兆流产、异位妊娠等临床表现类似，容易忽略和误诊。

（二）人工流产或清宫术后不规则阴道流血

人工流产或清宫术后不规则阴道流血是常见的早期胎盘绒毛部分植入的临床表现。偶有术后一段时间，突然阴道大量流血。

（三）人工流产或清宫术中发生难以控制的大出血

由于滋养细胞和/或绒毛的广泛侵蚀，局部组织常发生出血和坏死，刮宫时易于损伤较大的血管而出血难止。

（四）腹腔内出血

较罕见，可发生于妊娠13^{+5}周至晚孕期[6]。由于胎盘绒毛浸润及穿透子宫浆膜层导致子宫自发穿透，发生腹腔内出血，以及人工流产或清宫时在植入部位发生子宫穿孔，导致腹腔内出血或脏器损伤。

五、诊断

妊娠早期胎盘绒毛植入无典型临床表现，容易漏诊和误诊。要重视高危因素、结合术中术后情况和影像学指标以明确诊断。病灶部位的病理学检查是确诊的金标准。

（一）超声检查

超声检查是术前诊断妊娠早期胎盘绒毛植入的主要方法，首选经阴道超声。以下超声影像学发现提示早期胎盘绒毛植入。

1. 低位妊娠囊　正常妊娠时妊娠囊通常位于子宫体及底部。若妊娠囊位于子宫峡部附近（明确的子宫峡部妊娠除外），应注意有胎盘植入的可能。因为胚胎着床位置低，随着胎盘形成，通常会表现为低置（前置）胎盘。而前置胎盘（9.32%）是非前置胎盘发生胎盘植入概率（0.0045%）的2000多倍[7]。

2. 妊娠囊附着部位（绒毛膜板）子宫肌壁变薄、胎盘与子宫肌壁分界不清　即妊娠囊附着处（绒毛膜板）的子宫肌壁明显比对侧的子宫肌壁薄。Comstock等[8]及毋荃梅[9]均报道，病理证实为早期妊娠胎盘绒毛植入患者，常规超声检查发现子宫肌层变薄。结合妊娠囊附着处或胎盘附着处与子宫肌壁分界不清的范围，可以进一步判断是完全植入还是局部植入。

3. 蜕膜突入子宫肌层　Wong等[10]发现，早期妊娠（6周）超声见蜕膜突入子宫肌层，至早期妊娠末期或中期妊娠时即可见胎盘从胎盘-子宫交界面缺损处突入至子宫肌层，最终组织学确诊为胎盘植入。

4. 子宫内孕囊附着处（绒毛膜板）不均质混合回声、子宫肌层边界欠清，以片状强回声为主的蜂窝状或筛孔状回声，应考虑妊娠早期胎盘绒毛植入的可能[9]。

5. 彩色多普勒超声在胚胎着床处的子宫肌壁周边及内部探及丰富血流信号，周边主要为中低速静脉频谱，内部呈低阻力动脉频谱[11]。

6. 三维超声　在早期绒毛植入时可见孕囊附着处（绒毛膜板）低回声消失、子宫肌壁较薄，植入部位和肌层分界不清，血流丰富，出现高速低阻团状血流信号。在孕10～14周胎盘植入时，胎盘后方三维彩色能量图更直观清晰显示胎盘内血管极其丰富，胎盘后方子宫肌层内大量不规则、迂曲血管，各种大小的血管呈网状交织[12]，尤其是胎盘母体面，与子宫壁内的弓状动脉相互沟通。

（二）磁共振成像

在评估胎盘绒毛植入深度及范围上具有很高价值。当临床上高度怀疑胎盘绒毛植入，但超声不能确诊，以及需要鉴定胎盘绒毛植入的类型时可进行MRI检查。有文献报道383例的观察结果显示，MRI诊断早期胎盘绒毛植入的敏感性为94.4%（95% CI 86.0%～97.9%）；特异性为84.0%（95% CI 76.0%～89.8%）[13]。

MRI表现为子宫不同程度增大，子宫内膜模糊、变薄，结合带不完整，病灶突入肌层。在T_1WI上，植入胎盘绒毛组织呈略低信号或高低混杂信号，与宫壁结构分界不清；在T_2WI上，低信号的子宫肌壁局部变薄甚至中断，局部见高信号的胎盘绒毛组织侵入，信号明显强于子宫壁。增强扫描病灶不均匀强化，呈花瓣样、结节状强化，有不强化坏死区，增强中晚期明显持续强化。

（三）血清甲胎球蛋白检测

正常妊娠孕6周，胎儿肝脏开始合成甲胎球蛋白（AFP），孕12～15周达高峰，产后1～2天降至正常水平（<20μg/L）。1992年，Zelop等[14]报道11例胎盘植入和14例前置胎盘而行剖宫产者，前者5例血清AFP升高，后者无一例升高，表明AFP与胎盘植入有关。孕妇血清AFP升高，排除胎儿畸形、胎盘内出血等应考虑胎盘绒毛植入。该方法简单，但特异性不高，仅在高度怀疑早期胎盘绒毛植入，且辅助检查结果不确定时作为筛查手段。

（四）病理学检查

病理学检查为诊断早期胎盘绒毛植入的"金标准"。局部病灶切除或子宫切除的病理切片检查发现，子宫肌层的肌纤维间可见绒毛组织、蜕膜组织或散在的滋养细胞。但在临床工作中病理标本较难获得。

六、鉴别诊断

由于早期胎盘绒毛植入无典型的临床表现，容易与以下疾病混淆，超声检查是主要的鉴别方法。

（一）正常妊娠

正常妊娠时，超声下孕囊位置正常，孕囊附着部位子宫肌层厚度正常，无异常增多的血流信号。

（二）肌壁间妊娠

超声下于子宫肌层内显示孕囊，其与子宫腔不相通，四周可见肌层围绕。MRI可见孕囊完全位于子宫肌层内，宫腔内无孕囊，是诊断肌壁间妊娠的"金标准"。

（三）部分性葡萄胎

超声下可见孕囊附着部位局灶性的水泡状胎块，结合异常增高的血hCG可以确诊。

七、处理

孕妇有早期胎盘绒毛植入的高危因素时，在人工流产或清宫术前应认真进行超声评估，必要时行MRI以明确诊断。若妊娠早期高度怀疑胎盘绒毛植入，建议尽早终止妊娠。终止妊娠的方法包括药物治疗和手术治疗。人工流产或清宫术后才明确诊断者，应结合血β-hCG和超声检查进行相应的保守或手术治疗。如果患者强烈要求继续妊娠，可以在严密监测下行期待治疗。

（一）药物治疗

首选甲氨蝶呤（MTX）治疗，也有米非司酮治疗的报道。

1. 适应证

（1）生命体征平稳，无活动性腹腔内出血。

（2）病灶最大直径≤2cm。

（3）血β-hCG<2000U/L。

（4）影像学检查提示胎盘绒毛部分植入。

（5）无感染。

（6）病灶清除术前预处理，以降低出血风险。

2. 用药方案

（1）MTX：单次给药为MTX 50mg/m^2，肌内注射1次[15]；或MTX 1mg/kg，肌内注射，单次给药，根据血β-hCG、胎盘血流和病灶大小变化，决定是否再次给药[16]。分次给药为MTX 0.4mg/kg，肌内注射，1次/天，共5次，一般总量为100mg，同时需要加用四氢叶酸[15]；或MTX 20mg/d，肌内注射，连续5~7d；或MTX 50mg，1次/周，肌内注射，共3次[16]。局部用药为超声指引下穿刺，将MTX 1mg/kg直接注入胎囊或病灶内[16]。

（2）米非司酮：25mg，2次/天，口服，连用3d[17]。药物治疗同时应给予加强宫缩及抗感染治疗。此外，中医采用活血化瘀，消症杀胚的方法也有一定疗效[15]。

3. 用药后随访　MTX用药后第7天，血β-hCG下降15%~25%，超声检查病灶大小无变化，可以考虑再次用药（方案同前）。血β-hCG下降<15%，症状不缓解或有内出血应考虑手术治疗。

4. 注意事项　治疗期间宜密切观察阴道出血、腹痛等症状，每隔3~7d复查血β-hCG，1~2周复查超声。药物治疗疗程长，且随时可能保守治疗失败导致大出血而需急症处理，需与患者密切沟通，提高其依从性。

（二）手术治疗

治疗胎盘绒毛植入病灶可以采用宫腔内病灶清除或子宫局部病灶切除术等，如果发生难以控制的大出血，可以采用子宫动脉栓塞止血甚至子宫切除。

1. 病灶清除术　人工流产或清宫术后才确诊的胎盘绒毛植入或药物治疗效果不佳时可以考虑手术治疗。如果病灶较大、血流较丰富，残存肌层厚度薄，血β-hCG较高，可选择超声和/或宫腔直视下、或腹腔镜监视下清宫和/或宫腔镜下病灶电切术，清除组织送病理检查。

（1）超声监视下和/或宫腔直视下清宫术：在超声引导下和/或宫腔直视下，使用吸管或刮匙直接清除病灶。多用于局灶性、植入较浅的早期胎盘绒毛植入病例。优势是在精确"定点"清除病灶同时避免子宫损伤，但是需要有经验可以精确识别病灶的超声及手术医师，必须备有应急宫腔止血措施（必要时行宫腔内置球囊压迫止血，6~8h后取出球囊）；并且出现子宫损伤时能及时修补。

（2）腹腔镜监视下清宫：当病灶较大、胎盘绒毛植入部位残存肌层薄，子宫穿孔风险高时可以考虑在腹腔镜监视下清宫。优势是可以直接观察残存肌层厚度和周围是否有重要脏器或组织粘连，如果发生腹腔内出血和/或穿孔等损伤时可以及时修补；缺点是需要腹腔镜操作。

（3）宫腔镜下病灶电切术：宫腔镜下直接清除病灶多用于人工流产或清宫术后确诊的胎盘绒毛植入、药物治疗效果不佳且病灶局限的手术治疗。优势是可以清楚观察到宫腔病灶的情况，精确"定点"清除，如若出血多还可以局部止血；缺点是宫腔内操作无法观察肌层残存厚度，不能及时避免子宫穿孔，需结合腹部超声监测下进行。必要时行宫腔内置球囊压迫止血。术后酌情雌孕激素序贯疗法1~3个月，促进子宫内膜修复[18]。

推荐用药方案：宫腔镜手术次日开始口服戊酸雌二醇2~6mg/d或妊马雌酮2.5mg/d，连用21d；第11天加用微粒化黄体酮200mg/d或地屈孕酮10mg/d，连续使用10d。

2. **子宫局部病灶切除术** 当胎盘绒毛为穿透性植入，无法从宫腔内行病灶清除；病灶清除术中发生子宫穿孔或难以控制的大出血而无条件行子宫动脉栓塞术时可行子宫局部病灶切除。根据医疗单位技术条件，可以行腹腔镜下或开腹局部病灶切除并修补子宫。

3. **子宫切除术** 当妊娠早期胎盘绒毛植入发生难以控制的大出血，危及患者生命时，可以行子宫切除术。

4. **子宫动脉栓塞术** 当病灶清除术中发生难以控制的大出血时可以选择行子宫动脉栓塞术止血[19]。对于术前评估出血风险较高者，也可在术前行子宫动脉栓塞术，暂时阻断血流预防出血。

（三）期待治疗

妊娠已达10周以上才明确诊断，而且患者有非常强烈的生育意愿，评估认为终止妊娠时预子宫切除率极高的患者，可在严密监测下行期待治疗。应充分告知期待治疗风险（有孕产妇死亡的风险），加强随访，警惕子宫自发破裂、晚期流产、死产及周围脏器受累的情况发生。孕中期建议每月1次彩超检查，孕晚期建议每2周1次彩超检查，重点监测胎盘部位的超声改变。妊娠34~36周建议行MRI以明确胎盘植入范围及深度，做好终止妊娠前的术前评估。若超声提示先兆子宫破裂应及时终止妊娠。妊娠后期若胎盘侵犯周围脏器和/或侵入肌层较深，甚至穿透浆膜层，在行剖宫产术的同时要做好子宫切除的准备。

八、预防

针对早期胎盘绒毛植入的高危因素，建议从以下几个方面预防：①加强安全避孕教育，避免意外妊娠和重复人工流产；②加强计划生育手术操作规范培训，减少手术损伤；③积极宣传生殖健康知识，开展生殖道感染规范化诊治的培训，减少生殖道感染造成的子宫内膜损伤。

执笔专家：董晓静（重庆医科大学附属第二医院）、顾向应（天津医科大学总医院）、刘欣燕（中国医学科学院北京协和医院）、杨清（中国医科大学附属盛京医院）、吴尚纯（国家卫生健康委科学技术研究所）

参考文献从略

（通信作者：顾向应）

（本文刊载于《中国计划生育学杂志》2020年第28卷第6期第790-793页）

7 早期妊娠终止后停经诊疗流程的专家共识

近年来，随着我国社会经济发展、性观念的开放，因非意愿妊娠选择于孕早期终止妊娠的女性数量逐渐增加。另外，受环境、高龄妇女妊娠等影响，孕早期胚胎停育的发生率增高，需要终止妊娠。目前终止早期妊娠的方法主要有药物流产和手术流产，终止早期妊娠后的女性大多数能够顺利恢复月经，但有一部分女性可能出现月经延迟、甚至闭经等症状。早期妊娠终止后的月经异常原因复杂，涉及妊娠、内分泌及子宫等因素，临床上应该积极进行相关检查，找出原因进行必要的治疗。为了梳理清晰的诊疗思路，规范临床医师的诊治方法，特形成本共识。

一、早期妊娠终止后的内分泌生理变化

妊娠终止后，下丘脑-垂体-卵巢轴功能逐渐恢复，卵巢恢复排卵，月经来潮，这与机体内人绒毛膜促性腺激素（hCG）下降速度和程度及雌孕激素等多种妊娠相关激素的改变，并逐渐恢复至正常水平有关。

（一）人绒毛膜促性腺激素的变化

早期妊娠终止后 hCG 水平开始逐渐下降，一般流产后最初 2～3d hCG 下降较快，之后 hCG 下降变缓，逐步降至正常[1-2]。hCG 下降至正常水平所需时间存在较大的个体差异，不同研究结果也不完全一致，早期妊娠清宫术后 hCG 恢复至正常水平所需时间平均为 30～37d（16～60d）[2-4]，其中早期自然流产者 hCG 恢复到正常时间更短（9～35d）[4]。既往研究认为，排卵和月经恢复发生在血 hCG 降至正常后，但有研究发现终止妊娠后恢复排卵时仍可以检测到低水平的血 hCG（2.4～20U/L）[3-5]。

(二）排卵和月经恢复

早期妊娠终止后4~9d，随着hCG和雌孕激素水平的下降，被抑制的垂体功能开始逐渐恢复。首先表现为卵泡刺激素（FSH）的逐步升高，继而出现黄体生成素（LH）的增高，在终止妊娠后的16~29d可出现LH峰值[2-3]。终止妊娠方式不同，恢复排卵时间也存在差异，手术流产为16~50d，药物流产为8~36d（平均20d）[5-7]。张党生等[8]报道89名患者的月经平均恢复时间为33.8（13~113）d，测量基础体温（BBT）判断排卵发现86人恢复排卵，其中60人的平均排卵时间是22d，另26人为50d。

综上，无论是手术流产还是药物流产，大多在终止早期妊娠后6周内恢复月经，因此，本共识将早期妊娠终止后6周月经仍未来潮者定义为早期妊娠终止后停经，有别于继发性闭经的月经停止时间超过6个月的定义[9]。

二、妊娠终止后停经

（一）停经的原因

1. 再次妊娠　多数终止妊娠者可在终止妊娠后的第1个月经周期内恢复排卵，若未采取有效的避孕措施，可能导致在月经恢复前发生再次妊娠。

2. 妊娠组织残留　手术流产中因发生漏吸、吸宫不全，或者药物流产均可导致妊娠组织残留，因未清除的妊娠滋养细胞继续分泌hCG，抑制了下丘脑-垂体-卵巢轴功能，临床表现为停经[10]。

3. 子宫内膜损伤　终止妊娠相关性子宫内膜损伤是引起宫腔粘连（IUA）的主要原因之一。终止妊娠采用的负压吸引术或搔刮术均可能导致子宫内膜基底层损伤，使内膜再生功能低下，纤维结缔组织增生和子宫肌层粘连，表现为子宫内膜变薄，宫颈管粘连、子宫腔部分或者全部粘连封闭宫腔，导致月经量减少、停经，甚至闭经[11-13]。

4. 内分泌疾病　终止妊娠者在终止妊娠之前合并排卵障碍的疾病，如多囊卵巢综合征（PCOS）、分泌雄激素的卵巢或肾上腺肿瘤、高催乳素血症、卵巢功能不全，以及严重内分泌疾病，如甲状腺功能亢进（简称"甲亢"）、甲状腺功能减退（简称"甲减")等,在终止妊娠后仍会继续表现为停经、月经稀发或闭经。

(1)PCOS:临床上以高雄激素的临床或生化表现、持续无排卵、卵巢多囊改变为特征,常伴有胰岛素抵抗和肥胖[14]。由于内分泌代谢异常导致的排卵障碍引起的月经稀发、闭经或不规则出血是临床常见症状。

(2)高催乳素血症:各种原因导致血清催乳素异常升高称为高催乳素血症[15],85%以上该病患者出现月经紊乱,轻者为月经周期缩短或经量减少,重者表现为月经稀发甚至闭经。

(3)早发性卵巢功能不全:由于妊娠对下丘脑-垂体-卵巢轴的抑制,以及神经、精神应激的影响因素,孕前已经存在卵巢功能不全的高龄妊娠女性,终止妊娠后可能出现月经紊乱或者停经。

(4)甲状腺疾病:常见的疾病有甲状腺功能减退或亢进,是自身免疫抗体引起促性腺激素释放激素(GnRH)分泌的抑制,或者由于抗体的交叉免疫破坏卵巢组织而引起月经紊乱、停经,甚至闭经。

5. 滋养细胞疾病 早期妊娠与葡萄胎可能发生误诊,尤其与部分性葡萄胎的鉴别有时较为困难,即使在病理检查也可能因绒毛水肿、滋养细胞增生不明显等造成混淆。而误诊为普通妊娠终止妊娠后,由于缺乏规律的随访无法及时发现妊娠物残留或继发滋养细胞肿瘤的患者,由于高水平血 hCG 临床可表现为停经。

6. 异位妊娠 需警惕宫内宫外同时妊娠、异位妊娠,如肌壁间妊娠等特殊情况。因异位妊娠组织尚未清除,下丘脑-垂体-卵巢轴功能将持续受到抑制,表现为流产后停经。对于辅助检查提示附件区异常占位、子宫肌壁间异常回声,以及在手术流产中发生空吸时需提高警惕。

7. 其他 因非意愿妊娠和流产前后的紧张、情绪低落、生活方式改变等引起的精神心理创伤、情绪应激、环境变化、营养状况等因素,可能影响流产后终止妊娠者下丘脑-垂体-卵巢轴功能的恢复,表现为流产后停经。

(二)妊娠终止后停经的诊断

除了终止妊娠后采用甾体激素,如单纯孕激素避孕的女性，早期妊娠终止后停经，临床上应该积极进行相关检查，找出原因，进行必要的治疗。

1. 病史　本次妊娠情况（孕周、胚胎发育情况等）、终止妊娠方式（手术、药物流产）、手术流产术中和术后情况、药物流产妊娠物排出与否、阴道流血、腹痛情况，流产后性生活及避孕情况，既往月经史、生育史及家族史等、精神心理创伤、情绪应激、环境变化、营养状况等因素，以及早孕反应、溢乳等伴随症状。

2. 体格检查及妇科检查　全身一般情况，有无溢乳等。妇科检查可以了解子宫大小、质地、活动度、是否有压痛，双附件区是否扪及包块、包块边界是否清楚及有无压痛等。

3. 辅助检查　结合病史、体格检查，对终止妊娠后停经的病因有初步了解后，通过有选择的辅助检查帮助明确诊断。

（1）妊娠试验：血 β-hCG 检测可帮助判断流产后停经是否与再次妊娠、妊娠物残留、滋养细胞疾病等妊娠相关的因素有关。

（2）B 超检查：超声检查有助于了解子宫大小、宫腔内外有无占位、子宫内膜厚度及内膜连续性、卵巢大小及卵泡数目等情况。妊娠物残留可见宫内占位；漏吸或再次妊娠者可见宫内孕囊；宫腔粘连者可能有内膜连续性中断等影像表现；宫颈粘连者可能出现宫腔积血的影像表现。

（3）激素水平测定：雌二醇（E_2）、孕酮（P）、FSH、LH、催乳素（PRL）和促甲状腺激素（TSH）的测定，血 P 水平帮助评估有无排卵，>9.5nmol/L（3ng/ml）提示有排卵，近期即将月经来潮；P<3.2nmol/L（1ng/ml）则提示尚未恢复排卵，此时应注意 E_2、FSH 水平，E_2 正常或低下而 FSH>25U/L，提示卵巢功能减退，E_2、FSH 正常水平提示卵巢功能在恢复，但是尚无排卵。血清 PRL>1.14nmol/L（25ng/ml）伴有溢乳者，可考虑为高催乳素血症，PRL、TSH 同时升高提示甲状腺功能减退。对于疑有 PCOS 者需测定雄激素水平（睾酮、游离睾酮指数等）；疑有胰岛素抵抗者应检测胰岛素及血糖水平，以确定治疗方案。

（4）宫腔镜检查：能在直视下全面了解宫腔形态、子宫内膜分布及损伤程度，是准确诊断 IUA 的首选方法。能评估粘连的性质、部位、程度和范围，并进行粘连评分，为预后提供参考依据。对于可疑子宫颈、宫腔粘连病例，在无宫腔镜检查条件时，可选择子宫输卵管造影和宫腔声学造影检查。

4. 功能性试验　对于终止妊娠后停经患者，在排除妊娠相关因素后可尝试功能性试验，包括孕激素试验和雌孕激素序贯试验。如病史及辅助检查已明确为宫颈或宫腔粘连引起停经，可省略此方案。

（1）孕激素试验：采用微粒化黄体酮（200~300mg/d）、地屈孕酮（20mg/d）或醋酸甲羟孕酮（6~10mg/d），连续服用10d。停药后出现撤药性出血（孕激素试验阳性），提示子宫内膜已受一定水平雌激素影响，停经系无排卵所致；停药后无撤药性出血（孕激素试验阴性），可能存在内源性雌激素水平低下，或子宫因素引起的停经，应进一步行雌孕激素序贯试验。

（2）雌孕激素序贯试验：服用雌激素如戊酸雌二醇（2~4mg/d）或结合雌激素（0.625~1.25mg/d），连续服用20d，后10d加用孕激素如地屈孕酮（20mg/d）或醋酸甲羟孕酮（6~10mg/d），停药后发生撤药性出血（雌孕激素序贯试验阳性），提示子宫内膜功能正常，停经原因是体内雌激素水平低下所致，应进一步寻找病因；若停药后无撤药性出血（雌孕激素序贯试验阴性），则提示子宫内膜被破坏、或子宫腔/宫颈粘连等子宫因素引起的停经，建议行宫腔镜诊治。

（三）妊娠终止后停经的治疗

明确终止妊娠后停经的病因后，针对病因及终止妊娠者情况选择治疗方案。

1. 妊娠组织残留　明确诊断后根据血β-hCG值、超声检查结果选择行手术或药物治疗。对于漏吸、吸宫不全、不全流产选择行清宫术时，应充分了解病史后分析原因，针对子宫畸形、位置异常、操作者不熟练等情况，可在超声引导下或者宫腔直视下进行清宫手术。对于异位妊娠、剖宫产瘢痕妊娠等情况，按相应诊疗常规处理。

2. 子宫内膜损伤

（1）宫颈粘连：可行子宫颈扩张术，为了避免盲视下分离粘连过程中子宫穿孔等并发症的发生，可在超声监视下进行手术。

(2)宫腔粘连:无临床症状且无生育要求,不建议手术治疗;对于有生育要求的患者,宫腔镜宫腔粘连分离术(TCRA)可作为首选治疗手段[13]。TCRA的原则是分离、切除瘢痕组织,恢复宫腔解剖学形态,有效保护残留子宫内膜,以达到恢复宫腔解剖学形态及宫腔容积;治疗停经、疼痛、不孕等相关症状;预防再粘连形成,促进子宫内膜再生修复,恢复生育能力的目的。

(3)子宫内膜薄:对于多次人工流产史、孕前有宫腔粘连手术史,以及其他宫腔手术史者,由于反复手术,损伤子宫内膜基底层,内膜修复延迟甚至无法修复,出现子宫内膜瘢痕化,从而发生术后停经。这类患者激素水平正常,需要耐心等待1~2周,或者采用雌孕激素序贯治疗刺激内膜修复。

3. 针对疾病病理生理紊乱的内分泌治疗 根据停经的病因及机制,以及患者年龄等个体因素,选择内分泌药物治疗以纠正体内激素水平紊乱,从而达到治疗的目的。

(1)对于低性激素患者:采用雌孕激素序贯治疗。

(2)对于有高雄激素血症临床或生化表现的PCOS患者:可选择具有抗雄激素作用的短效复方口服避孕药治疗;对于合并胰岛素抵抗的PCOS患者:建议改变生活方式(控制饮食和有氧运动)的同时,服用胰岛素增敏剂二甲双胍(1000~1500mg/d)治疗,因为消化道不适,建议从低剂量(500mg/d)开始服用,每周递增剂量到治疗剂量[14]。

(3)其他:高催乳素血症采用溴隐亭治疗,从1.25mg/d开始逐步增量至每日5.0~7.5mg/d,根据治疗后血催乳素变化情况,每2~4周逐步减量直至停药或至维持量;较大的垂体肿瘤需手术治疗[15];甲状腺功能亢进或甲减采用药物治疗。

4. 再次妊娠 根据妊娠者意愿选择治疗方案。警惕宫内宫外同时妊娠及异位妊娠的可能。

5. 其他 如对神经、精神应激起因的患者进行有效的心理疏导;对于葡萄胎或滋养细胞肿瘤患者按照相应的诊疗常规治疗。

(四)妊娠终止后停经的诊疗思路

针对早期妊娠终止后停经者,首先应该检测血β-hCG和B

超检查，排除流产不全的妊娠组织残留或再次妊娠。若B超提示宫内占位且β-hCG高于正常水平，建议根据实际情况选择药物治疗或再次清宫或B超监测下清宫，妊娠物位于宫角或子宫发育异常者，建议采用宫腔直视下去除妊娠组织；若宫内未见占位，观察血β-hCG下降情况，同时需排除宫外占位，如异位妊娠需行相应治疗，β-hCG正常且B超未见宫内占位，应该考虑内分泌或宫腔问题。根据以往有无月经紊乱病史选择检测激素水平或孕激素实验，若以往月经规律，建议给予足量黄体酮或地屈孕酮口服10d，观察有无撤退性出血，若无撤退性出血，可以采取雌孕激素序贯治疗，或者检测激素水平后予以治疗。若激素检测时孕激素水平≥3ng/ml，表明妊娠终止者已经恢复排卵，可以等待月经来潮，暂时不予处理；如两周后仍无月经来潮，或者足量雌孕激素序贯治疗无撤退性出血时，应考虑系子宫内膜损伤所致停经，建议行宫腔镜检查，了解子宫内膜情况及有无宫腔粘连，予以相应处理。若以往有月经紊乱、高催乳素血症或PCOS等病史，建议先检测激素水平，根据激素状况采用相应的治疗方案。随着超声诊断技术的提高及三维立体超声的广泛应用，可早期发现与月经周期不符的子宫内膜过薄、宫颈宫腔粘连，应尽早予以相应处理（图3-7-1）。

三、预防

进行妊娠终止手术前应全面评估受术者病史并通过妇科检查及辅助检查评估妊娠情况；术中严格无菌操作；采用B超引导/宫腔直视下手术，以增加手术操作的准确性，减少妊娠组织残留、子宫内膜损伤的发生；做好流产后高效避孕措施的落实，避免反复流产的发生[16-18]。

执笔专家：黄薇、顾向应、吴尚纯、吴卢侃璇、王秋毅、刘欣燕、黄丽丽、杨清

参与本共识制定与讨论的专家组成员（按姓氏拼音顺序）：常明秀（河南省人口和计划生育科学技术研究院）、陈勤芳（国际和平妇幼保健院）、车焱（上海市计划生育科学研究所）、董白桦（山东大学齐鲁医院）、顾向应（天津医科大学总医院）、谷翊群（国家卫健委科学技术研究所）、黄丽丽（浙江大学医学院附属妇产科医院）、黄薇（四川大学华西第

7 早期妊娠终止后停经诊疗流程的专家共识

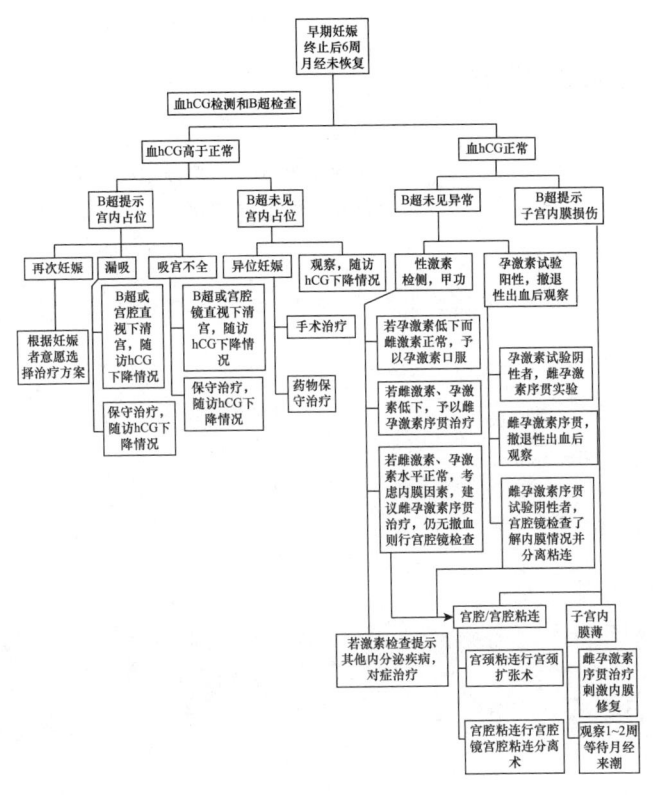

图 3-7-1　早期妊娠终止后停经的诊治流程

二医院)、李红钢(华中科技大学同济医学院计划生育研究所)、李坚(首都医科大学附属北京妇产医院)、林青(首都医科大学附属北京友谊医院)、林元(福建省妇幼保健院)、刘欣燕(中国医学科学院北京协和医院)、刘伟信(四川省妇幼保健院)、单莉(西北妇女儿童医院)、唐运革(广东省计划生育专科医院)、王秋毅(四川大学华西第二医院)、王晓军(新疆维吾尔自治区妇幼保健院)、吴尚纯(国家卫健委科学技术研究所)、吴卢佩璇(四川大学华西第二医院)、魏占荣(天津市东丽区妇女儿童保健与计划生育服务中心)、熊承良(华中科技大学同济医学院)、杨清(中国医科大学附属盛京医院)、于晓兰(北京大学第一医院)、袁冬(天津市河东区妇产科医院)、张林

爱（山西省妇幼保健院）、章慧平（华中科技大学同济医学院）

参考文献从略

（通信作者：顾向应）

（本文刊载于《中国计划生育学杂志》2020年第28卷第5期第630-633页）

8 中期妊娠稽留流产规范化诊治的中国专家共识

中华医学会计划生育学分会
中国优生优育协会生育健康与出生缺陷防控专业委员会

妊娠 12~27 周末胎儿宫内死亡称为中期妊娠稽留流产。中期妊娠稽留流产病因复杂，发病率亦不确切[1]。如果死亡的胎儿超过 4 周仍未排出，母体继发弥散性血管内凝血（disseminated intravascular coagulation，DIC）、感染及其他并发症的风险增加[2-3]。中期妊娠稽留流产的治疗原则是在保障医疗安全的前提下，及时终止妊娠。临床医师在处理中期妊娠稽留流产时常面临决策困难，为此，中华医学会计划生育学分会联合中国优生优育协会生育健康与出生缺陷防控专业委员会结合临床研究结果及专家经验，编写了《中期妊娠稽留流产规范化诊治的中国专家共识》（以下简称"本共识"），以期为中期妊娠稽留流产的规范化诊治提供参考，预防或减少母体并发症的发生。

一、中期妊娠稽留流产的诊断标准

中期妊娠稽留流产是指在妊娠 12~27 周末胎儿死亡，且滞留在子宫内未能自然排出。患者可无临床症状，或有阴道流血、腹痛等症状。妇科检查子宫颈口未开[4]。临床上根据孕妇的末次月经、早期妊娠期间胎儿发育情况等诊断妊娠周数。超声检查能精确测量出死亡胎儿的实际大小和对应的妊娠周数[5]，从而推算出胎儿死亡的大概时间。本共识按超声评估的胎儿死亡妊娠周数选择终止妊娠方式。

二、中期妊娠稽留流产的终止妊娠方式

终止妊娠前需常规采集病史并进行体格检查，还要重视询

问患者的既往手术史、慢性疾病史（尤其是高血压、糖尿病、系统性红斑狼疮等）和正在使用的药物，必要时进行多学科会诊。通过妇科检查评估子宫颈成熟度，并完善相关各项术前检查。

中期妊娠引产方式主要有药物引产和手术引产两大类。应根据患者的妊娠周数、个人意愿、既往手术史、身体状况及胎儿死亡的时间等，与患者充分沟通并知情同意后，选择适合的引产方式。

（一）药物引产

药物引产是使用米非司酮、前列腺素制剂等药物进行引产。中期妊娠稽留流产的药物引产过程从数小时至数日不等，会出现阴道流血、下腹痉挛性疼痛、恶心、呕吐等症状，需住院治疗。妊娠>16周的药物引产在我国属于超药品说明书和超临床指南用药，需与患者充分沟通，并签署知情同意书。引产前应排除米非司酮、前列腺素类药物等过敏史及相关禁忌证。告知患者随诊及复诊时间。中期妊娠稽留流产的药物引产成功率高[5-6]。妊娠<16周的药物引产已基本取代风险较高的钳刮术，被纳入我国计划生育操作规范及指南[5, 7-9]。

1. 适应证　要求药物引产而无药物引产禁忌证的患者。

2. 禁忌证　同《早期妊娠稽留流产治疗专家共识》中的药物流产禁忌证[9]。胎盘前置状态或瘢痕子宫患者，需谨慎选用。

3. 药物种类

（1）单独使用前列腺素制剂：前列腺素制剂主要包括米索前列醇和卡前列甲酯，以米索前列醇为主，卡前列甲酯在中期妊娠的相关研究有限。目前，我国单独使用前列腺素制剂属于超药品说明书用药。2019年中期妊娠稽留流产患者药物引产的Cochrane系统评价结果表明，单独使用米索前列醇与米索前列醇联合米非司酮比较，两者完全流产率的差异无统计学意义[10]。2020年美国妇产科医师学会（American College of Obstetricians and Gynecologists，ACOG）发布的指南指出，口服、舌下含服及阴道使用米索前列醇，均可在48h内排出胎儿[11]。

（2）米非司酮配伍前列腺素制剂：米非司酮配伍米索前

列醇用于中期妊娠稽留流产引产的成功率高,且具有较高的安全性。2017年国际妇产科联盟(International Federation of Gynecology and Obstetrics,FIGO)和2018年世界卫生组织(World Health Organization,WHO)相关指南和更新推荐均认为,米索前列醇与米非司酮联合用药比单独使用米索前列醇的排胎时间更短[5-7,11-12]。

4. 药物具体使用方法 中期妊娠稽留流产的药物引产方法与活胎中期妊娠药物引产方法相似[5]。妊娠49d后的药物引产在我国属于超药品说明书用药,妊娠>16周的药物引产在我国属于超临床指南用药,故临床报道较少,需要参考国外经验[8]。根据2018年WHO药物流产管理指南,推荐妊娠14~24周稽留流产使用米非司酮200mg顿服,1~2d后阴道置入或舌下含服米索前列醇400μg;如果4~6h时无阴道流血或无明显宫缩,可重复使用[5]。2019年Cochrane系统评价报道,单独使用米索前列醇400μg,阴道置入或舌下含服,若4~6h无反应,则可重复使用[10]。妊娠周数越大,子宫对前列腺素制剂越敏感。国内外对于妊娠>24周的稽留流产实施药物引产的临床证据有限,建议采用手术引产[10]。

5. 药物引产注意事项

(1)中期妊娠稽留流产的药物引产应住院进行,以便及时处理过敏性休克、大出血等并发症。

(2)药物引产不必常规预防性使用抗生素[8]。

(3)多数患者在使用米索前列醇后24h内排出妊娠物。用药后需注意阴道流血和子宫收缩情况。如果药物引产后48h仍无妊娠物排出,建议重新评估后手术引产[7-8]。

(4)药物引产期间需要密切观察宫缩情况。患者常有下腹剧烈疼痛,排除子宫破裂等并发症后,可口服非甾体类抗炎药;呕吐明显者可以服用止吐药。

(5)药物引产术后不必常规行清宫术,应注意既往清宫史、高龄等因素可增加术后不全流产风险。一旦确诊不全流产,根据具体情况决定清宫术或药物保守治疗[13]。

(二)手术引产

1. 子宫颈预处理 中期妊娠的子宫颈不成熟,对缩宫素不敏感,手术引产前通常需要对子宫颈进行预处理,以促进子宫颈成熟[14]。

（1）药物应用方法：米非司酮是孕激素拮抗剂，可促进子宫颈软化，利于子宫颈扩张，防止子宫颈裂伤；同时还可刺激内源性前列腺素的产生。依沙吖啶羊膜腔内注射引产前使用米非司酮，可提高依沙吖啶引产的完全流产率，减少手术并发症。米非司酮使用方法为200mg术前1～2天顿服[15-16]；或每天75mg，连续服用2d[17]。前列腺素制剂具有引起子宫规律性收缩和促进子宫颈软化的双重作用。米索前列醇是前列腺素E1衍生物，在我国单独使用前列腺素制剂属于超药品说明书用药。2017年FIGO推荐的米索前列醇单独应用于流产前子宫颈准备的方法是，妊娠13～19周，流产前3～4h阴道放置400μg；妊娠＞20周，米索前列醇需要联合其他方法[6]。卡前列甲酯（简称"卡孕栓"）是我国自行研制的前列腺素F2α衍生物。妊娠12～14周钳刮术前1～2h，可在阴道后穹隆放置卡孕栓0.5～1.0mg进行子宫颈准备[14]。间苯二酚可使子宫颈口松弛，不影响子宫体收缩，并可减轻疼痛，不增加出血量。间苯二酚用于子宫颈预处理属于超说明书用药，需谨慎使用[14]。

（2）机械方法

1）子宫颈注水球囊：将单球囊的导管插入子宫颈管内口水平，缓慢注入少量生理盐水，使球囊膨大并留置在子宫颈管内或子宫腔下段。注水球囊对子宫颈管有机械性的压迫作用，可引起子宫颈局部内源性前列腺素的合成和释放，能达到促进子宫颈成熟及软化的目的。对于妊娠周数较小的胎死宫内患者，专家经验是可尝试使用"小水囊"，即在水囊内注入无菌生理盐水100～150ml，以扩张子宫颈，诱发宫缩，并在24h内取出。也有使用双球囊管的报道。双球囊中另一个球囊放于阴道穹隆，分别在通入子宫腔内和阴道内的导管中注射入40ml生理盐水，如果患者无不适，每次分别加入20ml，最大剂量达80ml，放置12～24h[18]。

2）渗透性扩张棒：由亲水性材料制成，通过吸收子宫颈的水分，吸湿膨大至原有直径的3～4倍，机械性扩张子宫颈管。WHO推荐在术前6～24h放置，妊娠20～28周手术流产前的子宫颈预处理仅推荐使用渗透性扩张棒[19]。

2. 钳刮术　建议由有相关资质且有经验的医师进行操作，其并发症总体发生率约为3%，主要为感染、子宫穿孔等[8]。我国计划生育临床技术操作规范建议妊娠10~14周内可实施钳刮术，术前要进行子宫颈预处理，充分扩张子宫颈口[8]。

（1）适应证：适用于妊娠12~14周的稽留流产患者，尤其适用于使用其他引产方法失败的患者，是引产失败的补救措施之一。

（2）禁忌证：参阅《临床诊疗指南与技术操作规范：计划生育分册（2017修订版）》第八章第二节[8]。

（3）注意事项

1）术前需要进行子宫颈预处理：充分扩张子宫颈口，利于减少创伤及合并症，具体方法见《宫腔操作前宫颈预处理专家共识》[14]。

2）中期妊娠稽留流产行钳刮术，应密切观察宫缩和出血情况，出血较多时给予缩宫素或米索前列醇等药物。

3）警惕出现羊水栓塞等情况。

4）手术后检查胎儿及附属物是否完整，胚胎及附属物均送病理检查。

3. 依沙吖啶羊膜腔内注射引产　依沙吖啶羊膜腔内注射引产药物价格低、安全性高、成功率高，是目前我国中期妊娠引产最常用的药物。依沙吖啶是一种强力杀菌药，其注射于羊膜腔内，作用于子宫蜕膜及胎盘组织，导致蜕膜、胎盘、胎膜变性坏死，产生内源性前列腺素，诱发子宫收缩[8]。该方法的引产成功率达95%以上，平均引产时间在48h以内[20]。

（1）适应证：适用于妊娠14~27周末的稽留流产患者，尤其适用于妊娠20周以上患者。

（2）禁忌证：参阅《临床诊疗指南与技术操作规范：计划生育分册（2017修订版）》[8]。

（3）注意事项

1）中期妊娠稽留流产合并羊水过少或无羊水时，可在超声监测下行羊膜腔穿刺。穿刺针进入羊膜腔后，向羊膜腔内缓慢注入灭菌注射用水，直至通过超声观察到羊膜腔内有液体流动，确认穿刺针在羊膜腔内后，再注入依沙吖啶50~100mg。

2）需要特别重视子宫颈准备，观察产程进展，适时评估子宫颈条件。引产过程中若出现宫缩过强，应重视子宫颈评估，防止子宫破裂，警惕发生羊水栓塞的风险。

3）引产时若子宫收缩乏力，可加用米索前列醇或缩宫素。米索前列醇的使用方法是200μg舌下含服或者阴道放置[19]。缩宫素使用方法为，500ml平衡液（氯化钠林格液等）中加入5U静脉滴注，根据子宫收缩情况调整滴速和用量，直到有规律宫缩，最大用量不超过20U。使用缩宫素时应有专人观察生命体征、宫缩、出血、腹痛及子宫轮廓等，建议使用输液泵控制滴速，防止子宫破裂。

4）引产后72h无规律宫缩，则定为引产失败。2次引产失败后，需要采取其他方法，如改为药物引产或水囊引产术。

4. 水囊引产术　水囊引产术是将水囊经子宫颈口置入子宫壁与胎膜之间，缓慢注入无菌生理盐水300～500ml，24h内取出。其作用机制除机械刺激外，还可使局部胎膜剥离，蜕膜发生变性，局灶性坏死，释放内源性前列腺素引起子宫收缩[8]。

（1）适应证：中期妊娠稽留流产患者使用药物引产和依沙吖啶羊膜腔内注射引产疗效较好。目前，水囊引产术在临床上已较少使用。可选用于肝肾功能受损患者，以及药物引产、依沙吖啶引产失败的患者。

（2）禁忌证：参阅《临床诊疗指南与技术操作规范：计划生育分册（2017修订版）》[8]。

（3）注意事项

1）中期妊娠水囊引产的成功率可达80%～90%，一般放置10h后有宫缩，平均引产时间在72h以内。可酌情使用缩宫素加强宫缩。

2）水囊置入子宫腔时间长、感染风险大。因此，需加强术中无菌操作，防止感染，必要时可使用抗生素以预防感染。

5. 经腹剖宫取胎术　不应作为中期妊娠稽留流产引产的常规方法，仅在某些特殊情况下采用，如胎盘植入、先兆子宫破裂等。术前需要多学科团队综合评估，经充分讨论权衡利弊后选用。

三、中期妊娠稽留流产合并瘢痕子宫患者的处理意见

参考《剖宫产术后瘢痕子宫孕妇中期妊娠引产的专家共识》[21]。

四、中期妊娠稽留流产不同治疗方案的选择

根据妊娠周数情况，本共识推荐的处理方法见表3-8-1。

表3-8-1 中期妊娠稽留流产妊娠周数与处理推荐

妊娠周数	推荐方法
12～13+6	药物引产、钳刮术
14～16+6	药物引产，依沙吖啶羊膜腔内注射引产 a
17～27+6	依沙吖啶羊膜腔内注射引产，药物引产 b

注：a. 此妊娠周数对依沙吖啶羊膜腔内注射引产常不敏感；b. 妊娠>17周的药物引产，目前在我国属于超说明书用药，妊娠>17周参考国外文献，用于依沙吖啶羊膜腔内注射引产失败患者。

我国药物引产推荐妊娠<16周使用；超过妊娠16周的药物引产属于超药品说明书和超临床指南用药，需要充分告知患者及其家属后谨慎使用。水囊引产术目前临床上较少应用，仅用于肝肾功能异常或其他引产方法失败的情况。

五、中期妊娠稽留流产治疗时常见并发症及防治

（一）凝血功能异常/弥散性血管内凝血

胎儿死亡数周后，胎盘组织释放促凝物质，使母体生成的血小板活性物质、促凝血因子、炎性反应因子等增加，较正常妊娠的孕妇更容易发生DIC[3-4]。术前排除感染，监测血常规、凝血功能、肝肾功能等；术中密切观察患者症状及阴道流血情况，防止胎盘早剥、感染等，是预防DIC的关键。发生DIC时，大量促凝物质在短时间内出现于循环血液中，引起血管内广泛血栓形成，造成急性出血性凝血功能障碍，常导致严重临床后果，甚至危及生命[22]。DIC的诊断参考中国弥散性血管内凝血诊断积分系统（CDSS）≥7分可诊断DIC[23]。对于明

确存在凝血功能障碍的患者，推荐引产前进行多学科会诊和评估，权衡利弊，确定引产时机，制定系统的治疗方案。

（二）感染

10%～20%的中期妊娠稽留流产与感染有关，孕妇或胎儿感染是导致胎儿宫内死亡的重要原因之一。胎盘和胎儿感染可源于B族链球菌或大肠埃希菌的逆行感染，或源于李斯特菌或梅毒等病原体的血行传播[11]。与死胎相关的病毒感染包括巨细胞病毒、细小病毒等。死亡胎儿的尸检和胎盘病理检查、相关血清学检查和培养、DNA或RNA标本检测，有助于确定胎儿感染及感染原因[11]。感染孕妇的临床表现可为寒战、高热，也可无明显临床症状，表现隐匿。胎死宫内的孕妇本身就是感染的高危人群，一旦发生败血症，极易导致脓毒血症。表现为过度炎症反应、凝血功能障碍和免疫损伤，常诱发DIC，进一步发展可出现多器官功能障碍综合征，其病死率达到50%～90%[24]。

中期妊娠稽留流产引产前需要常规排除感染相关因素，血液检查包括血常规、C反应蛋白、性传播感染相关检查等，以及阴道分泌物常规检查，有条件者建议同时行淋病奈瑟菌、衣原体等检测。

对存在潜在感染或出现感染征象的胎死宫内孕妇，尤其是出现寒战、高热时，应监测血压及生命体征，尽快行脓毒血症筛查，及时进行血培养，需要覆盖需氧菌和厌氧菌，尤其要重视革兰氏阴性菌（如鲍曼不动杆菌）感染。当病情进展时，应尽快组织多学科协作诊疗，整合医疗资源，迅速制定系统和规范的治疗方案[24]。引产术后感染相关的症状和体征通常出现在术后的最初数天内。子宫腔内组织物残留时间长，亦可继发感染[25]。手术治疗前预防性使用抗生素可减少40%的感染风险，推荐使用多西环素作为预防盆腔炎性疾病的一线药物，其服用方法为术前1h服用200mg[26-27]。不推荐药物引产时预防性使用抗生素。

（三）不全流产

中期妊娠稽留流产治疗后平均出血时间为2周，且妊娠周数越大则出血时间越长。如果术后3周仍有阴道流血，应及时进行超声检查，并结合血β-hCG检测等。符合不全流产诊断者，需要预防感染，并根据患者个体情况，选择期待治疗、药物保守治疗或择期行清宫术，组织物需送病理检查[8]。具体方法可参考《不全流产保守治疗专家共识》[13]。

（四）羊水栓塞

羊水栓塞是极其严重的并发症。其起病急骤，病情凶险，甚至可危及生命。中期妊娠稽留流产发生羊水栓塞罕见，但可在手术引产操作时、在羊膜腔穿刺时发生羊水栓塞。死亡的胎儿可促进母体凝血酶生成增多和血小板活性增加等，一旦发生羊水栓塞则往往病情较重，常伴DIC，发生引产时或引产后大出血[28]。羊水栓塞的典型临床表现为产时、产后出现突发的低氧血症、低血压和凝血功能障碍。羊水栓塞无特异性检查方法，诊断主要依靠密切观察临床症状，进行排除性诊断。一旦发生应尽早治疗。具体治疗方法参考《羊水栓塞临床诊断与处理专家共识（2018）》[29]。

六、中期妊娠稽留流产治疗后随访及避孕

（一）随访

术后随访的目的在于评估流产是否完全，防治术后并发症。无论是药物引产还是手术引产，一般术后2周内阴道流血干净。如果术后1周仍流血较多需尽快复诊。如果术后阴道流血超过3周，需及时就诊，并进行超声检查及血β-hCG检测，排除不全流产，必要时行清宫术[9]。如果有缺铁性贫血，需要补充铁剂。术后2周内有发热、剧烈腹痛等症状，需要立即就诊。

（二）术后避孕

中期妊娠稽留流产终止妊娠后，几乎所有的避孕方法均可在治疗后启动，但需排除相关禁忌证。根据患者的生育需求选择高效和长效的避孕措施。

1. COC使用方法 排除禁忌证后，可在药物引产服用第1片药物时或手术引产排胎当天开始服用。合并内科疾病是中期妊娠稽留流产发生的重要原因，如高血压、糖尿病、抗磷脂综合征、系统性红斑狼疮等[30]，此类患者存在冠心病、卒中和血栓等风险，需要权衡利弊排除禁忌证后使用。

2. 其他方法 药物或手术引产确定已经完全流产后，也可放置IUC或皮下埋植[5]。

七、总结

本共识旨在为中期妊娠稽留流产规范化诊治提出指导性意见，基于目前循证医学的局限性，对中期妊娠稽留流产的病因学筛查、术前评估等本共识未做进一步阐述，这也是我们未来研究的方向。参与本共识制订与讨论的专家组成员郑重声明，专家间无利益冲突，本共识亦与任何商业团体无利益冲突。

执笔专家：郑峥（深圳市妇幼保健院）、顾向应（天津医科大学总医院）、刘欣燕（中国医学科学院北京协和医院）、黄丽丽（浙江大学医学院附属妇产科医院）、杨清（中国医科大学附属盛京医院）、于晓兰（北京大学第一医院）、车焱（上海市生物医药技术研究院）、单莉（西北妇女儿童医院）、张林爱（山西省妇幼保健院）

参与本共识制定与讨论的专家组成员（按姓氏拼音顺序）：常明秀（河南省人口和计划生育科学技术研究院）、常青（陆军军医大学第一附属医院）、车焱（上海市生物医药技术研究院/国家卫生健康委员会计划生育药具重点实验室）、陈勤芳（中国福利会国际和平妇幼保健院）、董白桦（山东大学齐鲁医院）、谷翊群（国家卫生健康委员会科学技术研究所）、顾向应（天津医科大学总医院）、黄丽丽（浙江大学医学院附属妇产科医院）、黄薇（四川大学华西第二医院）、李红钢（华中科技大学同济医学院计划生育研究所）、李坚（首都医科大学附属北京妇产医院）、林青（首都医科大学附属北京友谊医院）、林元（福建省妇幼保健院）、刘庆（国家卫生健康委员会科学技术研究所）、刘伟信（四川省妇幼保健院）、刘欣燕（中国医学科学院北京协和医院）、任琛琛（郑州大学第三附属医院）、单莉（西北妇女儿童医院）、沈嵘（南京医科大学附属妇产科医院）、谭文华（哈尔滨医科大学附属第二医院）、唐运革（广东省计划生育专科医院）、王晓军（新疆维吾尔自治区妇幼保健院）、熊承良（华中科技大学同济医学院）、杨清（中国医科大学附属盛京医院）、于晓兰（北京大学第一医院）、袁冬（天津市河东区妇产科医院）、曾俐琴（广东省妇幼保健院）、章慧平（华中科技大学同济医学院）、张林爱（山西省妇幼保健院）、张玉泉（南通大学附属医院）

参考文献从略

（通信作者：顾向应）
（本文刊载于《中国实用妇科与产科杂志》2021年9月第37卷第9期第928-932页）

9 早期妊娠相关子宫动静脉瘘诊治的中国专家共识（2022年版）

中华医学会计划生育学分会
中国优生优育协会生育健康与出生缺陷防控专业委员会
中国妇幼保健协会放射介入专业委员会

早期妊娠相关子宫动静脉瘘（uterine arteriovenous fistula，UAVF）病情复杂，临床不易早期确诊，存在致命性子宫出血风险。迄今为止，国际上尚缺乏规范性的诊疗、管理策略。鉴于我国疾病谱的变化和临床迫切需求，中华医学会计划生育学分会、中国优生优育协会生育健康与出生缺陷防控专业委员会、中国妇幼保健协会放射介入专业委员会共同组织专家制定本共识，以期为临床医师提供早期妊娠相关UAVF诊疗决策的参考。

一、概况

UAVF由Dubreuil和Loubat于1926年首次报道[1]，曾以动静脉连通的动脉瘤、动静脉畸形、海绵状血管瘤命名[2]。子宫动静脉畸形（uterine arteriovenous malformations，UAVM）是子宫动脉分支和子宫静脉丛之间形成的异常结构，其未经过毛细血管网，而是由畸形血管团连接而成[3]。UAVF是UAVM的特殊形式之一，表现为显著扩张的子宫动脉管壁与引流静脉之间发生动静脉短路，形成直接交通的血管病理性病变[4]。动脉与静脉直接交通的部位称为瘘池（又称"血管池"）。目前，UAVF的发病率尚不明确。可分为先天性UAVF和获得性UAVF两类。

（一）先天性子宫动静脉瘘
先天性UAVF多因胚胎期内胚层原始血管发育异常所致。

其原始丛状血管结构持续存在，可合并盆腔邻近器官或其他系统的血管畸形[5]，但有自行消退趋势，通常有10~20年的病程，临床较为罕见。先天性UAVF多见于母体毒性弥漫性甲状腺肿（Graves病）、接触己烯雌酚[6]等情况。

（二）获得性子宫动静脉瘘

获得性UAVF临床更为常见，是指后天因素导致的血管畸形。一般认为，创伤（包括手术、流产、分娩、刮宫）、感染及肿瘤等是获得性UAVF发病的重要诱因，其病理改变主要为创伤的动脉分支与肌层静脉之间存在多个小的动静脉瘘，或出现动静脉血管瘤[7]。妊娠相关获得性UAVF可继发于胎盘绒毛植入、妊娠滋养细胞疾病（gestational trophoblastic disease，GTD）、剖宫产、自然分娩、人工流产等；非妊娠相关获得性UAVF可继发于子宫恶性肿瘤、诊断性刮宫、宫内节育器放置及取出术和其他涉及子宫的手术等操作[8]。

本共识仅限于早期妊娠相关获得性UAVF。

二、临床表现

UAVF可表现为阴道流血、下腹痛、继发性贫血等[9]。多数患者表现为不规则的阴道流血，出血量小，出血时间长[10]；也有表现为无明确诱因阵发性大出血，或短时间内大量出血后迅速停止的"开关式"出血[11]，严重时可能导致大出血相关的循环失代偿的症状[12]。

妊娠早期合并或并发UAVF患者，在人工流产术或清宫手术中有可能发生难以控制的大出血。由于短期内出血量大，可出现失血性休克，甚至危及生命[13]。流产后患者也可发生反复性阴道流血或无诱因阵发性阴道流血。

UAVF患者多无特异性体征。部分患者病灶位于子宫颈旁、阔韧带或子宫下段，阴道扩张器（俗称"阴道窥器"）视诊时可见阴道穹隆处有搏动样改变[14]。UAVF病灶较大者，双合诊检查时可触及与心律一致的搏动性肿块，伴有脉冲样震颤感或握雪感，按压时有疼痛感；听诊时可闻及增强的往复性血管杂音，于收缩期较响亮[15]。个别严重者可能伴有心脏收缩期杂音，甚至能触及心前区震颤[16]。

三、诊断依据

病史是 UAVF 诊断的重要资料。应详细询问病史，了解既往是否有或可疑 UAVF 病史，近期是否有人工流产、诊断性刮宫等涉及子宫的手术操作史。对于可疑患者，应仔细进行体格检查，避免遗漏相关体征。部分患者可无明显症状和体征，仅有影像学检查符合 UAVF 诊断。针对性的辅助检查是疑似 UAVF 患者明确诊断的重要依据。

（一）经阴道超声检查

经阴道超声检查（transvaginal ultrasonography，TVS）是诊断 UAVF 的首选方法[17]，具有无创和便捷的优势。灰阶超声显示子宫肌层增厚，局部回声不均匀，可见不规则无回声区、管道状/蜂窝状无回声或低回声区（图 3-9-1a），界限不清；子宫肌层血管面积增加，血管密集，迂曲走行，偶可见囊状扩张的血管。彩色多普勒显像可见异常回声区内五彩镶嵌的血流信号（图 3-9-1b），血流分布杂乱。频谱多普勒在血流信号丰富区域可检测到高速低阻血流频谱，平均收缩期峰值流速（peak systolic velocity，PSV）可达 136cm/s，平均阻力指数为 0.3。因有动脉-静脉交通，静脉血流频谱呈波动性高速血流频谱，故在病灶区内较难区分动脉或静脉频谱波形。子宫动脉及其分支血流阻力下降。波动性频谱呈毛刺样改变，是动静脉瘘的特异性多普勒表现（图 3-9-1c）。

正常子宫动脉 PSV 为 9~44cm/s。UAVF 患者测定 PSV 可预测病变严重程度。PSV≥83cm/s 时，患者子宫活动性出血

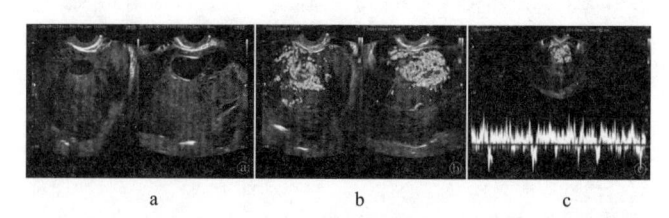

图 3-9-1 子宫动静脉瘘的超声影像学表现

注：a. 灰阶超声显示子宫肌层增厚，局部呈管道状/蜂窝状无回声；b. 彩色多普勒显示无回声区内呈五彩镶嵌血流信号；c. 频谱多普勒显示 UAVF 病灶部位血流频谱呈毛刺样改变。

风险高；PSV<40cm/s 时，子宫活动性出血风险低[18]。

遵循最小剂量原则（as low as reasonably achievable, ALARA），早期妊娠超声检查时不建议常规行多普勒超声检查。当怀疑胚胎发育异常或子宫特殊部位妊娠如子宫颈、子宫角及剖宫产瘢痕妊娠时，需关注胚胎附着部位及其周围组织的血流信号和频谱特征。

（二）计算机体层血管成像

计算机体层血管成像（computed tomography angiography, CTA）是一种无创血管成像技术。其精确度高，可清晰显示髂总动脉、髂内和髂外动脉及其分支、子宫动脉及畸形血管团的位置、大小和立体空间关系，能准确诊断 UAVF，为临床诊治提供清晰的立体影像资料。相较于数字减影血管造影（digital subtraction angiography, DSA），CTA 能够从多方位、多角度、更加精确地显示畸形血管的立体结构和毗邻关系（图 3-9-2）。

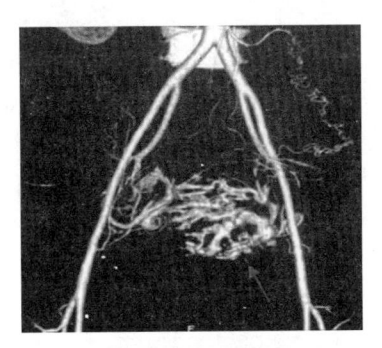

图 3-9-2　瘢痕妊娠清宫术后子宫动静脉瘘的 CTA 表现

注：两侧宫旁组织及动脉期可见多发迂曲、扩张血管影；宫旁静脉明显增粗迂曲，在动脉期较早显影。

（三）磁共振成像

磁共振成像（magnetic resonance imaging, MRI）检查在诊断软组织疾病方面具有较高的临床价值，可显示 UAVF 的病变范围及邻近组织器官的受累情况。UAVF 的典型影像表现为平扫 T_1WI 和／或 T_2WI 上子宫肌层或宫旁组织中卷曲扩张的流空信号。MRI 增强扫描 T_1WI 可见病灶部位迂曲的血管强化影，特征表现为粗大的动脉血管与引流静脉直接交通而无连接两者的毛细血管网（图3-9-3）。

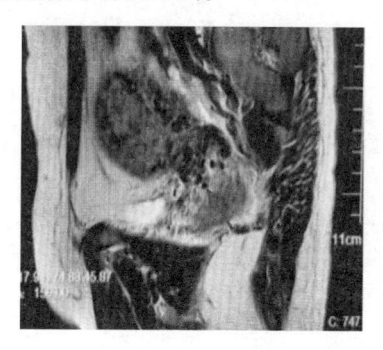

图3-9-3 子宫动静脉瘘的MRI表现

注：子宫肌层中见卷曲扩张的流空血管。

（四）数字减影血管造影

DSA检查是诊断UAVF的"金标准"。其不仅能提供病变的确切位置，显示精细的血管结构，而且可清楚地了解病变的范围及严重程度，特别是其在明确诊断的同时还可根据临床需要行病灶相关血管的栓塞治疗。

DSA能动态观察UAVF动静脉的交通，可于动脉期显现静脉提前显影；子宫动脉相关分支走行迂曲、增粗、失去正常形态；病灶处血管呈管状或囊状扩张；若存在活动性出血时可见造影剂外溢[19]（图3-9-4）。

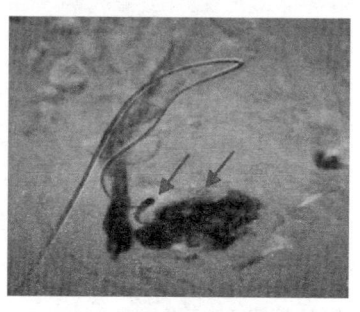

图3-9-4 子宫动静脉瘘的DSA检查图像

注：子宫动脉增粗，失去正常形态；UAVF病灶处血管呈管状或囊状扩张。

（五）宫腔镜、腹腔镜检查

内镜检查也是诊断 UAVF 的手段之一。但除非兼顾治疗所需，通常不作为主要的检查技术。如果 UAVF 病灶位于子宫肌层凸向子宫腔，宫腔镜下可见子宫腔内搏动的血管团块；如果 UAVF 病灶位置累及浆膜层，腹腔镜下也可发现子宫表面畸形的血管。宫腔镜、腹腔镜检查阴性也不能除外肌层内 UAVF[20]。

（六）病理检查

在切除的 UAVF 标本中，离体后剖视子宫壁肌层呈蜂窝样，可见增粗、壁厚的血管管腔。镜下可见血管结构异常，包括血管壁弹力纤维和平滑肌层的重复和结构紊乱；或是管壁的异常变薄或增厚，为结缔组织替代，也可出现透明的玻璃样变性[21]。早期妊娠相关 UAVF 偶可查见绒毛"伪影"、胚胎组织或滋养叶细胞。病理检查只作为 UAVF 诊断的参考标准，病理学阴性也不能除外 UAVF[22]。

四、易发子宫动静脉瘘的相关疾病

GTD、妊娠早期胎盘绒毛植入、流产后胚胎组织物残留等疾病可能继发子宫动静脉的异常构建。如果影像学检查发现典型的 UAVF 特征，在临床治疗过程中，对于可能发生的子宫出血的风险应予以重视。

（一）妊娠滋养细胞疾病

GTD 病灶可破坏子宫肌层血管，使血管发生异常交通，继发 UAVF，清宫术中及术后均有较高的出血风险。滋养细胞肿瘤具有亲血管性生物学特性，极易侵袭血管壁。化学治疗（简称"化疗"）导致肿瘤细胞坏死，继发血管壁缺损，导致动脉和静脉形成交通支，发生子宫肌层或宫旁动静脉瘘[22]。

（二）早期妊娠胎盘绒毛植入

由于妊娠绒毛的侵袭能力强且具有亲血管活性，胚胎着床区域血供丰富，在早期胎盘形成过程中，可发生绒毛过度侵蚀，导致早期妊娠胎盘绒毛植入。经阴道超声检查在评价子宫腔内正常位置的早期妊娠胎盘绒毛植入上具有一定局限性，多数需在中期妊娠后通过显示胎盘内异常血池、胎盘后间隙消失等征象获得诊断。若妊娠囊种植在输卵管间质部、子宫颈及剖宫瘢痕处，由于局部缺乏正常蜕膜，绒毛直接侵蚀局部子宫肌层血管，形成 UAVF，此时经阴道超声检查可通过显示妊娠囊位置异常、局部胎盘绒毛下血流信号丰富、记录到极低阻力动脉血流频谱等获得异位妊娠的诊断。

（三）流产后胚胎组织物残留

自然流产、药物流产或人工流产手术后胚胎组织物残留也可表现为反复性阴道流血，血清 β-hCG 值下降缓慢。盆腔超声检查显示宫腔内有残留组织物，应进一步行彩色多普勒超声检查，了解残留组织周围的血流是否具有 UAVF 的特征[23]。

（四）流产后异常出血

人工流产术、清宫术及其他子宫腔操作术后患者有不规则阴道流血，血 β-hCG 值正常，盆腔超声检查子宫腔内未见组织物残留，但子宫肌壁间可见异常血管影像，如果未发现典型的 UAVF 特征，需要与假性子宫动脉瘤（uterine artery pseudoaneurysm，UAP）相鉴别。UAP 是 UAVM 的表现之一，是子宫动脉壁缺陷导致血液外渗，被周围组织包绕而形成的与动脉腔相通的血肿。瘤壁为一层疏松的结缔组织，多为医源性、创伤性所致[22]。

五、治疗

UAVF 的治疗应依据患者的生育需求、出血严重程度、彩色多普勒超声子宫动脉的 PSV 数值、病灶大小及医疗机构条件等综合考虑，制定处理方案。对于临床明确诊断的 UAVF，建议治疗后再妊娠。

（一）期待治疗

早期妊娠合并或并发 UAVF 需要根据胚胎发育状况、着床的位置、UAVF 的病灶大小、阴道流血量、PSV 数值等因素综合评估是否可在严密监测下继续妊娠；同时还需告知患者随时有大量出血、流产、子宫切除甚至危及生命等风险。

已明确诊断的 UAVF 患者未经治疗意外妊娠，且生育愿望强烈，若病灶范围小，此次妊娠后无阴道流血或血量小，且彩色多普勒超声检查 UAVF 病灶中的 PSV<40cm/s，可在密切观察随访下继续妊娠[18]。

妊娠相关 UAVF，在终止妊娠后部分子宫肌层血管的异常交通可在数周至数月内自行消退。对于此类继发性无症状UAVF患者，可进行期待管理[24]。

推荐意见：具有强烈生育意愿、病灶范围小、无阴道流血或少量流血，早期妊娠明确诊断的UAVF患者，若病灶PSV＜40cm/s，可以密切观察随访，继续妊娠（2B类证据）。

（二）药物保守治疗

药物保守治疗的适应证尚无明确的循证医学证据，目前仅用于非妊娠期及妊娠终止后患者。若盆腔超声检查UAVF病灶相对较小，PSV为40～60cm/s，且阴道流血量小时，可尝试药物治疗[9]。常用药物包括复方口服避孕药、高效孕激素、促性腺激素释放激素激动剂（gonado-trophin releasing hormone agonist，GnRH-a）、宫缩剂等，可单独或联合应用。孕激素通过与受体结合，导致子宫内膜腺体萎缩，减少出血[9]；雌激素通过促进子宫内膜增生，修复出血血管，达到止血和控制出血目的[24]；GnRH-a则可增加子宫动脉阻力，促进畸形血管硬化闭锁[10]。如果治疗过程中仍有反复出血或出血增多，推荐选择子宫动脉栓塞术（uterine artery embolism，UAE）或手术治疗。

推荐意见：药物治疗适用于阴道流血量少、UAVF病灶相对较小、PSV在40～60cm/s的非妊娠期UAVF及已终止妊娠者（2B类证据）。

（三）妊娠物清除术

子宫特殊部位的妊娠局部血流丰富，如子宫颈妊娠、子宫角妊娠等。虽然子宫颈或子宫角妊娠合并或并发UAVF临床不常见，但其极大增加了手术中出血的风险。早期妊娠一旦明确诊断子宫特殊部位妊娠合并或并发UAVF，应及时终止妊娠、去除病灶、保障患者的安全。术前需要充分讨论、评估，做好围手术期抢救预案。手术方式应根据可及性、患者症状的严重程度和术者手术技巧选择。

对于不全流产继发UAVF的患者，其出血风险增大，不可盲目进行诊断性刮宫，应推荐根据病灶大小及其血流动力学状态评估是否采用UAE后在超声引导下行负压吸引术、清宫术，或在宫腔镜下行子宫腔残留物清除术。

终止妊娠术后若无使用禁忌，建议口服甾体避孕药或使用含高效孕激素的避孕节育药具（如皮下埋植剂、宫内缓释系统等）避免非意愿妊娠[25]，同时也可减少出血[9, 23]。

推荐意见： 早期妊娠诊断的子宫特殊部位妊娠合并或并发UAVF，应根据医疗机构的条件、患者症状的严重程度和术者手术技巧选择适宜技术，及时终止妊娠、去除病灶（2B类证据）。

（四）子宫动脉栓塞术

UAE治疗UAVF的经验远不及单纯子宫动脉栓塞止血，应特别重视操作技术。对于适应证的掌握、栓塞材料的类型与用量把控、栓塞血管或部位的选择是否恰当，都关乎栓塞治疗的成败。UAVF栓塞治疗的目标部位是瘘池，故将瘘口完全堵塞、消除异常的引流静脉是最确切、最彻底的治疗方案。若不能经瘘池两端（动脉端和静脉端）路径接近瘘池并实施精准完全栓塞，采取在子宫动脉造影诊断和评估的同时进行子宫动脉及附属分支血管的局部精细栓塞，也是目前临床较常选择的治疗方式。需要强调的是，无论采用何种形式的栓塞路径，都应做好随时开腹止血的预案。

UAE是UAVF的主要保守治疗方法之一。其适应证主要根据患者的临床症状，尤其适用于年轻、需要保留生育功能的UAVF患者[26]。若患者有阴道流血，经药物治疗无效，PSV>60cm/s，优先考虑行UAE[9, 18]。UAE术后由于局部侧支循环及邻近动静脉分支再通，有栓塞失败、再次出血的可能。部分复发患者接受再次栓塞，仍可获得良好的治疗效果[27]。

UAE短期阻断子宫血供，也有影响邻近器官（如卵巢等）供血的风险，非超选择性栓塞还可能导致误栓，影响盆壁肌肉群、神经、盆腔其他器官（如膀胱、输尿管等）的正常血供，导致多种潜在的近期和远期并发症[10]，如腰骶酸痛、尿频尿急、月经量减少，严重者可有宫腔粘连[28]、输尿管狭窄、肾积水[29]等。

推荐意见： UAE是UAVF的主要保守治疗方法，尤其适用于年轻、需要保留生育功能的UAVF患者。合并阴道流血且药物治疗无效，PSV>60cm/s者，优先考虑行UAE（2A类证据）。

（五）手术治疗

1. 子宫局部病灶切除术　可选择经腹及腹腔镜路径或腹腔镜联合经阴道路径。手术适应证包括：① UAVF保守治疗失败、栓塞治疗后复发，且反复出血或PSV≥83cm/s[18]；

②剖宫产瘢痕妊娠合并或并发 UAVF。

对于有生育需求的患者，局部病灶切除时需兼顾病灶切除的彻底性（尤其强调合并绒毛植入、胚胎组织物残留或妊娠滋养细胞肿瘤患者）和子宫的完整性，切缘对合整齐分层缝合。彻底结扎残留的血管使之慢慢机化，预防复发引起的再次大量出血。

在子宫局部病灶切除手术中，暴露子宫后准确定位病灶的范围和界限（术前若能在 CT 导引下进行病灶定位则更有帮助），避免血供阻断后病灶回缩导致切除后残留。因出血风险高，可考虑术中应用无损伤止血夹（bulldog clamp）行子宫动脉暂时性夹闭。如此，既能减少术中出血，又可避免长时间阻断子宫血供相关的并发症[30]。若子宫病灶范围大或粘连严重，分离子宫动脉困难，可选择解剖位置较高、相对容易暴露的髂内动脉进行暂时、可逆的阻断。

2. 子宫切除术　手术适应证包括：①反复发作的子宫出血、无生育要求、随访条件差、药物治疗或 UAE 治疗失败的患者；②伴有大量子宫出血并危及生命，其他止血方法无效或无法使用时。

鉴于 UAVF 血供的复杂性，有时子宫动脉未必是"流入道"。子宫切除前或切除术中，须有 DSA 引导，推荐在杂交手术室进行手术，利于精准定位 UAVF 的"流入道"，避免过早阻断"流出道"导致 UAVF 血池压力急剧上升，致使手术中大出血的可能。若术前预先实施 UAE，可使手术的"安全平面"界限相对明显，既可减少术中出血、降低手术风险，又可提高手术切除率、减少术后复发。

推荐意见：UAVF 的手术治疗包括子宫局部病灶切除术和子宫切除术，手术方式需结合患者临床症状、生育要求、UAVF 的相关治疗史、PSV 值（尤其需要重视≥83cm/s 者）、是否存在伴发疾病等综合考量（2B 类证据）。

六、随访

早期妊娠相关 UVAF 终止妊娠后应定期随访。血 β-hCG 监测每 1～2 周复查 1 次，至正常。盆腔超声检查每 2～4 周复查 1 次，持续 3 个月；若无异常情况，之后每 6～12 个月复查 1 次，随访有无复发。

行UAE的患者若仍有生育需求，推荐UAE术后避孕6个月。局部病灶切除手术后，按照瘢痕子宫随诊原则，应避孕24个月。

推荐意见：早期妊娠相关UAVF终止妊娠后应定期随访，做好避孕宣教（2B类证据）。

七、总结

UAVF具有潜在的、可致命的出血风险[31]。早期妊娠或流产后伴有异常阴道流血，原因无法解释或不能明确诊断时，应注意详细询问病史，充分利用医学影像学技术完善相关检查，判断是否合并或并发UAVF。结合患者的年龄、生育需求、病灶处血流动力学状态及出血严重程度等，因地制宜地实施个体化诊治方案，保障患者的安全。

执笔专家：张巧（北京医院国家老年医学中心/中国医学科学院老年医学研究院）、张师前（山东大学齐鲁医院）、周丹（北京医院国家老年医学中心/中国医学科学院老年医学研究院）、谢红宁（中山大学附属第一医院）、李拥军（北京医院国家老年医学中心/中国医学科学院老年医学研究院）、李兵（安徽医科大学附属妇幼保健院）、黄丽丽（浙江大学医学院附属妇产科医院）、陈勤芳（中国福利会国际和平妇幼保健院）、杨清（中国医科大学附属盛京医院）、刘欣燕（中国医学科学院北京协和医院）、顾向应（天津医科大学总医院）

共识制定与参与讨论的专家组成员（按姓名首字母汉语拼音顺序）：常明秀（河南省人口和计划生育科学技术研究院）、常青（陆军军医大学第一附属医院）、车焱（上海市计划生育科学研究所）、陈勤芳（中国福利会国际和平妇幼保健院）、崔保霞（山东大学齐鲁医院）、邓晓涛（北京医院国家老年医学中心/中国医学科学院老年医学研究院）、董白桦（山东大学齐鲁医院）、董晓静（重庆医科大学附属第二医院）、方芳（北京医院国家老年医学中心/中国医学科学院老年医学研究院）、谷翊群（国家卫健委科学技术研究所）、顾向应（天津医科大学总医院）、黄丽丽（浙江大学医学院附属妇产科医院）、黄薇（华西第二附属医院）、江静（河北医科大学第二医院）、李兵（安徽医科大学附属妇幼保健院）、李红钢（华中科技大学同济医学院计划生育研究所）、李坚（首都医科大学附属北京妇产医院）、李叶（北京医院国家老年医学中心/中国医学科学院老年医学研究院）、李拥军（北京医院国家老年医学中心/中国医学科学院老年医学研究院）、林青（首都医科大学附属北京友谊医院）、林元（福建省妇幼保健院）、刘庆（国家卫生健康委科学技术研究所）、刘伟信（四川省妇幼保健院）、刘欣燕（中国医学科学院北京协和医院）、吕秋波（北京医院国家老年医学中心/中国医学科学院老年医学研究院）、吕维富（中国科学技术大学附属第一医院）、倪才方（苏州大学附属第一医院）、钱志大（浙江大学医学院附属妇产科医院）、任琛琛（郑州大学第三附属医院）、单莉（西北妇女儿童医院）、沈嵘（南京市妇幼保健院）、谭文华（哈尔滨医科大学附属第二医院）、唐运革（广东省计划生育专科医院）、汪利群（江西省妇幼保健院）、王晓军（新疆维吾尔自治区妇幼保健院）、王玉（中国医科大学附属盛京医院）、魏占荣（天津市东丽区妇女儿童保健和计划生育服务中心）、谢红宁（中山大学附属第一医院）、熊承良（华中科技大学同济医学院）、徐文健（南京市妇幼保健院）、杨清（中国医科大学附属盛京医院）、杨文忠（湖北省妇幼保健院）、于晓兰（北京大学第一医院）、袁冬（天津市河东区妇产科医院）、曾俐琴（广东省妇幼保健院）、张国福（复旦大学附属妇产科医院）、张林爱（山西省妇幼保健院）、张巧（北京医院国家老年医学中心/中国医学科学院老年医学研究院）、张师前（山东大学齐鲁医院）、张玉泉（南通大学附属医院）、章慧平（华中科技大学同济医学院）、郑铮（深圳市妇幼保健院）、周丹（北京医院国家老年医学中心/中国医学科学院老年医学研究院）

参考文献从略

（通信作者：顾向应）
（本文刊载于《中国实用妇科与产科杂志》2022年3月第38卷第3期第284-289页）

第四篇 剖宫产子宫瘢痕部位相关疾病篇

1 剖宫产瘢痕妊娠诊治专家共识

一、概述

剖宫产瘢痕妊娠（cesarean scar pregnancy，CSP）是指胚胎着床或部分着床于子宫下段剖宫产瘢痕处，是异位妊娠的一种特殊类型，也是剖宫产术后远期潜在的严重并发症之一。近年来CSP发病率迅速增加，诊治不当可能发生大出血、子宫破裂等并发症，严重危害妇女健康甚至威胁生命。临床以早孕期的CSP多见，特别是孕10周前，故本章仅论述这一特定孕期的CSP。剖宫产瘢痕妊娠临床诊断主要依据超声检查，治疗原则包括及时终止妊娠并清除病灶、预防出血、保留生育功能、保障生命安全。根据孕周大小、病程长短、胎囊与子宫剖宫产瘢痕处的相关程度、局部血供状态、血β-hCG值以及医疗机构的条件等综合考虑选择治疗方案。子宫动脉栓塞（uterus artery embolization，UAE）后清宫是目前较常用的治疗方法。

二、诊断要点

（一）临床表现

1. 病史　有剖宫产史。
2. 症状　常无特征性表现，大多数无腹痛，少数为轻微腹痛。约1/2患者以阴道出血就诊，阴道出血表现为以下几种不同形式。

（1）停经后：阴道出血淋漓不断，出血量不多或似月经样，或突然增多，也可能一开始即为突然大量出血，伴大血块，血压下降，甚至休克。

（2）人工流产术中或术后：表现为手术中大量出血不止，涌泉状甚至难以控制，短时间内出现血压下降甚至休克；也可表现为术后出血持续不断或突然增加。

（3）药物流产后：用药后常无明显组织排出或仅有少量膜样组织排出。药流后阴道出血持续不净或突然增加，行清宫手术时发生大出血。中晚孕期的 CSP 妊娠患者可有子宫下段瘢痕局部疼痛，合并子宫破裂时有突发的剧烈腹痛、晕厥甚至休克，有生命危险。

3. 体征　早期 CSP 患者缺乏特异性体征。个别患者妇科检查时可发现子宫下段饱满或形态异常，随着妊娠月份的增大可有子宫下段瘢痕局部压痛。一旦发生子宫破裂，可出现腹部压痛、反跳痛、移动性浊音阳性等表现。

（二）辅助检查

1. 超声检查　是诊断 CSP 敏感而可靠的方法，经阴道彩色超声最基本和常用。其显像特点如下。

（1）子宫腔与颈管内未见孕囊，在子宫下段见孕囊或不均质包块，与剖宫产瘢痕处部分或全部关系密切。

（2）该处见丰富血流信号，严重者呈"蜂窝状"低阻血流信号。

（3）可出现该处子宫壁外凸、肌层不连续或与膀胱壁间变窄甚至分界结构不清等。

超声检查不仅为 CSP 的诊断和鉴别诊断提供可靠的依据，也是治疗和随诊过程中的重要的观察指标。

2. MRI 检查　不作首选检查项目，仅用于疑难病例的进一步确诊及治疗辅助。

3. β-hCG　主要用于以下 3 个方面。

（1）帮助选择治疗方案。

（2）评估治疗效果。

（3）鉴别滋养细胞疾病。

4. 组织病理学检查　CSP 子宫全切标本可发现宫腔和宫颈管内没有胚胎，子宫下段增宽且肌层菲薄，被胚胎、胎盘或血块所占据。组织学检查可发现剖宫产瘢痕处肌纤维组织内有滋养层细胞及绒毛结构。

三、鉴别诊断

1. 宫颈妊娠　临床表现为孕早期有不规则阴道流血，易与 CSP 混淆。妇科检查常见宫颈膨大，且多为不规则。超声波提示孕囊位于宫颈内口下方的宫颈管内，颈管扩张，胎囊或包块周围血流丰富，管壁肌层结构异常、变薄。

2. 不全流产　临床表现阵发性腹痛伴有阴道出血。妇科检查宫颈外观无异常，可伴有宫颈口松弛。超声提示孕囊位于宫腔下部，但宫腔下部均匀扩张，肌层结构正常，且孕囊周围无血流信号。

3. 滋养细胞疾病　葡萄胎或绒癌可以位于子宫任何位置。妇科检查子宫均匀增大，早期肌壁结构正常。超声检查见宫腔内呈蜂窝状或落雪状不均质回声团。绒癌较易远处转移，血清 β-hCG 水平异常增高（表 4-1-1）。

表 4-1-1　CSP 的鉴别诊断

	CSP	宫颈妊娠	不全流产	GTD
剖宫产史	有	可无	可无	可无
病变位置	宫颈内口上方，与子宫前壁下段（瘢痕）关系密切	宫颈内口下方的宫颈管内	宫腔下部	可位于子宫的任何位置
病变与剖宫产瘢痕的关系	位于剖宫产瘢痕处的肌层内	位于瘢痕的下方	无关	无关
彩色超声	血流丰富；与膀胱间隔变薄甚至缺失	血流丰富	胎囊周围无血流	包块血流丰富；血 β-hCG 异常升高；可伴有远处转移灶

注：CSP. 剖宫产瘢痕妊娠；GTD. 妊娠滋养细胞疾病；β-hCG. β-人绒毛膜促性腺激素。

四、治疗原则

尽早终止妊娠是关键。清除病灶、预防出血、保留生育功能和保障安全和生活质量是治疗原则。目前主要有以下几种治疗方法。

1. 双侧子宫动脉栓塞术（UAE）后清宫　CSP 患者在行人工流产时可能会发生不可控制的大出血，压迫止血效果常不满意，需要行双侧子宫动脉栓塞术以控制急性的大量出血。对超声提示胎囊种植部位子宫肌壁血流信号丰富或有大出血倾向的CSP病例，在清宫术前24～48h行子宫动脉栓塞术，然后再实施胚胎清除，可以减少大量出血的发生概率，并降低手术的难度和风险。如果在清宫过程中发生子宫瘢痕处破裂，应立即实施修补。目前认为，UAE可作为一线治疗措施。

2. 子宫瘢痕处病灶切除术或清除术　可采用腹腔镜、经阴道或开腹局部病灶切除术。切开子宫下段，清除妊娠组织，重新缝合修复。宫腔镜下子宫瘢痕处病灶清除术，常需要与UAE或腹腔镜联合进行。

3. 子宫次全切除或全子宫切除　这种方法仅在因短时间大出血，为挽救患者生命，限于条件，无其他办法可行而采取的紧急措施。

4. 甲氨蝶呤（MTX）治疗

（1）全身用药：按体表面积，单次肌内注射MTX 50mg/m^2，1周后监测β-hCG下降不满意可重复应用。

（2）局部用药：以16～20号穿刺针行胎囊内或局部注射，MTX剂量为5～50mg。应用MTX后进行血β-hCG和超声波动态监测，以评价治疗效果。如血β-hCG下降不满意、丰富的低阻血流信号持续存在，需考虑其他治疗方案。现有研究资料显示，由于与手术治疗相比，药物治疗疗程长，疗效不确定，并且在治疗期间随时有大出血、子宫破裂风险，因此，多主张手术治疗而非药物保守治疗。

五、随访

CSP患者治疗后应定期随访血β-hCG和超声检查，直至血β-hCG正常，超声提示病变局部血流信号完全消失且包块趋于缩小。血β-hCG检测正常，子宫恢复正常后，保守治疗的患者建议高效避孕6个月，开腹或腹腔镜行病灶清除及缝合术的患者建议高效避孕2年。

六、预防

CSP发病与局部瘢痕处的愈合不良有一定的关系，降低剖宫产率、提高剖宫产缝合技术是预防的关键；其次是促进剖宫产术后妇女的避孕及生殖健康咨询，指导高效及长效避孕措施的落实，保证正常生育间隔，防止产后近期再次妊娠尤其是非意愿妊娠发生的概率。

建立CSP的防范风险意识，掌握诊断CSP的基本要点，尽早识别、诊断和选择适宜的方法终止妊娠，避免严重并发症。

（本文刊载于《临床诊疗指南与技术操作规范计划生育分册》2017修订版，北京：人民卫生出版社，第148-150页）

2 剖宫产后中期妊娠胎盘前置状态伴植入终止妊娠的专家共识

中华医学会计划生育学分会

终止中期妊娠主要用于因医学原因不宜继续妊娠和非意愿妊娠的情况。由于近年来剖宫产率居高不下，有剖宫产史的孕妇比例增加；一旦发生胎盘前置状态，胎盘植入的风险也相对增加。终止胎盘前置状态伴植入的中期妊娠过程中，由于胎盘不能自行剥离或者只能部分剥离，可导致大出血、感染、子宫破裂，甚至危及生命。此类疾病是计划生育临床工作中的难点，临床上常面临三大难题：①如何选择终止妊娠方式？②如何预防和处理大出血？③如何预防和处理胎盘残留？

为解决以上问题，中华医学会计划生育学分会参考中华医学会围产医学分会与中华医学会妇产科学分会产科学组联合编写的《胎盘植入诊治指南（2015）》[1]、中华医学会妇产科学分会产科学组编写的《前置胎盘的临床诊断与处理指南（2013）》[2]和2012年美国妇产科医师协会（American College of Obstetricians and Gynecologists，ACOG）发布的《胎盘植入共识》[3]，结合计划生育技术服务的临床实际情况及专家经验，编写了本共识，供临床参考。

一、胎盘位置异常的相关定义及高危因素

（一）胎盘前置状态

胎盘前置状态是指妊娠28周前，胎盘附着在距离子宫颈内口较近的位置甚至部分或全部覆盖子宫颈内口，其位置低于胎儿先露部。临床按胎盘与子宫颈内口的关系，将胎盘前置状态分为以下3种类型。完全性（中央性），是指胎盘组织完全

覆盖子宫颈内口；部分性，是指胎盘组织覆盖一部分子宫颈内口；边缘性，是指胎盘附着于子宫下段，达子宫颈内口边缘，不超越子宫颈内口[4]。

（二）胎盘植入

胎盘植入是指胎盘绒毛侵入子宫肌层。胎盘植入子宫浅肌层为粘连型（placenta accreta），侵入子宫深肌层为植入型（placenta increta），穿透子宫肌层达浆膜层、甚至侵入邻近器官为穿透型（placenta percreta）；依据胎盘植入子宫肌层的面积分为完全性和部分性[5]。

（三）高危因素

1. 剖宫产史。剖宫产术后子宫内膜受损，子宫切口处瘢痕愈合不良，绒毛侵入子宫肌层甚至浆膜层，导致胎盘植入。有剖宫产史的妇女再次妊娠时前置胎盘的发生率较无剖宫产史者升高（分别为2.54%和0.44%）；有剖宫产史的前置胎盘患者中，发生胎盘植入的比例也高于无剖宫产史者（分别为38.2%和4.5%）[6-7]。

2. 孕妇年龄≥35岁。

3. 人工流产≥2次。

4. 分娩次数≥2次。

5. 既往有胎盘粘连病史。

二、胎盘前置状态伴植入的临床表现、辅助检查及诊断

（一）临床表现

1. 患者常无明显的临床表现，部分患者可有反复、无痛性阴道流血。

2. 穿透型胎盘植入合并子宫破裂的患者可有腹痛、休克、胎心消失等表现。

3. 引产后出现异常腹痛或阴道大量流血[8]。

4. 胎儿娩出后30min胎盘不能自行剥离，徒手取胎盘时发现剥离困难或胎盘与子宫肌壁粘连紧密，或胎盘部分剥离时发生大出血。

（二）辅助检查

超声及MRI是重要的辅助检查手段，其中首选超声检查，

如诊断困难再行 MRI 检查。如出现血尿，怀疑胎盘植入膀胱时，可行膀胱镜检查。

1. 超声检查　有剖宫产史者终止妊娠前应常规行彩超检查，检查胎盘附着位置。特别是对于有多次宫腔操作史以及停经后有阴道流血史者，建议作为重点提请超声科医师关注。

（1）胎盘前置状态的超声征象：超声检查可以发现覆盖或接近子宫颈内口的胎盘组织，呈均匀的强回声，胎盘下缘距子宫颈内口≤2cm。

（2）胎盘植入的超声征象：超声可以发现胎盘后间隙部分或全部消失；子宫浆膜-膀胱交界处血管丰富；胎盘着床部位的子宫正常结构紊乱，弥漫性或局灶性胎盘实质内腔隙血流[9]。

二维超声联合彩超诊断胎盘植入的敏感度、特异度分别为82.4%、96.8%。但对于有剖宫产史者，膀胱后壁与子宫前壁之间在妊娠时会有一些新生的母体血管，因此凭借此征象来诊断胎盘植入可能会导致一些假阳性的结果。能量多普勒超声（power Doppler ultrasound，PDU）能够探查到低速血流而不受多普勒角度的影响，在二维超声怀疑胎盘植入的部位使用PDU 可发现异常的血管分支和不规则的异常血供。国外学者多认为，PDU 对胎盘植入的血流显示比彩超更有优势。三维能量多普勒超声（3D-PDU）的征象包括胎盘内不规则的扭曲吻合血管，子宫浆膜层与膀胱交界处异常血管。3D-PDU 的阳性预测值为76%，当怀疑胎盘植入时，3D-PDU 可以作为补充检查[10]。

2. MRI 检查　MRI 具有良好的软组织对比度，且能多方位成像，可以更好地显示胎盘与剖宫产术后子宫切口的位置关系以及胎盘侵犯子宫肌层的深度。MRI 检查有助于鉴别粘连型与穿透型胎盘植入。对于预测穿透型胎盘植入的准确性高于超声检查，特别是对于后壁胎盘、胎盘侵及周围器官及肥胖者[11]。MRI 检查可作为超声检查诊断胎盘植入的重要补充，有条件的医院可以建议患者进行 MRI 检查。MRI 如提示子宫凸向膀胱，胎盘与子宫肌层密切相连，胎盘组织呈"三角形"或"蘑菇状"侵入子宫肌层造成子宫结合带变薄或中断等，提示胎盘植入可能[7, 12]。采用 3D 打印技术，将 MRI 成像由专用软件合成打印，立体呈现，有助于胎盘植入的诊断。

（1）粘连型胎盘植入：MRI检查显示子宫结合带模糊、不规则或中断；子宫肌层信号显示完好，可呈受压改变。

（2）植入型胎盘植入：MRI检查显示子宫结合带信号中断，子宫肌层变薄、受侵或信号不规则，流空血管影穿过肌层。

（3）穿透型胎盘植入：子宫肌层信号完全消失，胎盘位于子宫轮廓线外。

3. 膀胱镜检查　由于胎盘植入侵及膀胱，临床上可能会出现血尿，可以行膀胱镜检查，确定植入的胎盘是否侵及膀胱黏膜及侵及范围[13]。

（三）诊断

剖宫产后中期妊娠胎盘前置状态伴植入的临床诊断主要依据病史，尤其要注意患者是否具有高危因素，结合临床症状、体征以及辅助检查；确诊则需依据手术所见以及组织病理学检查结果。剖宫取胎术中如果发现子宫前壁下段膨隆、子宫肌层变薄甚至消失、局部血管异常充盈怒张可以协助诊断；局部病灶切除或子宫切除标本的病理切片检查在子宫肌纤维之间发现胎盘绒毛，可以明确诊断胎盘植入[4-5, 8]。

胎盘前置状态伴植入在终止妊娠前如忽视，易造成漏诊，往往在引产术中和术后发生大出血或胎盘不剥离时才得以诊断（即延迟诊断）。所以，终止妊娠前的诊断是减少此类患者发生不良结局的重要环节，也是近年来临床医师关注的重点。其诊断的两个关键点是胎盘前置状态和胎盘植入，超声及MRI是重要的辅助检查手段。

三、终止妊娠的方式

终止妊娠的方式包括剖宫取胎术、子宫局部病灶切除及修补术、依沙吖啶羊膜腔内注射引产术、米非司酮配伍前列腺素引产术。目前，剖宫取胎术和子宫局部病灶切除及修补术报道的患者数相对较多。依沙吖啶羊膜腔内注射引产术和米非司酮配伍前列腺素引产术的报道极少。为减少大出血等严重并发症以及保障强有力的救治力量，推荐行择期剖宫取胎术或子宫局部病灶切除及修补术。术前先行双侧子宫动脉栓塞术（UAE），能有效减少术中出血。

已诊断或可疑诊断为胎盘前置状态伴植入者,若要求终止妊娠,应该转诊到具备行开腹子宫切除术或 UAE 条件,且有救治产后大出血经验的医院。

(一)终止妊娠时的围术期准备

1. 建立临床多学科综合治疗团队　由妇产科、超声科和麻醉科等相关科室组成多学科治疗团队,术前多学科会诊,充分沟通病情,制定抢救预案。

2. 患者及其家属的知情同意　术前与患者和家属讲解病情,解释治疗方案,告知术中、术后可能出现的大出血、感染等并发症以及切除子宫等结局[14]。

3. 终止妊娠的术前准备　术前 24～48h 内行双侧 UAE,也可放置腹主动脉或髂内动脉球囊。备红细胞、血浆等血制品,并具有大量输血的能力,必要时准备凝血酶原复合物和纤维蛋白原。

4. 终止妊娠的时机　一旦决定终止妊娠,无须等待,尽快手术;如患者出现活动性阴道流血,应立即终止妊娠。

(二)终止妊娠的方法

1. 经腹剖宫取胎术或子宫局部病灶切除及修补术　由于胎盘植入子宫肌层,无法完全、迅速剥离,创面难以有效止血;加之子宫下段缺乏肌纤维,宫缩剂不能有效发挥作用;术中大出血为最大的危险。建议由经验丰富的医师主刀,尽量缩短手术时间。子宫切口原则上应避开胎盘或胎盘的主体部分以减少出血。考虑腹腔严重粘连者宜选择腹部纵切口,方便腹腔探查及手术操作。术中出血多,可以行止血带捆绑子宫下段、创面缝扎、宫腔填塞纱条或放置球囊、双侧子宫动脉上行支结扎、髂内动脉结扎或 UAE 等止血措施。腹主动脉或髂内动脉球囊压迫也是效果非常好的止血措施。在有效的止血措施下,术中尽量去除植入的胎盘组织,以降低术后胎盘残留所致的感染和大出血风险。

(1)终止妊娠时无大出血者:完全性胎盘植入且无活动性出血时,可将胎盘全部保留在植入部位;部分性胎盘植入,将能剥离的胎盘去除,将无法剥离的胎盘组织留在植入处。也可将植入部位的子宫肌层和胎盘切除,然后缝合子宫或子宫重建[14]。

（2）术中发生出血者：若植入面积较小或非穿透型胎盘植入，首先保守性手术止血，包括8字多点缝扎、双侧子宫动脉结扎、放置髂内动脉球囊封堵、止血带捆绑子宫下段、宫腔填塞纱条或放置球囊压迫等；在子宫血流暂时阻断的情况下，谨慎剥离或搔刮胎盘[15]。若植入面积大或为穿透型胎盘植入，首先保守性手术止血，在子宫血流阻断的情况下，楔形切除胎盘植入病灶同时行子宫修补术[15]。

2. 阴道引产 目前，阴道引产的报道甚少，仅有数例的报道，且无详细的用药方案描述。其中，3例髂总动脉球囊阻断后行引产[16]，6例行双侧UAE后引产[17]，均成功。考虑到阴道引产所需的时间较长，不确定因素较多，增加了风险，故建议引产前应仔细评估胎盘前置状态的类型以及胎盘植入的面积和程度，结合本医疗机构的实际情况，慎重选择。

四、并发症的处理

剖宫产后中期妊娠胎盘前置状态伴植入终止妊娠的并发症主要有大出血、器官损伤、胎盘残留和感染。

（一）大出血的处理

急性大出血患者的处理方式包括双侧UAE、急诊剖宫取胎术和子宫局部病灶切除及修补术，术中结扎双侧子宫动脉等，必要时行子宫切除术。

临床参考的处理步骤如下。

1. 开通静脉通路，补液输血。
2. 止血。

（1）宫腔填塞：是一种快速有效的应急处理措施。包括纱布填塞及球囊压迫。纱布与球囊的取出时间为放置24~48h后、无活动性出血且情况稳定。无论采用何种填塞方法，都应预防性使用抗生素。

（2）双侧UAE：能有效减少子宫出血，为后续处理争取时间、创造条件。

（3）开腹止血：止血方式同剖宫取胎术；可行双侧子宫动脉结扎、髂内动脉结扎或子宫局部病灶切除及修补术等。

（4）子宫切除术：上述处理无效，出血危及生命，可行子宫切除术。

（二）胎盘残留的处理

胎盘植入时难以全部剥除胎盘，但是如果无活动性出血，残留的胎盘有多种处理方法[3, 18-20]。

1. MTX　MTX多用于血清hCG水平升高者，有促进胎盘绒毛滋养细胞坏死吸收的作用。单次肌内注射，50mg/m^2；1周后血清hCG水平下降＜15%时可以追加用药，单次肌内注射MTX 50mg。注意口腔黏膜溃疡及血象抑制等副作用[21]。

2. 双侧UAE　多用于残留胎盘血供丰富者，可以在阻断胎盘血供的同时促进胎盘绒毛滋养细胞缺血坏死[22]。

对胎盘原位保留的患者，可行药物辅助治疗，密切随访，促其自行吸收；或待植入部位的子宫肌壁增厚、局部血供不丰富时，行超声引导下病灶钳夹清除术，或宫腔镜下病灶切除术[23]。

3. 子宫局部病灶切除及修补术　经MTX或UAE治疗后，胎盘植入处的子宫肌层依旧菲薄、血供丰富而无法行钳夹术清除胎盘或手术失败时，可行腹腔镜下或经腹子宫局部病灶切除及修补术。

（三）感染的预防和处理

感染是终止妊娠后造成子宫切除的主要原因之一[19, 24]。术前应严格把握手术禁忌证。按抗生素使用原则预防性应用抗生素。胎盘残留治疗期间，由于绝大部分患者会发生阴道少量流血，必要时行阴道分泌物培养，发现感染及时处理。

（四）切除子宫

应重视妇女生育能力的保护。切除子宫将永久丧失生育能力，临床上既要慎重，也要当机立断，才能挽救患者的生命。

1. 当发生术中或引产后大出血，手术创面止血困难，生命体征难以维持时，为了孕产妇的生命安全，建议当机立断即刻行子宫次全切除术；若病灶累及子宫颈则需行子宫全切除术。

2. 当残留的胎盘继发感染危及孕产妇生命安全、且无法及时经阴道取出时，建议行子宫全切除术，清除感染灶。

3. 子宫发生严重损伤难以修补时，建议行子宫次全切除术。

（五）器官损伤的处理

1. 膀胱损伤　穿透型胎盘植入患者有可能发生胎盘侵

及膀胱后壁甚至穿透膀胱，行剖宫取胎术时，膀胱损伤的机会极大；加之子宫下段创面糟脆，层次不清，难以分辨膀胱损伤，必要时请泌尿外科医师协助手术。建议经尿管注入300～400ml含亚甲蓝的生理盐水，使膀胱充盈，仔细检查是否有亚甲蓝液漏出，发现损伤，及时修补。

2. 输尿管损伤 由于胎盘前置状态和胎盘植入，子宫下段明显增宽，在子宫切除时应避免损伤输尿管。子宫切除、大出血控制后，仔细检查双侧输尿管蠕动情况，发现异常时，请泌尿外科医师协助处理。

剖宫产后中期妊娠胎盘前置状态伴植入终止妊娠的干预路径见图4-2-1。

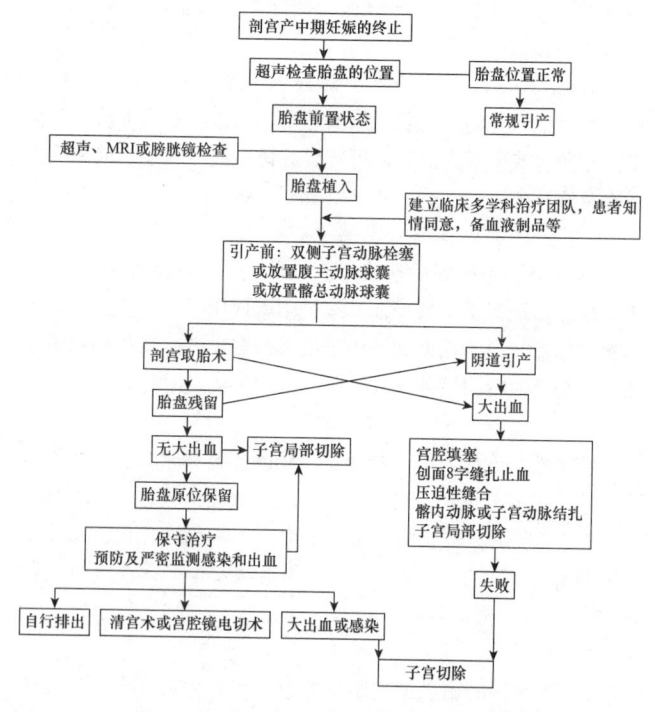

图4-2-1 剖宫产后中期妊娠胎盘前置状态伴植入终止妊娠的干预路径

参与本共识制定与讨论的专家组成员(按姓氏拼音顺序)：安劬（成都中医药大学）、常明秀（河南省人口和计划生育科学技术研究院）、陈勤芳（中国福利会国际和平妇幼保健院）、程利南（上海市计划生育科学研究所）、董白桦（山东大学齐鲁医院）、范光升（中国医学科学院北京协和医院）、谷翊群（国家卫健委科学技术研究所）、顾向应（天津医科大学总医院）、黄丽丽（浙江大学医学院附属妇产科医院）、黄紫蓉（复旦大学附属妇产科医院）、李坚（首都医科大学附属北京妇产医院）、林青（首都医科大学附属北京友谊医院）、林元（福建省妇幼保健院）、刘欣燕（中国医学科学院北京协和医院）、石秀文（山西省妇幼保健院）、唐运革（广东省计划生育专科医院）、王晓军（新疆维吾尔自治区妇幼保健院）、熊承良（华中科技大学同济医学院）、杨清（中国医科大学附属盛京医院）、于晓兰（北京大学第一医院）、张恩娣（西北妇女儿童医院）、章慧平（华中科技大学同济医学院）、赵铀（四川省绵阳市妇幼保健院）

执笔专家：顾向应、黄丽丽、于晓兰、刘欣燕

参考文献从略

（通信作者：顾向应）

（本文刊载于《中华妇产科杂志》2018年9月第53卷第9期第585-589页）

3 剖宫产术后子宫瘢痕憩室诊治专家共识

中华医学会计划生育学分会

剖宫产术后子宫瘢痕憩室（cesarean scar diverticulum，CSD）又称剖宫产术后子宫切口缺损（previous cesarean scar defect，PCSD），指剖宫产术后子宫切口愈合不良，子宫瘢痕处肌层变薄，形成一个与宫腔相通的凹陷或腔隙，导致部分患者出现一系列相关的临床症状[1]。CSD作为剖宫产术的远期并发症，发生率为19.4%～88.0%[1]，并且随着检查手段及对疾病认识的提高，临床的实际发生率更高，该病可对患者的生命质量造成影响，且再次妊娠时可增加剖宫产术后子宫瘢痕妊娠（cesarean scar pregnancy，CSP）、大出血、凶险性前置胎盘、子宫破裂等的风险。目前，国内外对于CSD的诊断及治疗尚无统一标准，中华医学会计划生育学分会结合近年来国内外学者对于CSD的诊治经验及临床研究结果，形成我国关于CSD诊治的专家共识，以规范临床诊疗行为，指导临床工作。

一、发病原因

CSD发病原因尚不十分清楚，考虑与以下因素有关。

（一）剖宫产手术相关因素

1. 子宫切口位置　剖宫产术子宫切口常规选择在膀胱子宫反折腹膜下1～2cm，如切口位置选择不当，子宫切口上下缘厚薄相差较大，缝合时容易对合不严、组织复位不良，从而影响切口愈合造成CSD[2-3]；择期剖宫产术，子宫下段未充分延长，切口位置容易选择过高，而产程中的剖宫产术，子宫下段过度拉长，切口位置容易选择过低，均可影响切口愈合[4-6]。

2. 子宫切口缝合方法　子宫切口缝合疏密或松紧度不当均易导致切口愈合不良形成潜在腔隙（即 CSD）[2-4]。切口缝合时包含子宫内膜与否、单层或者双层缝合、连续或间断缝合等均与切口愈合密切相关[7-9]。另外，缝线材料的选择也与切口愈合密切相关，使用单股可吸收缝线相较于多股可吸收缝线更容易促进切口愈合，增加子宫前壁下段肌层厚度[10]。

3. 剖宫产术次数　子宫前壁下段肌层厚度与剖宫产术次数呈负相关，子宫前壁下段肌层厚度越薄、剖宫产术时孕周越大，发生 CSD 的风险越高[3,6]。

（二）感染因素

胎膜早破、宫腔感染、生殖道炎症等造成剖宫产术后子宫切口感染的风险增加[3]。

（三）全身状态

产后若存在贫血、低蛋白血症或者围手术期使用大剂量激素等高危因素可导致子宫切口愈合不良[2,7,11]。

（四）其他因素

子宫切口发生子宫内膜异位症，反复的子宫内膜增生、脱落出血，造成异位病灶压力增加而向宫腔内破裂形成 CSD[12]。后位子宫及胎儿体重较大的孕妇剖宫产术后更易发生 CSD[2]。

二、临床表现

CSD 患者多无明显的临床症状，有症状者仅约 6.9%，主要表现为异常阴道流血、继发性不孕、慢性盆腔痛、经期腹痛等[13-15]；其中异常阴道流血为最主要的症状，表现为与剖宫产术前相比，剖宫产术后月经周期正常，但出现经期延长、经间期阴道流血、性交后阴道流血，且这些症状不能用其他妇科疾病所解释。目前报道，异常阴道流血症状的轻重与 CSD 憩室的大小密切相关[13]。

CSD 的分型方法众多，但尚无针对不同分型进行个体化治疗的方案，因此，分型对于临床的指导意义欠佳。目前按形状可分为囊状憩室和细线状憩室缺损；按位置可分为宫腔下段、子宫颈峡部和子宫颈上段；按照大小可分为肌层缺损<80%的龛影（niche）和肌层缺损≥80%的切口裂开（dehiscence）。最新的分型结合临床症状和憩室大小等按评分

计算分为 3 度[1]：2~3 分为轻度，4~6 分为中度，7~9 分为重度。目前分型方法尚不统一。

三、诊断

CSD 的诊断应根据患者病史、症状及影像学检查进行综合判断，诊断标准如下：①1 次或多次子宫下段剖宫产术史；②可有以月经期延长、月经淋漓不尽为表现的异常阴道流血并排除了引起这些症状的其他疾病，也可有慢性盆腔痛、不孕等其他临床症状；③三维经阴道超声（transvaginal ultrasonography, TVUS）、子宫输卵管造影（hysterosalpingography, HSG）、宫腔声学造影（sonohysterography, SHG）、MRI 及宫腔镜等辅助检查手段有特征性的表现。

（一）经阴道超声检查

TVUS 是最简便、最常用的检查方法，但敏感度及特异度均不高，最佳检查时机需在有临床症状时，即月经期或阴道不规则流血时。典型的超声影像学表现为子宫前壁下段剖宫产术后子宫切口处浆膜层连续而肌层不连续，存在 1 个或数个边缘模糊的楔形或囊状液性暗区，尖端突向浆膜面且与宫腔相通，此处子宫肌层厚度减小。

（二）子宫输卵管造影

表现为子宫下段的囊状结构或呈线状、带状缺损。检查时需向宫腔内加压注入造影剂，目前已逐渐被 SHG 所取代。

（三）宫腔声学造影

将超声造影剂（通常为 0.9% 的氯化钠溶液 30~50ml）注入宫腔，经阴道行超声检查，待子宫前后壁内膜充分分离，见典型的子宫下段楔形或囊状液性暗区；同时观察宫腔内是否有占位性病变。由于造影剂增加了病变与宫壁之间的对比度，诊断的特异度及敏感度与 TVUS 相比均较高，尤其是对于无症状的 CSD 患者也有良好的诊断作用。

（四）磁共振检查

其特征表现为子宫前壁下段可见瘢痕影，局部变薄，龛影与宫腔相通。CSD 信号表现为 T_1WI 等信号或高信号、T_2WI 高信号，其矢状位龛影形态大致可分为浅凹陷、三角形、小囊形及囊袋形 4 种。MRI 扫描 T_2 序列子宫瘢痕处呈低信号，对应部位的局部子宫肌层变薄，宫腔面内陷。T_1WI 序列增强扫描显示成熟的子宫瘢痕供血少，不强化或轻度强化，憩室显示明显，与宫腔相通。MRI 检查在显示软组织方面更具优势，能从多个平面更好地观察子宫瘢痕部位和所有子宫肌层的中断情况，缺点为价格较为昂贵。

（五）宫腔镜检查

宫腔镜下可见子宫峡部前壁剖宫产术后子宫切口处凹陷形成憩室结构，切口下缘的纤维组织形成"活瓣"，凹陷内可见陈旧积血或黏液，憩室内局部血管增生、迂曲扩张，有时可见较薄的子宫内膜生长。宫腔镜因具有直视性等优点，被认为是诊断 CSD 的最佳方法。

四、治疗

目前，CSD 的治疗包括药物治疗及手术治疗。

（一）药物治疗

通常选择短效口服避孕药，主要适用于以异常子宫出血为临床表现、目前无生育要求、拒绝接受手术患者的短期治疗。目前推荐使用 3 个周期，可改善患者异常子宫出血的症状，但对促进憩室愈合无作用，停药后症状复发率高[16]，多数学者建议将其作为辅助治疗方案。另有左炔诺孕酮宫内缓释系统、中医中药等治疗方案的报道；由于目前药物治疗多为个案报道，因此，长期应用的疗效仍需观察。

（二）手术治疗

1. 手术指征　诊断为 CSD 且有相应的临床症状，影响患者的生命质量，患者有治疗需求。

2. 手术治疗的主要原则　通过切除或烧灼憩室内异常的黏膜组织和扩张增生的血管，从而达到改善症状的目的。对于有生育需求的患者，需同时加厚子宫切口处组织的厚度。

3. 手术方法　目前的手术方法主要以微创手术为主，包括宫腔镜手术、腹腔镜（可联合宫腔镜）手术及阴式手术[17]。

（1）宫腔镜手术：通过切开阻碍经血流出的憩室下壁组织及电凝破坏憩室内的内膜达到改善症状的目的，术中可同时诊断和治疗子宫内膜病变，如子宫内膜息肉等。适用于子宫前壁下段肌层厚度≥3mm 的 CSD 患者。此种手术的优点为手术创伤小、术后恢复快[18]，异常子宫出血症状改善率可达80%。但由于宫腔镜电切术无法修复子宫局部的缺损，甚至使子宫瘢痕处更加菲薄，再次妊娠时需警惕子宫破裂的风险。术中操作时建议联合超声监测，可有效避免子宫穿孔、膀胱损伤及子宫血管损伤等手术并发症。有再生育要求的患者，如子宫前壁下段肌层厚度≥3mm可选择宫腔镜手术，但应充分告知，再次妊娠时有子宫破裂的风险；如子宫前壁下段肌层厚度<3mm，不推荐宫腔镜手术。

（2）腹腔镜手术：适用于子宫前壁下段肌层厚度<3mm且有再生育要求的患者。腹腔镜视野广，能全面探查盆腹腔情况。首先分离粘连，充分暴露并下推膀胱，在宫腔镜指引下行透光实验准确定位CSD憩室的部位，充分切除憩室并修复子宫缺损。与单纯宫腔镜手术相比，腹腔镜手术能够修复、加固剖宫产术后子宫瘢痕处的肌层，同时能一定程度上纠正子宫的倾屈度。此种手术治疗CSD的有效率高达95%[19]。缺点为缝合时组织对合困难，需要由有丰富腹腔镜手术经验的医师进行操作；另外，此手术术后需避孕等待切口愈合后才可再次妊娠；且愈合时有不确定性，仍有再次形成CSD的可能，术前需向患者充分告知。腹腔镜下"折叠对接缝合法"是一种改良的腹腔镜手术方法，此方法在保留剖宫产术后子宫瘢痕完整性的基础上修复憩室，相比于传统的腹腔镜手术方法，可有效缩短术后避孕时间，同时由于腹腔镜操作过程不与宫腔相通，降低了围手术期感染的风险，尤其适用于部分年龄较大且生育要求迫切的患者[20]。

（3）阴式手术：经阴道修复憩室也是治疗CSD的有效的微创方法，其改善CSD异常子宫出血的总体有效率约为90%[21]。阴式手术中应注意充分推开膀胱，避免膀胱损伤的可能。该手术方法的局限性在于术野暴露较困难，要求术者熟练掌握阴式手术的操作技巧，对于憩室的正确定位很大程度上依赖于术者的经验。

（4）开腹手术：对于盆腹腔粘连重、CSD憩室较大的患者有一定的应用价值。由于创伤大，术后恢复慢，目前临床不作为首选治疗方法。

4. 术后疗效评估标准及手术后的处理要点　根据所选术

式，术后应使用抗生素预防感染，如有贫血或低蛋白血症，应及时对症处理，以尽量去除影响切口愈合的不良因素。同时需指导患者术后随访，随访内容应包括临床症状恢复情况以及影像学检查结果，如恢复效果不理想，可酌情联合药物治疗。对于有生育要求者，根据手术情况做好术后避孕指导，妊娠后在孕早期及时行超声检查以确认孕囊位置、早期识别并处理CSP；孕中、晚期加强母儿监测，关注凶险性前置胎盘及子宫破裂等严重并发症发生的可能，对于部分高危患者终止妊娠时应做好多学科协作的准备。

术后疗效评估标准，建议参考：①与 CSD 相关的临床症状消失，为治愈；②与 CSD 相关的临床症状较术前明显改善，为好转；③与 CSD 相关的临床症状无改变，则为无效。依据选择术式的不同，术后影像学检查绝大部分 CSD 消失、局部肌层较术前增厚或无变化，术后临床疗效的评估标准应以与 CSD 相关的临床症状的改善为标准。

五、CSD 术后再次妊娠的管理

对于有生育要求的 CSD 患者，手术治疗对生育力的影响以及术后再次妊娠时机的把握，临床医师应关注。

（一）CSD 相关手术对于生育力的影响

根据患者的自身情况及残余子宫肌层厚度选择合适的手术治疗方法，可改善 CSD 继发不孕患者的生育力。经宫、腹腔镜手术治疗后总体妊娠率约为 60%[22]。关于 CSD 行手术治疗是否能够降低再次发生瘢痕妊娠及子宫破裂的风险，目前仍无统一结论。

（二）CSD 术后再次妊娠的时机

国内医师通常基于现有的循证医学证据[23-24]及自己的临床经验，告知患者行 CSD 修补手术后再次妊娠的时间。对于行剖宫产术后子宫瘢痕切除术治疗的 CSD 患者，由于子宫切口的最佳愈合时间为术后 2～4 年，故建议术后避孕 2 年；而对于腹腔镜下"折叠对接缝合法"及宫腔镜手术者，由于没有破坏子宫的完整性，可适当缩短避孕时间，在术后 6 个月可酌情计划妊娠（基于小样本量临床研究的结果）。

当 CSD 患者经治疗后再次妊娠时，首先应行超声检查，一旦确诊CSP,应早期终止妊娠;对于正常妊娠患者,需充分告知妊娠期的风险,加强孕期母儿监测,如有子宫破裂征兆,及时就诊;分娩前充分评估,选择合适的方式终止妊娠,以减少不良事件的发生。目前认为,CSD不是阴道分娩的绝对禁忌证,但多数学者认为这类患者应选择剖宫产术作为分娩方式[25]。

CSD已成为临床常见病之一,其治疗原则是改善临床症状、消除憩室、恢复解剖结构、降低再次妊娠并发症。同时,更应该认识到预防CSD的发生是关键,严格把握剖宫产术指征,降低剖宫产率是预防CSD的根本。在剖宫产术无法避免时,手术中应重视选择合适的手术时机及子宫切口位置,严格执行无菌操作,避免术后感染的发生,术中应充分清除蜕膜、胎盘组织并确切止血,子宫切口缝合时应注意缝合技术及选择适当的缝线。

参加本共识编写的专家(按姓氏拼音顺序):常明秀(河南省人口和计划生育科学技术研究院)、车焱(上海市计划生育科学研究所)、陈勤芳(中国福利会国际和平妇幼保健院)、董白桦(山东大学齐鲁医院)、谷翊群(国家卫健委科学技术研究所)、顾向应(天津医科大学总医院)、黄丽丽(浙江大学医学院附属妇产科医院)、黄薇(四川大学华西第二医院)、李坚(首都医科大学附属北京妇产医院)、林青(首都医科大学附属北京友谊医院)、林元(福建省妇幼保健院)、刘欣燕(中国医学科学院北京协和医院)、刘伟信(四川省妇幼保健院)、单莉(西北妇女儿童医院)、唐运革(广东省计划生育专科医院)、王晓军(新疆维吾尔自治区妇幼保健院)、熊承良(华中科技大学同济医学院)、杨清(中国医科大学附属盛京医院)、于晓兰(北京大学第一医院)、张林爱(山西省妇幼保健院)、张宁宁(中国医科大学附属盛京医院)

执笔专家:杨清、张宁宁、顾向应、刘欣燕、林青、常明秀

参考文献从略

(通信作者:杨清)

(本文刊载于《中华妇产科杂志》2019年3月第54卷第3期第145-148页)

4 剖宫产术后瘢痕子宫孕妇中期妊娠引产的专家共识

中华医学会计划生育学分会

妊娠13～27周末终止妊娠为中期引产，临床上主要用于因医学原因不宜继续妊娠的情况。WHO的随机抽样调查显示，中国近年的剖宫产率居高不下，2017年的报道为34.1%[1-2]。近年来，有剖宫产史的孕妇数量在近期内明显增加，因医学原因需要终止妊娠的数量也随之增加；由于胎儿的结构异常或染色体异常在中期妊娠才能确诊，因此，大部分需要实施中期妊娠引产。中期妊娠孕妇体内孕激素水平高、受体敏感性差，子宫肌纤维对宫缩剂不敏感；加之宫颈不成熟，弹性差，不易扩张，导致不仅中期妊娠引产不易成功，而且在引产过程中还容易发生出血、子宫颈撕裂和阴道穹隆撕裂等软产道损伤；中期妊娠子宫下段尚未形成，胎盘相对较大，胎盘前置状态发生率高，导致出血的风险增加；中期妊娠绒毛形成丛密绒毛膜，与母体底蜕膜共同组成胎盘，侵入子宫肌层的胎盘绒毛不易排出，也容易发生产后出血；中期妊娠胎儿较大，骨骼变硬，如果子宫颈不能充分软化和扩张，在宫腔压力的作用下，会发生子宫薄弱处破裂，胎儿从子宫破裂处娩出等严重并发症，危及孕妇的生命安全，需要临床医师给予高度重视。

剖宫产术造成的子宫前壁下段的瘢痕是子宫的薄弱之处。剖宫产术后瘢痕子宫妇女再次妊娠引产过程中子宫破裂的发生率高达0.28%～4.80%[3-6]，如何解决"强烈的宫缩-不成熟的子宫颈-薄弱的子宫瘢痕"之间的矛盾是剖宫产术后瘢痕子宫孕妇中期妊娠引产的主要难点。因此，如何选择剖宫产术后瘢痕子宫中期妊娠引产的最佳方案，提高引产成功率；避免子宫破裂、软产道损伤及引产术中或术后大出血等并发症是计划生育医师面临的亟待解决的问题。为了保障剖宫产术后瘢痕子宫妇女中期妊娠引产的安全，中华医学会计划生育学分会参考《临床诊疗指南与技术操作规范：计划生育分册（2017修订版）》[7]，结合计划生育技术服务的临床实际情况及专家经验，编写了本专家共识，供临床参考。

一、引产前准备

完善的引产前准备，是成功引产及减少并发症的先决条件。

（一）明确引产指征

如果是因为胎儿结构异常需要终止妊娠，首先应仔细核对超声检查报告，确认胎儿确实存在致死性畸形或出生后不可矫正的解剖结构异常，而且产前诊断专家建议不能继续妊娠后才实施引产；如果是因为孕妇有严重的内外科合并症不能继续妊娠，需要相应专科会诊，评估引产风险并制定应对措施后再实施引产。向孕妇及家属解释引产过程和可能发生的危险，签署知情同意书。

（二）引产单位的资质

剖宫产术后瘢痕子宫孕妇中期妊娠引产是高危患者，孕妇必须住院引产。引产单位必须具备抢救大出血的条件和经验，要具有可以实施羊膜腔注射、阴道助产、子宫颈或阴道损伤修补、大量输血、剖宫取胎术、子宫切除或子宫动脉栓塞手术的设备和人员。

（三）病史和体格检查

仔细询问病史，注意前次剖宫产术的指征及术后伤口愈合情况；核对孕周，注意子宫大小与停经月份是否相符；采用Bishop评分法评估子宫颈成熟度。

（四）超声检查

引产前应常规行彩超检查，核对胎儿大小、胎方位、胎盘位置、羊水量等，测量剖宫产术后子宫前壁下段瘢痕处肌层厚度，特别要仔细观察胎盘附着位置与子宫瘢痕的关系，注意是否有胎盘前置或植入的情况（参考《剖宫产后中期妊娠胎盘前置状态伴植入终止妊娠的专家共识》[8]）。有多次宫腔操作史及停经后有阴道出血史者，建议作为重点对象提请超声科医师特别关注。

（五）磁共振检查

MRI 具有良好的软组织对比度，且能多方位成像，当超声检查显示不清时，MRI 可以更好地显示胎盘与剖宫产术后子宫切口瘢痕的位置关系，除外胎盘前置或植入。可疑胎盘植入时，建议行 MRI 检查。

二、引产方法的选择

中期妊娠引产分为经阴道引产及剖宫取胎术；经阴道引产又包括药物和物理 2 种引产方式。经阴道引产存在子宫颈扩张的问题，子宫颈不成熟可增加子宫颈裂伤及子宫破裂的风险。目前常用的中期妊娠引产方法包括依沙吖啶羊膜腔内注射引产、米非司酮配伍米索前列醇引产、水囊引产和剖宫取胎术等。

（一）促子宫颈成熟的方法

中期妊娠子宫颈不成熟，弹性较差，不易扩张。经阴道引产前使用药物或物理的方法促子宫颈成熟，能缓解"不成熟的子宫颈 - 强烈的宫缩 - 薄弱的子宫瘢痕"之间的矛盾，对于提高引产成功率并减少子宫颈裂伤和子宫破裂等并发症具有关键作用。在实施引产前，可采用子宫颈 Bishop 评分法评估子宫颈，当评分≤4 分时提示子宫颈条件差，建议采用促子宫颈成熟的方法[9]。

1. 药物方法　常用的促子宫颈成熟的药物有米非司酮、米索前列醇、地诺前列酮和卡前列甲酯。

（1）米非司酮：米非司酮能对抗孕激素对蜕膜的支持作用，提高子宫肌纤维对前列腺素的敏感性；同时，米非司酮有软化子宫颈的作用，单独使用即可促进子宫颈成熟，使其易于扩张。

在剖宫产术后瘢痕子宫孕妇依沙吖啶羊膜腔内注射中期妊娠引产术前或术中同时使用米非司酮是安全、有效的，不仅可以提高引产成功率，缩短产程，而且可以减少子宫颈损伤等严重的并发症。目前的用法有依沙吖啶羊膜腔注射前服用米非司酮晨 50mg、晚 25mg，服用 2d[10]；或第 1 天晚服用米非司酮 75mg，第 2 天晨 75mg，2h 后注射依沙吖啶[11]。

临床工作中需要注意的是，米非司酮联合依沙吖啶羊膜腔内注射中期妊娠引产虽有不少研究报道，但目前仍属于超适应证用药，应严格把握用药指征，做好知情告知。米非司酮的药物不良反应主要包括药物过敏、恶心、呕吐、胃肠道反应等，多数对象可耐受。

（2）米索前列醇：米索前列醇是前列腺素 E1 衍生物，有软化子宫颈和促进宫缩双重作用。虽然米索前列醇的药物说明书建议其与米非司酮序贯合并使用终止早期妊娠，但目前也有学者将其应用于人工流产和宫腔镜手术前的子宫颈软化和扩张。在人工流产手术前直肠放置或口服 400μg 米索前列醇，直肠给药扩张子宫颈效果更佳[12]。2018 年，加拿大妇产科医师协会（SOGC）发布的《手术流产和中期妊娠药物流产指南》也建议，大月份钳刮术前可口腔（经口腔颊黏膜）或阴道放置 400μg 米索前列醇，用以软化子宫颈[13]。

（3）地诺前列酮：地诺前列酮是一种安全、有效的促进子宫颈成熟的药物，主要用于晚期妊娠引产。地诺前列酮联合依沙吖啶羊膜腔内注射中期妊娠引产的有效性和安全性也得到了证实，其引产成功率高，产程缩短，出血量减少[9]。临床一般是在羊膜腔内注射依沙吖啶当天，子宫颈 Bishop 评分≤4 分时，阴道放置地诺前列酮 1 枚，24h 后取出。

（4）卡前列甲酯：卡前列甲酯使子宫颈结缔组织释放多种蛋白酶，可以软化子宫颈，促进子宫颈成熟。虽然卡前列甲酯药物说明书建议和米非司酮序贯合并使用，终止早期妊娠，但目前也有学者将其应用于人工流产前和宫腔镜术前的子宫颈软化。宫腔镜手术前 2h 阴道放置卡前列甲酯 1mg 或米索前列醇 200μg，卡前列甲酯对子宫颈软化的效果优于米索前列醇[14]。瘢痕子宫妇女人工流产手术前 90min 阴道放置卡前列甲酯 1mg，能有效地扩张子宫颈，减少术中出血[17]。

2. 机械方法　目前常用的促子宫颈成熟的机械方法为子宫颈管内放置水囊或渗透性扩张棒。

（1）子宫颈注水球囊：可以采用子宫颈注水球囊软化子宫颈。具体方法是将细的带单或双球囊的导管插入子宫颈管内口水平，缓慢注入少量生理盐水，使球囊膨大并留置在子宫颈管内。由于注水球囊对子宫颈管有机械性的压迫作用，可引起子宫颈局部内源性前列腺素的合成和释放，故能达到促进子宫颈成熟及软化的目的。将子宫颈注水球囊用于剖宫产术后瘢痕子宫孕妇中期妊娠引产，安全性高，促子宫颈成熟效果好；在没有宫缩的情况下子宫颈口可以扩张2~3cm，不仅不会引起过强宫缩，还可缩短引产至胎儿胎盘娩出的时间[16-17]。子宫颈注水球囊与阴道放置地诺前列酮的促子宫颈成熟效果比较时，子宫颈管内放置注水球囊的孕妇24h内阴道分娩率更高[18]。

（2）渗透性扩张棒：渗透性扩张棒能够吸收水分并缓慢扩张，放置于子宫颈管后不仅可以使其逐步扩张，还可以促进宫颈局部内源性前列腺素的合成和释放，使子宫颈软化，进一步促进子宫颈扩张。海藻棒是临床常用的渗透性扩张棒之一，置入后12~18h可以达到最佳的子宫颈扩张效果。渗透性扩张棒也可以与药物联合应用促进子宫颈成熟。

（二）依沙吖啶羊膜腔内注射引产

依沙吖啶能引起离体和在体子宫肌纤维收缩。将依沙吖啶50~100mg注入羊膜腔内，可引起胎盘胎膜变性、坏死，蜕膜剥离，促使胎儿死亡；另外，通过改变妊娠子宫局部组织中的雌孕激素平衡状态，刺激内源性前列腺素的产生，从而诱发宫缩。依沙吖啶羊膜腔内注射引产一直被临床广泛使用，操作简单，安全有效，不良反应少，在我国一般作为中期妊娠引产的首选。关于依沙吖啶羊膜腔内注射用于剖宫产术后瘢痕子宫孕妇中期妊娠引产已有研究显示是安全、有效的[3,10]。

1. 使用方法　依沙吖啶羊膜腔内注射的剂量为80~100mg，引产成功率在95%以上，从给药至胎儿胎盘娩出时间为38~48h。孕周在14~20周时子宫不敏感，依沙吖啶的剂量可以采用100mg；随着孕周的增大，建议酌情减少用量至80mg。

2. 注意事项　依沙吖啶容易引发宫缩过强、强直性宫缩或不协调性宫缩，而中期妊娠时子宫颈不成熟、弹性差，导致子宫颈扩张缓慢，与较强的子宫收缩不同步，易发生子宫颈撕裂、剖宫产术后子宫瘢痕处破裂或胎儿从阴道后穹隆排出等严重并发症，危及孕妇的生命安全[19]。采用依沙吖啶引产更要重视子宫颈的准备，可以采用药物或机械方法软化子宫颈；密切观察产程，一旦发现宫缩过强、强直性宫缩或不协调性宫缩时，可以肌内注射哌替啶100mg抑制宫缩；产后要仔细检查软产道，及时发现损伤[7]。

（三）米非司酮配伍米索前列醇引产

米非司酮在提高子宫肌纤维对前列腺素敏感度的同时有明显的软化子宫颈的作用。米非司酮配伍米索前列醇引产用于孕16周以内的中期妊娠引产安全有效，成功率可达95%以上[20]。中华医学会计划生育学分会发布的《临床诊疗指南与技术操作规范：计划生育分册（2017修订版）》已将"米非司酮配伍米索前列醇用于终止8～16周妊娠"列入其中。

1. 使用方法　米非司酮配伍米索前列醇引产需要3d。第1天米非司酮200mg顿服，第2天不用药；也可以米非司酮100mg，每天1次，连服2d，总量200mg；或者米非司酮50mg，每天2次，连用2d，总量200mg。在第3天上午口服米索前列醇400μg，如无宫缩，可间隔3h重复给予米索前列醇200μg，给药总的次数不超过4次[7]。尽管我国米索前列醇的药物说明书中的给药途径只有口服，但也可以经阴道、直肠或舌下给药。米索前列醇口服吸收迅速，于1.5h完全吸收，但对胃肠道平滑肌有刺激作用，可出现恶心、呕吐等不适。经阴道或直肠给药，不仅可以减少恶心呕吐等不适，而且阴道放置米索前列醇的生物活性是口服的3倍，血浆峰值可持续约4h，生物利用度大于口服给药[12]。

妊娠16～26周，不能采用其他方式引产（如因依沙吖啶过敏或胎膜早破）时，米非司酮配伍米索前列醇引产的使用应建议参照国际指南[13, 21-22]。

2. 注意事项　仔细询问病史，严格掌握米非司酮和米索前列醇使用的禁忌证。米非司酮配伍米索前列醇引产有剖宫产术后子宫瘢痕部位破裂的报道[5-6]，临床应用中要引起重视。

（四）米索前列醇单独用药引产

美国食品药品管理局（FDA）于2002年批准米索前列醇用于中期妊娠促子宫颈成熟和引产，并在国外广泛应用。2014年，我国也发布了关于米索前列醇在晚期妊娠促进子宫颈成熟的应用指南[23]，为临床应用提供了依据。

妊娠13～26周剖宫产术后瘢痕子宫孕妇单独使用米索前列醇终止妊娠导致子宫破裂的发生率<0.3%，瘢痕子宫与非瘢痕子宫孕妇由于单独使用米索前列醇引产发生子宫破裂的比例无明显差异[24-25]。

1. 使用方法 终止13～24周妊娠时，口服（阴道、舌下或直肠给药）米索前列醇200μg；如无宫缩，可间隔3h重复给予米索前列醇200μg，给药总的次数不超5次。终止25～26周妊娠时，口服（阴道、舌下或直肠给药）米索前列醇200μg；如无宫缩，则需间隔4h重复给予米索前列醇200μg，给药总的次数不超5次[13, 21-22]。

2. 注意事项 由于米索前列醇单独用药在终止妊娠时的效力不及与米非司酮联合用药，因此，尽管美国妇产科医师协会（ACOG）指南[21]和国际妇产科联盟（FIGO）指南[22]都推荐了妊娠13～26周米索前列醇单独用药引产，但不建议对孕周大于26周的瘢痕子宫孕妇使用米索前列醇单独用药引产；不仅如此，2017年FIGO关于米索前列醇单独用药引产推荐方案的更新[22]和2018年SOGC指南[13]中都特别强调，只要能够获得米非司酮，即应选择米非司酮配伍米索前列醇引产，在米索前列醇使用前24～48h使用米非司酮，不建议米索前列醇单独用药引产。在某些特殊情况下，如有米非司酮使用禁忌或其他引产方法禁忌的情况下，可以参照国外的文献报道谨慎选用米索前列醇单独用药引产。临床上要根据具体情况，在知情同意的前提下，谨慎选用。

（五）水囊引产

水囊引产是将无菌水囊经过子宫颈口缓慢放入宫腔，然后按孕周经导管缓慢注入相当数量的无菌生理盐水，一般为300～500ml。水囊引产是通过机械刺激使子宫颈扩张并反射性使内源性前列腺素分泌增加，引起宫缩，促使胎儿及其附属物排出的终止妊娠方法。该方法尤其适用于有肝肾功能损害、不能使用药物引产的孕妇。水囊引产成功率低且容易并发感染，是否会增加妊娠期瘢痕子宫破裂的风险不确定，故国内指南《临床诊疗指南与技术操作规范：计划生育分册（2017修订版）》[7]禁止将水囊引产用于瘢痕子宫孕妇，包括剖宫产术后瘢痕子宫孕妇。

（六）剖宫取胎术

剖宫取胎术不是剖宫产术后瘢痕子宫孕妇中期妊娠引产的首选方法；目前，主要应用于不能耐受阴道分娩或其他引产方法，或在引产过程中出现先兆子宫破裂、大出血等严重并发症时，必须立即结束分娩者[7]。

其注意事项包括：①由于孕妇有剖宫产史，盆腔粘连比较多见，术中要仔细分离粘连，避免器官损伤；②中期妊娠子宫下段形成欠佳，且膀胱腹膜处有前次剖宫产术下推膀胱后形成的粘连，术中下推膀胱时要找准层次，动作轻柔，避免损伤膀胱；③子宫切口尽量采用下段横切口，娩出胎儿及其附属组织后，严密止血，双层缝合子宫下段切口，对合整齐，保持切口缝合平滑；④注意保护腹壁切口，避免羊水或蜕膜等宫腔内容物流入腹腔或污染腹壁，以防发生子宫内膜异位症。

三、并发症的处理

剖宫产术后瘢痕子宫孕妇中期妊娠引产过程中要重视子宫破裂（先兆子宫破裂）、软产道损伤等并发症的防治。

（一）子宫破裂或先兆子宫破裂

剖宫产术后瘢痕子宫孕妇特别是经典式剖宫产术，术后再次妊娠行中期妊娠引产时子宫破裂的发生率为0.28%~4.80%，目前多为个案报道，破裂部位几乎均发生在剖宫产术后的子宫前壁瘢痕部位，多合并致命性大出血，一定要引起重视。一般认为，子宫破裂与用药剂量大导致的子宫过强收缩有关。目前已有病例报告报道了剖宫产术后瘢痕子宫孕妇中期妊娠引产发生子宫破裂[5-6]。米索前列醇的用量与最新的指南相比偏大，由此可能导致宫缩过强，甚至强直性收缩，容易发生子宫破裂；但也有报道米索前列醇并未过量却发生子宫瘢痕处破裂的病例，可能更多是由于瘢痕自身的原因。因此，引产前对子宫瘢痕愈合情况的评估至关重要。

引产前超声观察剖宫产术后子宫瘢痕部位肌层的厚度、连续性、有无子宫瘢痕憩室、浆膜层的连续性，结合距上次剖宫产术的时间及孕周等情况，综合评估子宫破裂的风险，选择合适的引产方法，并做好相应的应急预案。随着剖宫产手术次数的增加，子宫瘢痕处的肌层厚度减小，出现子宫瘢痕缺损的概率增加。在剖宫产术后瘢痕子宫中期妊娠引产过程中，定期超声评估子宫瘢痕处的肌层厚度也有很好的提示作用，如果<2mm，子宫破裂的风险增加[26]。

在引产前应向孕妇及其家属详细交代病情及引产中可能出

现大出血、子宫破裂，甚至需切除子宫。对于近期剖宫产、多次剖宫产、子宫瘢痕处肌层较薄或孕周较大的孕妇，必须加强产程监测，记录宫缩开始的时间，根据宫缩频率和强度调整用药量，高度警惕强直性宫缩，一旦出现持续性宫缩或子宫下段压痛，高度怀疑先兆子宫破裂或子宫破裂，要立即行超声复查并及时行剖宫取胎术终止妊娠，防止失血性休克和孕产妇死亡的情况发生。

（二）软产道损伤

软产道损伤包括子宫颈、后穹隆和阴道裂伤。软产道损伤后大出血多发生在胎儿及附属物排出后，一般表现为子宫收缩良好，出血色鲜红，宫缩剂止血无效。需用两把卵圆钳顺时针逐点检查子宫颈，及时发现子宫颈裂伤；必要时用阴道拉钩充分暴露阴道前后穹隆，仔细检查是否有裂伤；找到裂口的最顶端，从顶端上5mm处开始缝合，将可能缩回至裂口顶端组织内的血管严密结扎，避免裂口顶端发生血肿。有时裂伤的上端会延伸至穹隆甚至腹腔，应及时发现，妥善处理。

总之，剖宫产术后瘢痕子宫中期妊娠引产总体是安全的。与剖宫取胎术相比，剖宫产术后瘢痕子宫孕妇中期妊娠经阴道引产的损伤相对较小。引产前子宫颈的准备非常必要。引产方法主要包括依沙吖啶羊膜腔内注射、米非司酮联合依沙吖啶羊膜腔内注射、米非司酮配伍米索前列醇等。

剖宫产术后瘢痕子宫中期妊娠引产需在有抢救条件的医疗单位进行，引产过程中，要时刻警惕子宫破裂的风险。终止妊娠前除全面的中期妊娠引产术前准备外，还需要进行仔细全面的子宫瘢痕部位的综合评估，如评估子宫瘢痕处的肌层厚度、超声检查明确胎盘位置与剖宫产术后子宫切口瘢痕的关系。如存在胎盘前置状态，应根据胎盘的具体位置及胎盘前置的程度选择依沙吖啶羊膜腔内注射引产、米非司酮配伍米索前列醇引产或剖宫取胎术；如存在胎盘植入，则行剖宫取胎术终止妊娠。引产过程中需加强产程监测，高度警惕强直性宫缩，及时发现并正确处理子宫破裂等严重并发症。

执笔专家：刘欣燕（中国医学科学院北京协和医院）、顾向应（天津医科大学总医院）、黄丽丽（浙江大学医学院附属妇产科医院）、黄紫蓉（复旦大学附属妇产科医院）、董白桦（山

东大学齐鲁医院）、于晓兰（北京大学第一医院）

参与本共识制定与讨论的专家组成员（按姓氏拼音顺序）：常明秀（河南省人口和计划生育科学技术研究院）、陈勤芳（中国福利会国际和平妇幼保健院）、车焱（上海市计划生育科学研究所）、董白桦（山东大学齐鲁医院）、顾向应（天津医科大学总医院）、谷翊群（国家卫健委科学技术研究所）、黄丽丽（浙江大学医学院附属妇产科医院）、黄薇（四川大学华西第二医院）、李红钢（华中科技大学同济医学院计划生育研究所）、李坚（首都医科大学附属北京妇产医院）、林青（首都医科大学附属北京友谊医院）、林元（福建省妇幼保健院）、刘欣燕（中国医学科学院北京协和医院）、刘伟信（四川省妇幼保健院）、单莉（西北妇女儿童医院）、唐运革（广东省计划生育专科医院）、王晓军（新疆维吾尔自治区妇幼保健院）、魏占荣（天津市东丽区妇女儿童保健和计划生育服务中心）、熊承良（华中科技大学同济医学院）、杨清（中国医科大学附属盛京医院）、于晓兰（北京大学第一医院）、袁冬（天津市河东区妇产科医院）、章慧平（华中科技大学同济医学院）、张林爱（山西省妇幼保健院）

参考文献从略

（通信作者：顾向应）

（本文刊载于《中华妇产科杂志》2019年6月第54卷第6期第381-386页）